Christian F. Camm/A. John Camm

Clinical Guide to Cardiology

心脏病学临床指南

主 编 〔英〕 克里斯蒂安·F.凯姆

A.约翰·凯姆

主 译 李广平

副主译 刘恩照 刘 彤 张 跃

天津出版传媒集团

天津科技翻译出版有限公司

著作权合同登记号:图字:02 -2016 -163

图书在版编目(CIP)数据

心脏病学临床指南/(英)克里斯蒂安·F.凯姆
(Christian F. Camm),(英)A.约翰·凯姆
(A. John Camm)主编;李广平主译. —天津:天津科
技翻译出版有限公司,2019.7
书名原文:Clinical Guide to Cardiology
ISBN 978 - 7 - 5433 - 3942 - 2

Ⅰ. ①心… Ⅱ. ①克… ②A… ③李… Ⅲ. ①心脏病
– 诊疗 – 指南 Ⅳ. ①R541 – 62

中国版本图书馆 CIP 数据核字(2019)第 109383 号

Title:Clinical Guide to Cardiology
ISBN:9781118755334

中文简体字版权属天津科技翻译出版有限公司。

授权单位:John Wiley & Sons Limited
出　　　版:天津科技翻译出版有限公司
出 版 人:刘 庆
地　　　址:天津市南开区白堤路 244 号
邮政编码:300192
电　　　话:(022)87894896
传　　　真:(022)87895650
网　　　址:www. tsttpc. com
印　　　刷:高教社(天津)印务有限公司
发　　　行:全国新华书店
版本记录:787×1092　16 开本　23.75 印张　400 千字
　　　　　2019 年 7 月第 1 版　2019 年 7 月第 1 次印刷
　　　　　定价:128.00 元

(如发现印装问题,可与出版社调换)

译者名单

主　译　李广平

副主译　刘恩照　刘　彤　张　跃

译　者　(按姓氏汉语拼音排序)

杜雅琴　高　兴　高军毅　关　付　李　颖

李虹敏　刘莲莲　马作旺　南　京　邵　帅

邵青淼　索　娅　王汝朋　王卫定　薛　峰

闫　燕　杨亚娟　岳语喃　张　凯　张邦滢

张凤环　赵　晟　赵琳茹　赵楠楠

编者名单

Laura Ah-Kye
King's College Hospital NHS Foundation Trust, London, UK

Kristopher Bennett
Whipps Cross Hospital, London, UK

Christian F. Camm
John Radcliffe Hospital, Oxford, UK

Lucy Carpenter
Barts Health NHS Trust, London, UK

Yang Chen
Imperial College Healthcare NHS Trust, London, UK

Ji-Jian Chow
Imperial College Healthcare NHS Trust, London, UK

James Cranley
Papworth Hospital NHS Foundation Trust, Cambridge, UK

George Davies
Oxford University Hospitals NHS Trust, Oxford, UK

Akshay Garg
King's College Hospital NHS Foundation Trust, London, UK

Harminder S. Gill
King's College Hospital NHS Foundation Trust, London, UK

Katie Glover
Guy's and St Thomas' NHS Foundation Trust, London, UK

Stephanie Hicks
King's College Hospital NHS Foundation Trust, London, UK

Fritz-Patrick Jahns
King's College Hospital NHS Foundation Trust, London, UK

Sophie Maxwell
Walsall Manor Hospital, Walsall, UK

Blair Merrick
Hammersmith Hospital, London, UK

Madeline Moore
King's College Hospital NHS Foundation Trust, London, UK

Sarah Morrow
Chelsea and Westminster Hospital, London, UK

Rahul K. Mukherjee
King's College Hospital NHS Foundation Trust, London, UK

Anna Robinson
King's College Hospital NHS Foundation Trust, London, UK

Arvind Singhal
Chelsea and Westminster Hospital NHS Foundation Trust, London, UK

Nicholas Sunderland
King's College Hospital NHS Foundation Trust, London, UK

Anneline te Riele
University Medical Centre, Utrecht, the Netherlands

Maria Tsakok
Hammersmith Hospital, London, UK

Robert A. Watson
Imperial College Healthcare NHS Trust, London, UK

中文版前言

由英国牛津约翰·拉德克利夫医院的著名心脏病学家 Christian F. Camm 和伦敦圣乔治大学的心脏病学家 A. John Camm 主编的《心脏病学临床指南》一书在京津两地心血管内科医生的共同努力下，完成了翻译工作。

本书涵盖了心脏病学的基础理论、临床检查、实验室检查、影像学检查以及特殊检查，尤其是结合最新的临床治疗做了详细且简明的阐述，几乎囊括了心血管疾病的各个方面。书中对心电学、超声影像学、电生理学、冠状动脉影像学诊断与介入治疗，以及临床药物及其在心血管疾病中的应用做了详细的阐述，是心血管专科医生、内科全科医生和研究生学习和参考的案头用书，也是非常难得的理论性和实践性兼具的临床指导用书。

由于译者的水平有限，在翻译的过程中难免出现没有精准把握原作者的思想、语句表达存在生硬之处，恳请读者谅解和批评指正。

非常感谢两位 Camm 教授为我们编写了如此经典的心脏病学佳作，也感谢京津两地的心脏病学工作者的大力支持和奉献。希望本书的出版会对广大临床工作者有所裨益。

2019 年 4 月 1 日 于天津

目 录

第 1 部分
体格检查方法

第 1 章　体格检查方法

Christian F. Camm

1.1　体格检查时需要注意的常见情况

1. 心律失常。
2. 瓣膜病。
3. 心内膜炎。
4. 心力衰竭。
5. 缺血性心脏病。
6. 遗传性心脏病。
7. 灌注不足/休克。
8. 贫血。

1.2　体格检查——外周

参见表1.1至表1.9,框1.1至框1.3。

表 1.1　对患者进行体格检查前的准备工作

项目	细节
1.适当的手部卫生	用肥皂水或乙醇清洗双手
2.自我介绍	姓名和职称
3.确认患者信息	核对患者姓名及生日是否与腕带上一致
4.得到对患者进行体格检查的许可	向患者阐明医生的作用和体格检查的内容
5.询问疼痛情况	特别留意胸痛和肩痛
6.患者的体位	于沙发或者检查床上45°平卧
7.适当地暴露患者	整个胸部(女性应脱去胸罩)不进行胸部检查时应遮盖患者胸部

表 1.2　床旁检查

项目	细节
1.患者看起来如何?	● 能够坐起来讲话,还是意识减少? ● 呼吸困难? ● 严重的发绀? ● 面色苍白? ● 大汗?
2.是否有明显的瘢痕?	● 胸骨中线切口 ● 侧切口 ● 隐静脉曲张 ● 起搏器/ICD设备或瘢痕
3.患者是否建立通道	● 静脉输液 ● 尿管 ● 氧气
4.患者监护	● 持续心电图监测 ● 血氧饱和度监测 ● 血流动力学监测(如血压)
5.患者周围的药物	● 硝酸甘油(GTN)喷雾或吸入器 ● 药物滴注 ● 华法林(或抗凝卡/小册子)

表 1.3　指甲检查发现

项目	情况
1.杵状指	心内膜炎/遗传性心脏病
2.甲床出血	心内膜炎
3.毛细血管再充盈时间>2秒	灌注不足/休克
4.周围性发绀	灌注不足/休克/遗传性心脏病
5.尼古丁污渍	缺血性心脏病

框 1.1　杵状指分期

1. 甲床波动、软化
2. 指甲基底角异常(Lovibond 角)
3. 指甲褶皱凸度增加
4. 手指远端增生
5. 指甲出现条纹,环绕指甲外的皮肤发亮

表 1.4　手部检查发现

项目	情况
1.腱黄瘤	遗传性心脏病/缺血性心脏病
2.Osler 结节	心内膜炎
3.Janeway 病变	心内膜炎
4.掌纹苍白	贫血
5.体温	灌注不足/休克
6.瘀血(抗凝或者抗血小板药物)	心律失常

表 1.5　腕部检查发现

项目	情况
1.脉率	灌注不足/休克/心律失常
2.脉律	心律失常
3.一侧桡动脉搏动延迟	遗传性心脏病
4.股动脉搏动迟于桡动脉	遗传性心脏病
5.陷落脉(水冲脉)	瓣膜病
6.血压	心力衰竭/瓣膜病/遗传性心脏病/灌注不足/休克

表 1.6　眼部检查发现

项目	情况
1.角膜弓	遗传性心脏病/年龄
2.结膜苍白	贫血
3.点状出血	心内膜炎
4.眼睑黄斑瘤	遗传性心脏病
5.Roth 斑	心内膜炎
6.晶状体脱位	遗传性心脏病

表 1.7　口腔检查发现

项目	情况
1.水合状态	正常
2.齿列	心内膜炎
3.中枢性发绀	灌注不足/休克/遗传性心脏病
4.高拱形腭(马方综合征)	遗传性心脏病

表 1.8　颈部检查发现

项目	情况
1.颈动脉搏动-性质	瓣膜病/灌注不足/休克
2.颈静脉搏动	心力衰竭

框 1.2　如何检查颈静脉搏动

1. 位于胸锁乳突肌的两头之间
2. 颈静脉搏动为双脉冲(颈动脉为单脉冲)
3. 颈静脉搏动可能会被遮挡
4. 检查床的角度稍低时颈静脉搏动可能更明显
5. 肝颈静脉回流征
6. 从胸骨角(Louis 角)测量颈静脉搏动高度

框 1.3　脉搏特征

1. 脉搏缓慢上升:主动脉瓣狭窄
2. 搏动减弱:心动过速,充血量减少,心源性休克,主动脉瓣狭窄
3. 脉搏跳跃:CO_2 潴留,Paget 病,主动脉瓣反流
4. 陷落脉(水冲脉):主动脉瓣反流
5. 双波脉:主动脉瓣狭窄合并反流

表 1.9　下肢检查发现 (通常在心前区检查完成后进行)

项目	情况
凹陷性水肿	心力衰竭
隐静脉曲张	缺血性心脏病

1.3 体格检查——心前区

参见表 1.10 至表 1.13，框 1.4 至框 1.8，图 1.1。

表 1.10　心前区视诊

项目	情况
1.瘢痕	缺血性心脏病/瓣膜病/遗传性心脏病
2.起搏器/ICD	心律失常/遗传性心脏病
3.明显可见的心尖搏动	瓣膜病/遗传性心脏病

表 1.11　心前区触诊

项目	情况
1.心尖搏动	瓣膜病
2.震颤	瓣膜病(主动脉瓣和肺动脉瓣病理改变)
3.右室增大	心力衰竭/瓣膜病

框 1.4　心尖搏动

1. 通常位于心前区的下外侧
2. 正常位置——第五肋间,锁骨中线内侧
3. 左心室扩张时会向外向下移位
4. 左心室扩张时心尖搏动弥散
5. 抬举样心尖搏动可见于二尖瓣狭窄
6. 双重性波动是肥厚型梗阻性心肌病的体征

表 1.12　心前区听诊

部位	听诊瓣膜
1.心尖部	二尖瓣
2.胸骨左缘第四肋间	三尖瓣+主动脉瓣(反流)
3.胸骨左缘第二肋间	肺动脉瓣
4.胸骨右缘第二肋间	主动脉瓣(狭窄)
5.腋下	二尖瓣(反流)
6.颈动脉	主动脉瓣(狭窄)+颈动脉杂音

框 1.5　心音组成

- 为了能够成功地听诊心音,需要经常练习(询问自己能够听到什么)
- 必须能够分辨出每个心动周期中的心音组成成分
- 分辨出心音组成后还需要了解每部分心音的特点:
  1. 第一心音:二尖瓣和三尖瓣关闭
  2. 第二心音:主动脉瓣和肺动脉瓣关闭
  3. 额外心音:S3,S4
  4. 杂音
  5. 非瓣膜音:例如,心包摩擦音
  6. 机械性心脏瓣膜音

框 1.6　心音增强

1. 左侧位:二尖瓣杂音
2. 呼气时屏住呼吸:左侧杂音
3. 吸气时屏住呼吸:右侧杂音
4. 患者坐位前倾:主动脉瓣反流(音)

框 1.7　第一心音

- 由血流冲击关闭的二尖瓣和三尖瓣产生
- 代表心室开始收缩
- 通常为单音调
- 心尖部听诊最为明显
  1. 心音分裂:束支传导阻滞
  2. S1减弱:一度房室传导阻滞,主动脉瓣反流
  3. S1增强:二尖瓣狭窄
  4. 强弱不等:室性心律失常,易变的房室传导阻滞

框 1.8　第二心音

- 由血流冲击关闭的主动脉瓣和肺动脉瓣产生
- 代表心室收缩的结束
- 整个心前区均可听诊到
- 通常在吸气时可听到心音分裂
- 肺动脉瓣组分在主动脉瓣之后
  1. 广泛分裂:右束支传导阻滞
  2. 固定分裂:房间隔缺损
  3. 主动脉组分减弱:主动脉瓣狭窄

表 1.13　背部检查发现

项目	情况
肺底	心力衰竭
骶部水肿	心力衰竭

（参见音频 1.1，网址:www.wiley.com/go/camm/cardiology）

1.4　如何整理现有发现

安全第一的方法

描述

- 当无法确定你的检查结果时该方法切实有效。
- 有利于在客观结构化临床考试(OSCE)时确保不会遗漏信息。
- 有条理地讨论检查获得的阳性结果(和关键性阴性结果)。
- 根据现有的结果给出可能的诊断。

举例

对 1 例 52 岁男性患者进行体格检查,该患者有气短和下肢水肿的表现。视诊可以观察到患者有显著的呼吸困难,其他未见异常。患者神情紧张。胸骨中线可见愈合良好的胸骨切开术后瘢痕。脉搏正常,约 80 次/分。血压为 110/80mmHg(1mmHg≈0.133kPa)。患者水合状态良好。颈静脉搏动位于胸骨角上 8cm。无其他外周征象。心前区也无其他瘢痕。心尖搏动位置正常。心音 S1 和 S2 均可听诊到,且能够听诊到第三心音。无其他杂音。听诊肺底可闻及吸气相湿啰音,骶部水肿。左下肢可见明显的大隐静脉剥脱术后手术瘢痕,双下肢伴有对称性中度凹陷性水肿。

结论:该患者存在气短,其体征提示心力衰竭。

以查房为基础的方法

描述

- 当有把握或时间有限时应用的方法。

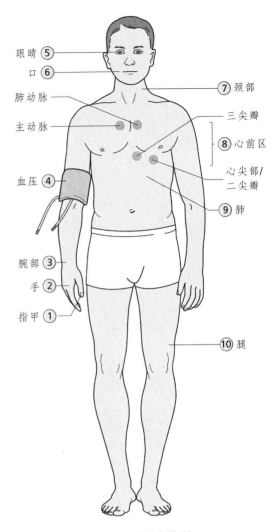

眼睛 ⑤
口 ⑥
肺动脉
主动脉
血压 ④
腕部 ③
手 ②
指甲 ①
⑦ 颈部
三尖瓣
⑧ 心前区
心尖部/二尖瓣
⑨ 肺
⑩ 腿

图 1.1　检查部位图。

- 首先给出疑似的诊断。
- 根据体格检查的发现，找出支持该诊断同时排除其他诊断的证据。
- 将检查所发现的证据按相关性排列，并验证其是否支持诊断。

举例

对 1 例 52 岁男性患者进行体格检查,发现该患者有气短和下肢水肿的表现,这些均为充血性心力衰竭患者的临床表现。支持这一诊断的证据包括肺底可闻及吸气相湿啰音,骶部和双下肢有对称性中度凹陷性水肿。此外,颈静脉搏动位于胸骨角上 8cm。听诊可清楚闻及 S1、S2 和第三心音。胸骨正中的手术切口瘢痕及左下肢大隐静脉剥脱术后瘢痕,提示患者有冠状动脉旁路手术史。根据这些检查发现,提示该患者可能为缺血性心脏病引起的心力衰竭。

1.5 以姓名命名的症状和体征

参见表 1.14。

表 1.14 心脏病学中以姓名命名的体征

名称	描述
Austin Flint 杂音	主动脉瓣反流引起二尖瓣狭窄时舒张中期的低调隆隆样杂音
Beck 三联征	心脏压塞时出现的三个体征:
	• 动脉压降低
	• 颈静脉扩张
	• 心音遥远
Corrigan 脉(水冲脉)	主动脉瓣反流所致脉搏骤起骤落,可在颈动脉观察到
De Musset(点头征)	主动脉瓣反流造成脉压差增大,出现与心脏搏动一致的规律性点头样运动
Duroziez 征	用听诊器的钟形体件加压于股动脉,可闻及舒张期杂音,见于主动脉瓣反流
Ewart 征	心包积液可引起左肺下叶不张的征象:
	• 背部左肩胛角下叩诊呈浊音
	• 语颤增强
	• 支气管呼吸音
Friedreich 征	缩窄性心包炎时心室舒张期颈动脉压显著下降
Graham Steell 杂音	胸骨左缘第二肋间肺动脉瓣听诊区出现肺动脉瓣反流性杂音
Janeway 结节	心内膜炎时出现在手掌或足底的红斑样无痛结节样病变
Kussmaul 征	吸气时颈静脉压反常性升高,表明右室充盈减少(见于右心衰竭及缩窄性心包炎)
Mayne 征	手臂上举时舒张压下降超过 15mmHg,见于主动脉瓣反流
Müller 征	主动脉反流时由于脉压增宽引起悬雍垂摆动
Oliver 征	主动脉弓动脉瘤时,收缩期气管向下牵拉
Osler 结节	由免疫复合物沉着引起的指(趾)端凸起的压痛性结节,常提示感染性心内膜炎
Osler 征	血管钙化引起血压异常升高
Quinke 脉(毛细血管搏动征)	主动脉反流时甲床随脉搏交替性发白和变红
Roth 斑	免疫复合物沉着引起的视网膜出血伴中心白点,常提示感染性心内膜炎
Still 杂音	无害性杂音
Watson 水冲脉	在桡动脉观察到的 Corrigan 脉

(赵琳茹 李广平 译)

第 2 部分

主诉

第 2 章　胸痛

Maria Tsakok

2.1 定义

来自胸部或邻近部位的任何疼痛或不适感。

2.2 诊断流程图

参见图 2.1。

2.3 疾病列表

危重疾病

1. 急性冠脉综合征(ACS)。
2. 主动脉夹层。
3. 肺栓塞(PE)。
4. 张力性气胸。

5. Boerhaave 综合征(食管破裂)。

常见疾病

1. 心血管疾病。
   a. 稳定型心绞痛。
   b. 心包炎。
2. 肺部疾病。
   a. 肺炎。
   b. 气胸。
3. 胃肠道疾病。
   a. 胃食管反流病。
   b. 食管痉挛。
4. 肌肉骨骼疾病。
   a. 肋骨挫伤/骨折。
   b. 肋间肌肉拉伤。
   c. 肋软骨炎（包括 Tietze 综合征和 Bornholm 综合征）。

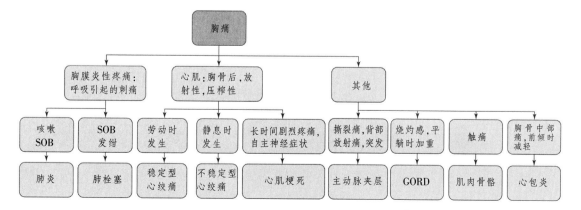

图 2.1　胸痛诊断流程图。SOB,气短;GORD,胃食管反流病。

需要考虑的疾病

1. 精神因素。
2. 带状疱疹。

2.4 主要病史特征

 (参见音频 2.1，网址：www.wiley.com/go/camm/ cardiology)

危重疾病 1

诊断：急性冠脉综合征。

问诊

a. 疼痛性质为压榨性疼痛还是钝痛？

这些都是疼痛的典型描述，不过疼痛也可被描述为紧缩感、压迫感。

b. 疼痛是否向左上肢或下颌放射？

这些特殊部位的放射性疼痛高度提示心源性疼痛。

c. 是否出现自主神经症状？

常见症状包括恶心、呕吐和出汗。

d. 是否存在心血管疾病危险因素？

参见框 2.1。

框 2.1　心血管疾病危险因素

不可改变性因素：

1. 年龄增长
2. 男性
3. 家族史
4. 心血管事件病史
5. 糖尿病

可改变性因素：

1. 吸烟
2. 高血压
3. 肥胖
4. 缺乏运动

危重疾病 2

诊断：主动脉夹层。

问诊

a. 是否为胸部中央的剧烈撕裂样疼痛？

当累及降主动脉时，常表现为肩胛区的疼痛。当累及升主动脉时，常表现为前胸的疼痛。

b. 疼痛是否向背部放射？

疼痛可放射至腹部，这些部位的放射痛有助于与 ACS 相鉴别。

c. 疼痛是否突然发作？

疼痛常常为突然发生，因为主动脉层被迅速撕裂。

d. 是否伴有休克症状？

提示撕裂面积较大，并且伴有血流动力学不稳定(图 2.2)。

危重疾病 3

诊断：肺栓塞。

问诊

a. 疼痛是否在吸气时加重？疼痛性质是刺痛还是钝痛？

其常被称为"胸膜炎性疼痛"，通常局限于胸部一侧。

b. 是否伴有急性发作的呼吸困难或咯血？

SOB 为非特异性症状，但如果合并咯血、头晕或晕厥，可能是典型的肺栓塞。

c. 患者是否存在深静脉血栓形成的危险因素或特征？

关于深静脉血栓形成和肺栓塞的危险因素，参见框 4.5 和框 4.6。

危重疾病 4

诊断：张力性气胸。

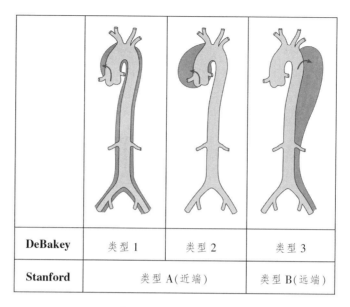

DeBakey	类型 1	类型 2	类型 3
Stanford	类型 A(近端)		类型 B(远端)

图 2.2 Stanford 分类。

问诊

注意：患者常表现为急性发作的呼吸困难，并且病史通常无法获得，诊断通常基于体格检查。

a. 是否存在呼吸困难或肺部疾病的病史？

伴有肺部疾病 [慢性阻塞性肺疾病 (COPD)、哮喘、结核等]病史的气胸常常是张力性气胸。

b. 是否有胸部创伤性损伤？

胸膜撕裂伤可造成一个"单向阀门"，使空气进入胸膜腔而不能排出。

危重疾病 5

诊断：食管破裂(Boerhaave 综合征)。

问诊

a. 疼痛出现之前是否有剧烈干呕或呕吐？

呕吐时食管内压力骤增，在胸内负压的影响下，剧烈呕吐会导致食管管壁破裂，患者表现为突然出现的胸骨后剧烈疼痛。

b. 是否伴有吞咽痛、呼吸急促且疼痛，或发热？

Boerhaave 综合征可表现为突然出现的吞咽痛、呼吸急促/呼吸困难、发热及休克。

c. 患者是否有酗酒史或胃溃疡病史？

伴有酗酒史或胃/十二指肠溃疡病史的患者发生食管破裂的风险显著增加。

d. 患者近期是否接受过射频消融治疗心律失常？

射频消融或冷冻消融可造成食管损伤，可导致术后数周内出现食管破裂。

常见疾病 1

诊断：稳定型心绞痛。

问诊

a. 是否表现为胸骨后的"沉重感"？

心绞痛症状与 ACS 相似，也可放射至左臂或下颌。

b. 疼痛发作是否与运动相关？

心绞痛发作常由劳累引起（运动、压力等），通常休息片刻(<5 分钟)可缓解。

c. 是否存在心血管疾病危险因素？

参见框 2.1。

d. 疼痛是否可通过喷雾或舌下含服硝酸甘油缓解？

硝酸甘油可增加血液中一氧化氮的浓度,使身体血管舒张,缓解心肌缺血、缺氧。

常见疾病 2

诊断:心包炎。

问诊

a. 是否取坐位或前倾位时疼痛缓解,而吸气、平卧位或咳嗽时疼痛加重?

心包炎所致的胸痛不同于胸膜炎性胸痛,心包炎所致的胸痛一般位于心前区并且与体位相关(平卧位加重而前倾位减轻)。

b. 是否有病毒感染的前驱症状(咳嗽、寒战或乏力)?

心包炎最常见的原因为病毒感染。

c. 是否有结缔组织病、严重肾脏疾病、结核或恶性肿瘤等病史?

这些慢性疾病可导致心包炎。

d. 疼痛位于心前区还是胸骨后?是否向手臂或肩部放射?

这些都是疼痛的典型特征。

常见疾病 3

诊断:肺炎。

问诊

a. 是否表现为胸膜炎性疼痛?

详见第 3 章叙述。

b. 是否伴有发热、寒战或新发的感染表现?

这些症状提示胸痛原因为感染所致,如肺炎。

c. 是否伴有咳嗽、咳痰?

咳嗽是肺炎的典型表现之一。痰液可为铁锈色(肺炎链球菌感染)或脓性痰。

常见疾病 4

诊断:胃食管反流病。

问诊

a. 是否表现为烧灼样疼痛并且与进食相关?

烧灼样疼痛一般位于胸骨后,由胃酸刺激食管鳞状上皮引起,平卧位时加重。

b. 是否存在胃食管反流病的危险因素?

食管裂孔疝、肥胖、暴饮暴食、吸烟、酗酒和妊娠均是胃食管反流病的危险因素。

c. 应用抑酸剂是否可缓解疼痛?

应用抑酸剂后疼痛缓解,提示胸痛原因可能为胃食管反流病。

d. 是否伴有嗳气、反流(胃酸/胆汁)、胃灼热(过度吞咽)或吞咽痛?

以上症状为胃食管反流病的食管症状。食管外症状包括夜间哮喘、慢性咳嗽、喉炎及鼻窦炎。

常见疾病 5

诊断:食管痉挛。

问诊

a. 疼痛是否位于胸骨后,是否累及咽喉或上腹部?

疼痛特点多种多样(例如,绞痛、紧缩感、针刺样等),有时难以与心绞痛相鉴别。此外,疼痛可放射至背部、颈部或手臂。

b. 是否伴有吞咽困难?

痉挛发作时可出现间歇性的吞咽困难及反流症状(如上)。

c. 疼痛是否存在诱因?

热饮或冷饮均可诱发食管痉挛,但与运动无关。

常见疾病 6

诊断:肌肉骨骼病变。

问诊

a. 疼痛是否与胸部活动相关?

这是典型的肌肉骨骼病变的表现，并且有助于排除心脏或肺部疾病。

b. 是否有外伤病史？

肋间肌肉拉伤或肋骨挫伤/骨折是常见的病因。

需要考虑的疾病 1

诊断：精神疾病。

问诊

a. 是否有焦虑症或恐慌症等精神疾病病史？

惊恐发作的患者常以胸闷或即将到来的厄运感为主诉，常用的筛选问题如下：

- 在过去的 6 个月里，你是否曾突然感到焦虑、害怕或不安？
- 在过去的 6 个月里，你是否曾突然感觉心跳加速、头晕或不明原因的气短？

需要考虑的疾病 2

诊断：带状疱疹。

问诊

a. 疼痛是否位于浅表并伴有烧灼感？

疼痛可能与感觉过敏/感觉异常相关。

b. 疼痛是否局限于特定区域？

疼痛呈单侧、皮区分布。

2.5 主要检查特征

危重疾病 1

诊断：急性冠脉综合征。

检查结果

a. 面色苍白、出汗、焦虑及痛苦面容。

ACS 患者常表现为肢端湿冷，面色灰白。

b. 血压。

血压可高可低，低血压提示患者存在血流动力学障碍。

c. 并发症。

参见框 2.2。

框2.2　急性心肌梗死并发症相关表现

1. **急性心力衰竭：**颈静脉怒张、第三心音、肺底捻发音
2. **乳头肌断裂：**新出现的全收缩期杂音
3. **室间隔穿孔：**新出现的全收缩期杂音
4. **心室游离壁穿孔：**心脏压塞或休克表现

危重疾病 2

诊断：主动脉夹层。

检查结果

注意：患者常因血流动力学障碍而休克，所以积极复苏、改善血流动力学状态优先于检查。

a. 一侧桡动脉搏动延迟。

参见框 2.3。

b. 双上肢血压相差较大（收缩压>20~25mmHg）。

这是重要的表现之一，剧烈胸痛的患者均应测量双侧上肢血压。

c. 心脏压塞征象。

Beck 三联征：低血压、心音低沉及颈静脉怒张。

框2.3　一侧桡动脉搏动延迟原因

1. 主动脉夹层
2. 主动脉缩窄
3. 颈肋（先天性畸形肋骨）

危重疾病 3

诊断：肺栓塞。

检查结果

a. 呼吸频率和心率。

存在肺栓塞的情况下，呼吸频率及心率

可能会加快。

b. 深静脉血栓形成。

大腿或小腿出现水肿、红斑、压痛或线性水肿。

c. 右心负荷增加征象。

包括颈静脉怒张、第二心音亢进(肺动脉瓣区第二心音)及右心室扩大,这些体征的出现是由于肺血管阻力增加导致右心室负荷增加。

危重疾病 4

诊断:张力性气胸。

检查结果

a. 过清音。

患侧叩诊呈过清音,听诊呼吸音减弱。

b. 休克表现。

由于回心血流减少,患者可出现低血压、呼吸困难及心动过速。

c. 气管偏移。

纵隔和气管向健侧偏移。

d. 颈静脉怒张。

此体征提示静脉回流受阻。

危重疾病 5

诊断:食管破裂(Boerhaave 综合征)。

检查结果

注意:体格检查对于诊断帮助较小,尤其是在病程初期。

a. 皮下气肿。

此为重要的体征,但诊断食管破裂敏感性较差。

参见框2.4。

框2.4　常见皮下气肿原因
1. 气胸
2. 纵隔气肿
3. 外伤
4. 感染(例如,气性坏疽)
5. 胸导管功能障碍

常见疾病 1

诊断:稳定型心绞痛。

检查结果

注意:稳定型心绞痛患者的临床体征较少。

a. 出汗、面色苍白、恶心、焦虑。

活动时,由于心肌耗氧量增加,可出现此类表现,有助于诊断。

常见疾病 2

诊断:心包炎。

检查结果

a. 心包摩擦音。

心包炎时,由于炎性渗出,心包脏层和壁层相互摩擦,可产生收缩期和舒张期搔刮样声音。患者取前倾位时摩擦音加重。

b. 发热。

通常表现为低热。

c. Ewart 征。

当合并心包积液时,由于左肺下叶受压,可在左侧肩胛间区闻及支气管呼吸音。

常见疾病 3

诊断:肺炎。

检查结果

a. 实变体征。

叩诊浊音或实音、肺扩张受限、语音震颤增强、支气管呼吸音及胸膜摩擦音。

b. 发热。

感染性肺炎患者通常出现发热。

c. 意识障碍。

这可能是老年患者的唯一表现。

d. 呼吸急促和心动过速。

呼吸频率增加的程度可以反映病情的严重程度,病情评估详见 CURB-65 评分(框2.5)。

- C:意识障碍[简易智力检测量表(AMTS)≤8 分]
- U:尿量(>7mmol/L)
- R:呼吸频率(≥30 次/分)
- B:动脉血压(收缩压<90mmHg)
- 65:年龄(>65 岁)

常见疾病 4

诊断:胃食管反流病。

检查结果

无特异性体征。

常见疾病 5

诊断:食管痉挛。

检查结果

无特异性体征。

常见疾病 6

诊断:肌肉骨骼病变。

检查结果

a. 触诊时疼痛。

胸痛源于胸壁准确位置高度提示肌肉骨骼病变。

b. 无其他系统症状和体征。

这在一定程度上可以排除心脏或肺部病变。

需要考虑的疾病 1

诊断:精神疾病。

检查结果

无特异性体征,精神状态检查有助于诊断,但诊断主要依靠病史。

需要考虑的疾病 2

诊断:带状疱疹。

检查结果

水疱疹。

特征性表现为沿皮节分布的红色的小水疱,然而疱疹通常在疼痛之后出现,所以病程早期诊断较为困难。

 (参见音频 2.2 和音频 2.3, 网址:www.wiley.com/go/camm/cardiology)

2.6 主要检查

床旁检查

参见表 2.1,图 2.3,框 2.6 和框 2.7。

表 2.1 胸痛患者床旁检查

检查项目	意义	预期结果
氧饱和度	有重要临床意义,有助于对感到不适或气短患者的病情严重程度做出判断	肺栓塞:降低 肺炎:降低 气胸:降低
心电图	对所有胸痛患者都有重要意义,多导心电图对判定的动态变化具有重要临床意义	参见框 2.6
动脉血气(ABG)	有创检查,一般在病情危重或恶化的情况下才进行此检查	任何原因所致的呼吸衰竭:呼吸性酸中毒
末梢血糖	心血管疾病危险因素检测	糖尿病:升高

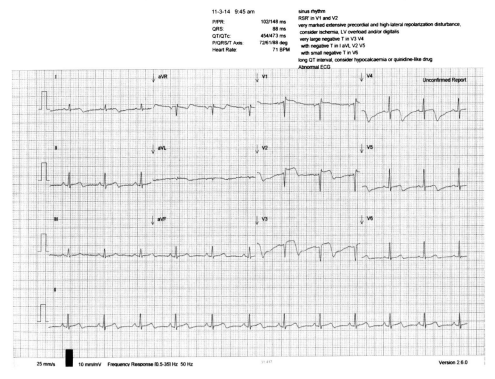

图 2.3　急性 ST 段抬高型心肌梗死(STEMI)心电图变化。

框 2.6　胸痛患者心电图结果

1. STEMI：T 波高尖、ST 段抬高、新出现的左束支传导阻滞
2. 非 ST 段抬高型心肌梗死(NSTEMI)：ST 段压低、T 波倒置或正常
3. 肺栓塞：右心室高负荷模式 [胸导联 V1~V4 T 波倒置、右束支传导阻滞、电轴右偏、P 波高尖、S1Q3T3（I 导联深 S 波、III 导联 Q 波及 T 波倒置）]，窦性心动过速，心房颤动或正常
4. 心包炎：多个导联出现 ST 段弓背向下抬高，且与动脉分布无关

框 2.7　心肌梗死的诊断

心肌梗死的诊断需满足以下三项中的两项：

- 心肌缺血病史
- 心电图动态变化
- 心肌酶升高

　　胸痛发作 6 个小时以上，肌钙蛋白与心电图正常，心肌梗死可能性很小

血液学检查

参见表 2.2 和框 2.8。

表 2.2　胸痛患者相关血液学检查

检查项目	意义	预期结果
肌钙蛋白	诊断心肌梗死的重要指标(见框 2.7),胸痛患者应进行此检查,但胸痛发生>6 小时才显著升高	心肌梗死:升高 注意:肺栓塞、心肌炎和心力衰竭时肌钙蛋白也可升高
全血细胞计数	白细胞计数升高提示感染或炎症	肺炎:白细胞计数升高
肾功能	进行造影检查前,应常规检测基础肾功能,因为造影剂有一定肾毒性。夹层累及肾动脉时,也可导致急性肾损伤	累及肾动脉的主动脉夹层:尿素氮和肌酐升高
血脂	心血管疾病重要危险因素	心肌梗死:通常升高,可能是一种诱发性遗传病(例如,家族性高胆固醇血症)
D-二聚体	用于排除肺栓塞(见框 2.8) 当怀疑肺栓塞时,才进行此检查	非肺栓塞疾病:低水平
淀粉酶	用于排除急性胰腺炎,胸部疼痛的罕见原因(通常表现为上腹痛)	胰腺炎:升高
C-反应蛋白/血沉	升高提示身体正处于感染或炎性反应期	肺炎:升高 心包炎:升高

框 2.8　D-二聚体敏感性及特异性

　　敏感性较高但特异性不高(肺栓塞时 D-二聚体应该升高,但其他疾病也可导致)。阴性结果基本可以排除肺栓塞

(参见音频 2.4, 网址 :www.wiley.com/go/camm/cardiology)

影像学检查

参见框 2.9,表 2.3。

框 2.9　胸痛患者胸部 X 线片表现

1. 主动脉夹层:纵隔增宽
2. 肺栓塞:通常正常,偶可见楔形梗死灶
3. 气胸:外周区域肺纹理消失、气体影
4. 肺炎:感染部位的实变或片状模糊影
5. Boerhaave 综合征:纵隔气肿、胸腔积液

表 2.3 胸痛患者相关影像学检查

检查项目	意义	预期结果
胸部 X 线片	根据疾病类别不同而表现各异	见框 2.9
心脏超声	用于心脏结构及心功能的检查（急性病程可能不适用）	心力衰竭：射血分数降低 心肌梗死：室壁运动减弱 夹层：可见[仅经食管超声心动图(TOE)]。经胸超声心动图(TTE)仅可观察到夹层的并发症，如主动脉瓣反流
胸部 CT	胸部 CT：诊断动脉夹层和 Boerhaave 综合征的首选检查 CT 肺动脉造影：诊断肺动脉栓塞的敏感性及特异性检查，由于辐射量较高，所以高度怀疑肺栓塞时才可进行此检查	夹层：可见动脉壁内血肿和（或）撕裂的内膜 Boerhaave 综合征：食管壁水肿、增厚或食管外气体 肺动脉栓塞：可见肺动脉分支内的栓子
CT 心脏血管造影	对于急性胸痛的患者，对比增强 CT 逐渐成为评估病情的有效手段，敏感性及特异性较高	心肌梗死：冠状动脉狭窄或闭塞

特殊检查

参见表 2.4。

表 2.4 胸痛患者应进行的特殊检查

检查项目	意义	预期结果
运动负荷心电图(不推荐作为常规检查)	可以确诊心肌缺血，敏感性及特异性较低	心绞痛：心电图 ST 段水平或下斜型压低>1mm
心肌灌注扫描	可进一步确定心肌缺血的面积及严重程度	心绞痛：非静息状态下可观察到心肌灌注不足 陈旧性心肌梗死：静息和运动状态下可见缺损
上消化道内镜	当排除其他可导致胸痛的原因存在时，可确认是否为消化系统疾病所导致的胸痛	食管炎：可发现食管上皮细胞出现炎症反应 溃疡：可视及食管或胃溃疡 食管破裂：可视及破裂食管
心血管造影	用于急性心肌梗死的心肌再灌注治疗	心肌梗死：冠状动脉狭窄或闭塞

2.7 何时呼叫上级医生

情况

以下情况中，需要呼叫上级医生参与诊治胸痛患者：

- 胸痛原因考虑为心源性。
- 患者出现血流动力学不稳定。
- 患者出现低氧血症。

以下三种情况代表着不同的危重疾病：

A）患者伴有心血管危险因素并且静息状态下出现压榨性胸痛，提示 ACS 的可能性大。

B）患者突然出现撕裂样胸痛合并血压逐渐降低，提示主动脉夹层的可能性大。

C）患者出现胸膜炎性胸痛伴咯血，血氧饱和度为 86%，提示肺栓塞的可能性大。

注意以上疾病导致的症状可有重叠，如急性冠脉综合征可导致上述所有症状，同时也可导致其他病变，如主动脉夹层或心脏压塞。同样，重症肺栓塞也可导致低氧血症或血流动力学不稳定。出现这些情况均需尽快请求上级医生紧急会诊。

上级医生到达前应完成的准备

适用于各种情况

- 简要的病史采集和体格检查（包括双上肢血压）。
- 血液检验：血常规、肾功能、凝血功能、肌钙蛋白、血脂、血糖等。
- 12 导联心电图。
- 胸部 X 线片（如果需要）。
- 心电监测。
- 氧疗。
- 开通静脉通道（尤其是情况 B，需要开通大静脉通道）。

情况 A

- ACS 救治流程应该已经开始（参见第 9 章）。

情况 B

- 交叉配血。

情况 C

- 血气分析检查。

上级医生到达前应采取的措施

适用于各种情况

- 常规体格检查。
- 适时镇痛。
- 心脏超声（器质性心脏病患者通常应进行一次床旁超声检查，以进一步评估患者病情，但超声检查需要把握时机，在合适的时候进行）。

情况 A

- 动态心电图。
- 肌钙蛋白。

情况 B

- 胸腹盆腔联合 CT。
- 提前与重症监护室联系。

情况 C

- 肺动脉强化 CT。

2.8 重要临床试验

重要试验 1

试验名称：Framingham 心脏病试验。

受试者：5209 例 30~62 岁的健康男性和女性。

研究目的：探究心血管疾病相关危险因素。

结果：吸烟、高脂血症、高血压、糖尿病、低活动量及肥胖均是心血管疾病的独立危险因素。

入选原因：首次确定了心血管疾病主要危险因素，为开创性研究。

参考文献：http://www.framinghamheartstudy.org/about-fhs/index.php

重要试验 2

试验名称：ISIS-2。

受试者：17 187 例疑似 24 小时内发生心肌梗死的患者。

试验组：链激酶或阿司匹林或二者联合。

对照组：安慰剂。

结果：单用链激酶或单用阿司匹林可显著降低患者 5 周内心血管事件发生率。

入选原因：提供了溶栓治疗与应用阿司匹林的早期循证医学证据。

参考文献：ISIS-2（Second International Study of Infarct Survival）Collaborative Group. Randomised trial of intravenous streptokinase，oral aspirin，both，or neither among 17,187 cases of suspected acute myocardial infarction：ISIS-2. Lancet. 1988；2（8607）：349–360.

重要试验 3

试验名称：FAME-2 试验。

受试者：1220 例疑似冠状动脉疾病的稳定患者。

试验组：分流逆向引导经皮冠状动脉介入治疗(PCI)。

对照组：最佳药物治疗。

结果：接受 PCI 治疗的患者死亡/心肌梗死发生率低于对照组。

入选原因：相比药物治疗，应用药物洗脱支架的 PCI 能明显改善冠状动脉血运。

参考文献：De Bruyne B，et al. Fractional flow reserve-guided pci versus medical therapy in stable coronary disease. N Engl J Med. 2012;367(11):991–1001.

重要试验 4

试验名称：4S 试验。

受试者：4444 例心绞痛或既往有心肌梗死病史且血清胆固醇水平为 5.5~8.0mmol/L 的患者。

试验组：辛伐他汀。

对照组：安慰剂。

结果：全因死亡率、致命性心血管事件发生率，以及心肌血运重建操作等均降低。

入选原因：强有力的证据表明，心肌梗死后辛伐他汀可提供心脏保护作用。

参考文献：Randomised trial of cholesterol lowering in 4444 patients with coronary heart disease:the Scandinavian Simvastatin Survival Study (4S). Lancet. 1994;344(8934):1383–1389.

（张凯 李广平 译）

指南

National Institute for Health and Clinical Excellence (NICE). Chest pain of recent onset (CG95). March 2010. http://guidance.nice.org.uk/CG95

European Society of Cardiology. Chest Pain (Management of). 2002. http://www.escardio.org/guidelines-surveys/esc-guidelines/Pages/chest-pain.aspx

扩展阅读

Ringstrom E, Freedman J. Approach to undifferentiated chest pain in the emergency department: a review of recent medical literature and published practice guidelines. *Mt Sinai J Med.* 2006;73(2):499–505.
   Provides a comprehensive and sensible approach to the diagnosis of chest pain in the emergency setting.

Spodick DH. Acute cardiac tamponade. *N Engl J Med.* 2003; 349:684–690.
   A detailed review article on cardiac tamponade and its management. Clear explanation of the interesting physiology at play.

Wertli MM, Ruchti KB, Steurer J, Held U. Diagnostic indicators of non-cardiovascular chest pain: a systematic review and meta-analysis. *BMC Med.* 2013;11(1):239.
   A good discussion of the importance of different signs and symptoms suggestive of non-cardiac chest pain.

第 3 章　呼吸困难

Sarah Morrow

3.1 定义

参见框 3.1。

主观感觉呼吸急促或不适。

框 3.1　MRC 呼吸困难量表(心力衰竭导致的呼吸困难,参见表 11.2)

1.剧烈运动时引起呼吸困难

2.快走或爬坡时出现呼吸困难

3.平地行走时,因呼吸困难而行走缓慢

4.平地走 100 米即停下

5.穿衣时出现呼吸困难,无法外出

3.2 诊断流程图

参见图 3.1,表 3.1。

3.3 疾病列表

危重疾病

1. 急性肺水肿。

2. 肺栓塞(PE)。

3. 气胸。

4. 哮喘急性发作。

5. 过敏反应。

常见疾病

1. 慢性充血性心力衰竭。

2. 肺炎/COPD 感染性加重。

3. 胸腔积液。

4. COPD。

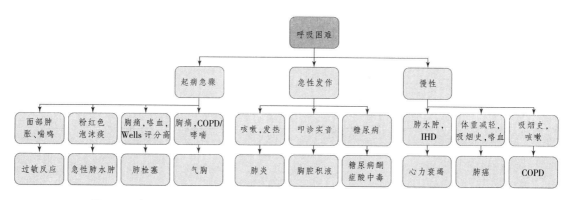

图 3.1　呼吸困难诊断流程图。COPD,慢性阻塞性肺疾病;IHD,缺血性心脏病。

需要考虑的疾病

1. 糖尿病酮症酸中毒(DKA)。
2. 肺癌。
3. 肺纤维化。

3.4　主要病史特征

（参见音频 3.1，网址 www.wiley.com/go/camm/cardiology）

危重疾病 1

诊断：急性肺水肿。

问诊

a. 近期是否出现胸骨后压榨样胸痛?

心肌梗死可能导致乳头肌断裂,因而导致急性二尖瓣关闭不全和肺水肿。

b. 是否出现咳嗽?

急性肺水肿时,粉红色泡沫样痰是典型表现,可以区分感染所致的咳嗽、咳痰,后者痰液颜色一般为黄绿色。

c. 是否伴有体循环与肺循环充血性症状?

特别是双下肢水肿、夜间阵发性呼吸困难和端坐呼吸,提示心力衰竭。

d. 是否存在缺血性心肌病相关风险因素?

参见第 10 章。

危重疾病 2

诊断：肺栓塞。

问诊

a. 是否有近期制动病史?

- 远途旅行:询问患者近期是否搭乘飞机或乘坐长途汽车。
- 近期是否接受过手术/大型手术(12周内)或近 1 个月内有长期卧床史(最近 4 周>3 天)。

b. 是否伴有咯血?

肺栓塞可导致肺梗死,从而引起咯血。

c. 是否伴有小腿疼痛或肿胀?

单侧小腿疼痛、肿胀提示深静脉血栓形成,双侧小腿肿胀提示外周水肿。

d. 是否表现为胸膜炎性胸痛?

肺梗死可引起胸膜炎症,典型的疼痛为刺痛,吸气时加重。

e. 既往是否有深静脉血栓形成或肺栓塞病史?

既往凝血障碍病史是血栓形成的主要预测因素。

危重疾病 3

诊断：气胸。

问诊

a. 既往肺部疾病病史?

COPD 和哮喘可导致肺大泡产生,肺大泡破裂可引起气胸。感染性肺部疾病也可致病。

b. 近期胸部创伤史?

钝器伤或贯通伤均可导致气胸。

c. 吸烟史?

这是主要危险因素之一,吸烟除了促进COPD 的发展,还是气胸的独立风险因素。吸烟的健康成年男性一生中发生气胸的风险为12%(非吸烟者为 0.1%)。

d. 近期医疗史。

医源性损伤同样可导致气胸(例如,锁骨下静脉穿刺),胸膜的损伤可导致气体进入胸腔而引起气胸。

危重疾病 4

诊断：哮喘急性发作。

问诊

a. 既往是否有哮喘病史?

如果患者既往有哮喘病史,哮喘很可能为呼吸困难的病因或呼吸困难加重的原因。

b. 呼吸困难的特点?

哮喘典型的表现为呼气性呼吸困难。

c. 是否存在诱发哮喘的原因?

寒冷、情绪及过敏反应,如接触宠物或灰尘都可能诱发哮喘。

危重疾病 5

诊断:过敏反应。

问诊

注意:及时诊断与治疗过敏反应非常重要,首先应及时了解病史。关键问诊包括:

a. 是否存在水肿(尤其是面部、嘴唇或喉咙等部位)?

局限于皮下和黏膜下的肿胀称为血管性水肿,特别要注意喉头部位的水肿,因为其可压迫气道从而导致呼吸困难。

b. 是否出现皮疹?

出现过敏反应时,表皮中的肥大细胞可释放组胺,引起血管扩张、渗出,从而导致皮肤出现风团、潮红及皮疹。

c. 感到"末日来临"?

身体释放炎症因子,通常会给患者带来此种不适感。

d. 既往过敏史,如哮喘、湿疹?

如果患者既往有过敏史,发生过敏反应的可能性增加。此外,哮喘患者出现过敏反应时更容易出现呼吸道问题。

常见疾病 1

诊断:心力衰竭。

问诊

a. 有无端坐呼吸或夜间阵发性呼吸困难?

提示存在肺水肿,患者常在平卧位时呼吸困难症状明显加重。可详细询问患者夜间睡眠时所需要的枕头数量。

b. 运动耐量?

通过询问患者行走多远后出现气短症状来评估患者的心功能。这也有助于监测患者的治疗进展(表 11.2)。

c. 既往心脏病史(如缺血性心脏病、心肌病、心脏瓣膜病等)。

心力衰竭是一种综合征,通常会有病因。某些影响心脏的病理过程最终会导致心力衰竭的发生。常见的病理过程包括:缺血性心脏病、心肌病和心脏瓣膜病。

常见疾病 2

诊断:肺炎/COPD 感染性加重。

问诊

a. 有无咳嗽?

常见的痰有黄色、黄绿色及铁锈色痰。铁锈色痰常见于肺炎链球菌感染患者(框 3.2)。对于吸烟患者,应注意患者咳嗽症状有无改变。

表 3.1　诊断呼吸困难的体征。在所有这些条件下,患侧肺表现为扩张受限;而哮喘则为双侧肺受累,双肺扩张程度均低于正常

病理过程	纵隔移位	叩诊音	呼吸音	语音震颤	附加音
肺气肿	无	浊音	支气管	增强	粗湿啰音
胸腔积液	(如积液量较大)远离病变侧	实音	减弱或消失	减弱或消失	无
气胸	(如张力较大)远离病变侧	过清音	减弱或消失	减弱或消失	无
哮喘	无	正常	呼气延长,哮鸣音	正常	呼气多变喘息

框3.2　社区获得性肺炎常见病原菌

1. 链球菌
2. 流感嗜血杆菌
3. 肺炎支原体
4. 金黄色葡萄球菌(特别是在流感感染后)
5. 军团菌属
6. 肺炎衣原体

b. 有无发热或寒战？

全身感染的迹象。

c. 有无胸膜炎性胸痛？

感染通常会引起胸膜炎，疼痛为典型的刺痛且在吸气时加重。

常见疾病 3

诊断：胸腔积液。

问诊

a. 最近有无呼吸道疾病？

渗出性胸腔积液是由于血管渗透性增加导致流入胸膜腔的液体增加所致,可见于细菌性肺炎和肺癌患者。

b. 有无其他慢性疾病？

漏出液是由于渗出血管外的液体增多所致,而不是由于渗透率增加导致的。原因包括静脉压上升(如心力衰竭)和胶体渗透压下降(如肾病综合征、肝硬化和吸收障碍)。

c. 有无胸膜炎性胸痛？

胸腔漏出液可引起胸膜炎,通常表现为吸气时胸部刺痛加重,提示疼痛是肺源性的而不是心源性的。

常见疾病 4

诊断：慢性阻塞性肺疾病。

问诊

注意:慢性阻塞性肺病通常是患者因其他疾病入院后由于呼吸困难加重而进一步检查所发现的。

a. 有无吸烟史？

吸烟是慢性阻塞性肺疾病最重要的危险因素,因此需确定患者的吸烟史。戒烟可以改善患者症状和预后。

b. 发病的速度？

慢性发作(长达数月/数年)是慢性阻塞性肺疾病的关键诊断因素。

c. 有无 α-1 抗胰蛋白酶缺乏症的家族史或个人史？

α-1 抗胰蛋白酶是一种由肝脏合成的分子物质。它的功能之一是保护肺组织免受中性粒细胞弹性蛋白酶的损伤,该酶可以分解结缔组织。缺乏 α-1 抗胰蛋白酶易诱发 COPD 的早期发展,尤其是在吸烟的患者。其发病较典型的慢性阻塞性肺疾病急且可累及年轻患者。

需要考虑的疾病 1

诊断：糖尿病酮症酸中毒(DKA)。

问诊

a. 有无胰岛素依赖型糖尿病？

通常见于 1 型糖尿病患者, 因为即使少量的胰岛素也会阻止酮体生成。

b. 有无烦渴、多饮、多尿的症状？

DKA 通常是糖尿病的首发症状。因此,通常会伴有糖尿病的常见症状。

c. 近期疾病史？

DKA 通常会有诱因,常见的如胸部/尿路感染,或腹泻和呕吐。

（参见音频 3.2，网址 www.wiley.com/go/camm/cardiology）

需要考虑的疾病 2

诊断：肺癌。

问诊

a. 有无咯血症状？

慢性咳嗽的基础上出现咯血,通常是由于肺部恶性肿瘤侵犯肺部毛细血管所致。

b. 有无恶性肿瘤的全身性症状?

特别是体重减轻及盗汗症状。

c. 有无吸烟史?

最常见的重要危险因素。

需要考虑的疾病 3

诊断: 肺纤维化。

问诊

a. 发病的速度?

肺纤维化通常是逐渐进展的,因此患者通常会主诉气短症状逐年恶化。

b. 患者工作或家庭环境中有无危险因素?

职业或环境暴露,致使吸入粉尘或化学物质,可能会导致肺纤维化。特别是石棉肺,是由于长期暴露于石棉中所致。"过敏性肺炎"是肺纤维化的一种过敏性形式,包括"农民肺"(接触发霉的干草所致)。

c. 注意用药史。

一些药物的长期服用可显著增加患肺纤维化的风险。特别是胺碘酮、甲氨蝶呤和呋喃妥因等药物。胸腔放射治疗也可引起肺部损伤和瘢痕。

d. 有无持续性的关节疼痛?

任何结缔组织病变都可能影响肺部。特别是风湿性关节炎常常累及肺部。系统性红斑狼疮、硬皮病和强直性脊柱炎也经常引起肺纤维化。

3.5 主要检查特征

危重疾病 1

诊断: 急性肺水肿(图 3.2)。

检查结果

a. 双肺底闻及爆裂音/捻发音。

典型为细小的啰音并在吸气时闻及。发生于双肺时通常是由于全身系统性疾病所引

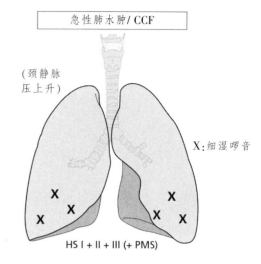

急性肺水肿 / CCF

(颈静脉压上升)

X:细湿啰音

HS I + II + III (+ PMS)

图 3.2　急性肺水肿的检查结果。CCF,充血性心力衰竭。

起,而局限性病变通常只可在单侧闻及。

b. 第三心音/奔马律。

由心室快速充盈(如由于二尖瓣反流)或心室壁动力减弱(如既往心肌梗死病史)所致。用钟形听诊器于心尖部听诊最为明显。

c. 充血性表现。

其他心力衰竭的表现,包括外周水肿和中心静脉压升高。

d. 心音低钝。

急性心肌梗死所致的乳头肌断裂引起的二尖瓣反流可导致急性致死性肺水肿的发生(参见第 9 章)。

危重疾病 2

诊断: 肺栓塞(图 3.3)。

检查结果

注意:检查时通常是接近完全正常的。

a. 心动过速。

虽然是非特异性的,但是应高度怀疑。

b. 中心静脉压升高。

主要是由于右心腔压力增高所致,可伴有肺动脉瓣区第二心音亢进及胸骨旁胸廓起伏。

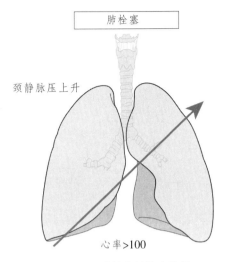

图 3.3　肺栓塞的检查结果。

c. 胸膜摩擦音。

这是因为炎症累及壁层胸膜，导致胸膜腔润滑作用减轻，致使胸廓运动时各层之间相互滑动的能力降低。吸气相和呼气相均可闻及。

危重疾病 3

诊断: 气胸(图 3.4)。

检查结果

a. 气管偏移。

对于呼吸急促的患者,首先需排除张力性气胸。然而在临床上气管偏移并不容易被发现。

b. 胸廓扩张度降低。

胸膜腔内积聚的空气会导致肺压缩,同时会导致患侧胸廓饱满。

c. 叩诊呈过清音。

胸膜腔内积聚的气体区域与非患侧肺相比,叩诊呈过清音,语音共振增强。

d. 皮下气肿。

检查时可发现面部/颈部肿胀,触诊时呈"握雪感"是特征性表现。

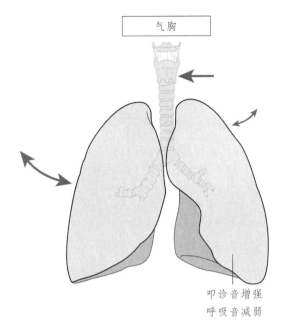

图 3.4　气胸的检查结果。(见彩图)

危重疾病 4

诊断: 哮喘急性发作(图 3.5)。

检查结果

注意:通常通过检测呼气流量峰值(PEF)(框 3.3)来帮助评估哮喘患者的病情。读数需要与最佳或预测 PEF 进行比较(表 3.2)。

a. 喘息。

喘息通常在呼气时闻及;然而,在病情严重时可能是"沉默肺"。

框 3.3　指导患者如何测量呼气流量峰值

1. 拿起峰流量仪,注意手指不要阻碍移动部分
2. 深呼吸
3. 将吸嘴部分放入口腔并紧闭嘴唇
4. 尽可能用力呼气
5. 记录下三次内最好的数据

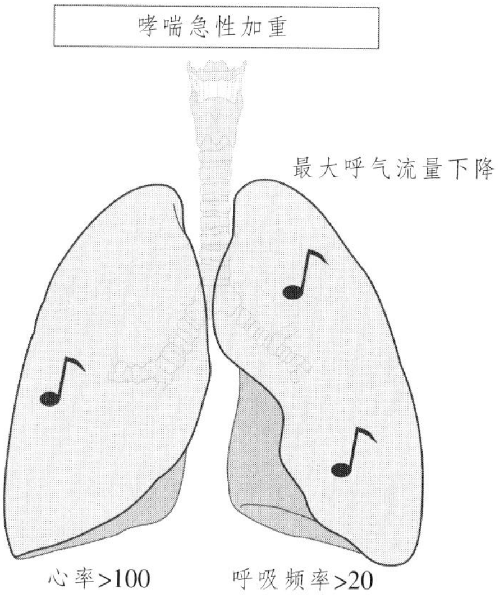

哮喘急性加重

最大呼气流量下降

心率>100   呼吸频率>20

图 3.5 哮喘的检查结果。

表 3.2 哮喘加重的特点(改编自英国胸部疾病指南2012)

中度加重期	严重加重期	危及生命
PEF 50%~75%	PEF 33%~50%	PEF<33%
无恶化的特点	RR≥25/min	意识水平改变
	HR≥110/min	心律失常
	无法说连贯、完整的句子	低血压发绀
		"沉默肺"/呼吸减弱

危重疾病 5

诊断:过敏性反应。

检查结果

a. 广泛皮疹。

典型的皮疹是荨麻疹("丘疹和红斑"),由于炎症介质的释放所致(如组胺)。

b. 肿胀。

面部(尤其是嘴唇和舌头)和颈部肿胀尤为常见。

c. 喘鸣。

喘鸣是由于软组织肿胀导致上呼吸道部分梗阻引起的。吸气时闻及嘈杂、刺耳的声音(与呼气喘息不同)。

d. 全身受累的表现。

过敏反应导致的广泛的外周血管扩张可引起全身反应,包括早期出现心动过速和低血压,提示病情紧急,需要立即处理。

常见疾病 1

诊断:心力衰竭。

检查结果

a. 左心衰竭的体征。

同急性肺部水肿(危重疾病 1)。

b. 右心衰竭的体征。

外周水肿、JVP 升高和腹水。

(参见音频 3.3,网址 www.wiley.com/go/camm/cardiology)

常见疾病 2

诊断:肺炎(框 3.4 和框 3.5,图 3.6)。

检查结果

a. 发热。

全身感染的体征。

b. 胸廓扩张度降低。

肺实质感染可导致患侧肺内可利用的空间减少。

c. 叩诊呈浊音。

感染灶内的脓液可使支气管内的空气减少,因此可导致叩诊呈浊音。

d. 支气管呼吸音。

支气管呼吸音是呼吸时气流在上呼吸道形成湍流所产生的声音,通常很少传导至胸壁。然而,肺实质炎症使支气管呼吸音更容易传导至胸壁。

e. 语音震颤增强。

与支气管呼吸音类似。

框3.4 耳语音

1. 嘱患者以耳语音说话
2. 通常在肺段不可闻及耳语音
3. 实变增加了声音通过肺实质的传导
4. 本测试的机制与语音共振相同

框3.5 CURB-65评分系统：预测社区获得性肺炎的死亡率

C:意识障碍(AMTS< 9)

U:尿素(>7mmol/L)

R:呼吸频率(>30 次/分)

B:血压(收缩压小于 90mmHg)

65:年龄>65 岁

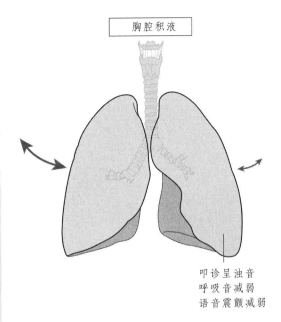

图 3.7 胸腔积液的检查结果。(见彩图)

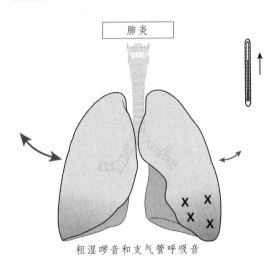

图 3.6 肺炎的检查结果。(见彩图)

常见疾病 3

诊断:胸腔积液(图 3.7)。

检查结果

a. 胸廓扩张度降低。

胸膜腔积液可导致患侧肺内可利用的空间减少。

b. 叩诊呈浊音。

胸腔内的液体密度接近胸腔壁，产生的叩诊音比实变的肺部叩诊音低钝。

c. 听诊呼吸音减弱。

胸膜腔积液阻止呼吸音传导至胸壁所致。

d. 语音震颤减弱。

同呼吸音减弱。

常见疾病 4

诊断:慢性阻塞性肺疾病。

检查结果

a. 环状软骨下缘到胸骨上缘间的距离减小。

患有慢性阻塞性肺病的患者会因为肺过度膨胀而产生的特有的"桶状胸"，同时也使环状软骨下缘到胸骨上缘间的距离小于 3cm。

b. CO_2 潴留。

由 CO_2 潴留所致,可见于 II 型呼吸衰竭(约 10% 的 COPD 患者出现)。当出现 CO_2 潴留时,常合并有洪脉及意识丧失。

c. 叩诊呈过清音。

这是由于肺组织膨胀导致软组织密度下降所致。

d. 右心衰竭的体征。

随着时间的推移,由于肺动脉压力增加,慢性阻塞性肺疾病患者可能出现心力衰竭的症状,检查发现中心静脉压升高,P2 亢进,右心室抬举样搏动及外周水肿。

需要考虑的疾病 1

诊断:糖尿病酮症酸中毒。

检查结果

a. 意识模糊。

这与多因素相关,通常与脱水、酸中毒以及潜在感染有关,也可见于其他感染(如肺炎)。

b. Kussmaul 呼吸。

糖尿病酮症酸中毒时出现的深的叹息样代偿性呼吸。

c. 患者呼吸时可闻及酮味。

酮类拥有特征性的烂苹果味。

d. 脱水的临床症状。

眼球内陷、黏膜干燥、皮肤脱水、毛细血管再充盈时间延长。

需要考虑的疾病 2

诊断:肺癌。

检查结果

a. 恶病质和肌肉萎缩。

癌症消耗较大所致。

b. 原有呼吸道疾病症状加重。

肺部恶性肿瘤合并胸腔积液或呼吸道感染等时可使肺部情况恶化。

需要考虑的疾病 3

诊断:肺纤维化。

检查结果

a. 吸气时听诊可闻及细湿啰音。

肺纤维化时可闻及吸气末细湿啰音(与肺水肿的早/中期吸气相湿啰音相比)。此外,嘱患者咳嗽会减轻心力衰竭相关的湿啰音,但不会对纤维化湿啰音产生影响。湿啰音的位置对判断病因有所帮助。

b. 杵状指

导致杵状指的肺部疾病包括肺纤维化、支气管扩张以及肺癌。

3.6　主要检查

床旁检查

参见表 3.3,框 3.6 至框 3.8,图 3.8 和图 3.9。

表 3.3　呼吸困难患者的床旁检查

检查项目	意义	预期结果
脉搏血氧饱和度	检测患者氧饱和度 监测氧疗的效果	呼吸道疾病常降低
呼气流量峰值	对于哮喘恶化的患者 • 提示严重程度 • 监测其进展	呼气流量峰值降低提示哮喘加重
动脉血气分析	提示呼吸衰竭及其类型	参见框 3.8
毛细血管葡萄糖测量	用于 DKA 诊断	DKA 时显著升高:>11.1mmol/L
心电图	随引起呼吸困难的疾病而改变	• 窦性心动过速与肺栓塞相关 • 缺血提示急性肺水肿 参见框 2.6 肺栓塞的心电图变化

框 3.6　啰音的位置及可能的病因

肺尖部：

- 硅沉着病
- 结节病

肺底部：

- 石棉肺
- 药物（如甲氨蝶呤和胺碘酮）所致的医源性肺纤维化

框 3.8　ABG 判读

1. PaO_2：确定患者是否缺氧（$PaO_2<8kPa$）
2. pH 值 > 7.45 表明碱中毒；pH 值 < 7.35 表明酸中毒
3. $PaCO_2$：
   a. 如果 PaO_2 低，$PaCO_2$ 正常或偏低，提示 I 型呼吸衰竭
   b. 如果 PaO_2 低，$PaCO_2$ 高，提示 II 型呼吸衰竭
   c. 如果是酸中毒，$PaCO_2$ 高则表明由呼吸因素所致。如果呼吸性酸中毒合并碱中毒，则 $PaCO_2$ 降低。如果无上述表现，则提示为代谢所致酸中毒

框 3.7　如何获得动脉血气分析的血液样本

1. 行 Allen 测试以确保尺动脉的通畅
2. 在手腕部触诊桡动脉搏动
3. 穿刺部位消毒
4. 使用肝素化针以 45° 角进行动脉穿刺
5. 适当调整针的位置，直到见到回血
6. 如果是动脉的血液，其可自行充满注射器

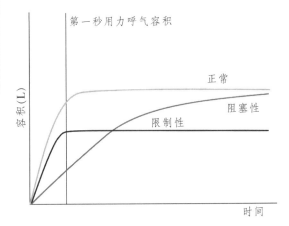

图 3.8　限制性和阻塞性肺功能测试结果图示。

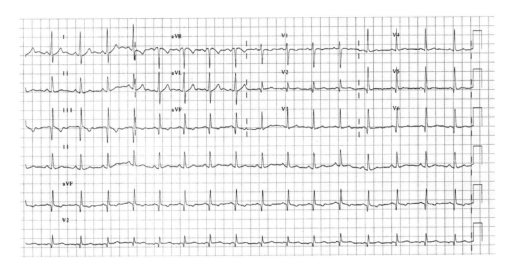

图 3.9　肺栓塞患者的心电图显示典型的 S1、Q3、T3 模式。

血液学检查

参见表 3.4。

（参见音频 3.4，网址 www.wiley.com/go/camm/cardiology）

表 3.4 呼吸困难患者的血液学检查

检查项目	意义	预期结果
血常规	白细胞计数高或低是感染的标志	白细胞计数高：提示肺炎、COPD 感染性加重或 DKA 诱发感染
CRP 或 ESR	炎症标记物有助于诊断感染和监测感染进展情况	感染时可出现明显升高，需注意的是 CRP 的升高滞后于白细胞计数的变化
尿素和电解质	评估 DKA 脱水状态所致的急性肾损伤的程度 评估患者是否存在肾脏疾病，可能影响心力衰竭/急性肺水肿患者利尿剂的使用	肌酐升高提示有肾脏疾病。可通过与之前的化验结果比较来判断是急性还是慢性的肾功能不全
血清葡萄糖	证实毛细血管葡萄糖水平	DKA 时明显升高
血清 LDH 和蛋白质	确定胸腔积液是渗出液还是漏出液（通过比较比重等指标）	漏出液：胸膜/血清(P/S)蛋白质比<0.5，P/S LDH 比<0.6 渗出液：P/S 蛋白质比>0.5，P/S LDH 比>0.6
D-二聚体	有助于排除肺栓塞	对于肺栓塞的诊断并不是特异性的，但是 D-二聚体阴性可排除肺栓塞诊断

CRP，C-反应蛋白；ESR，红细胞沉降率；COPD，慢性阻塞性肺疾病；DKA，糖尿病酮症酸中毒；LDH，乳酸脱氢酶。

影像学检查

参见表 3.5，图 3.10 至图 3.12。

表 3.5 呼吸困难患者的影像学检查

检查项目	意义	预期结果
胸部 X 线片	可协助诊断许多呼吸系统疾病	不同疾病变化较大
计算机断层扫描肺血管造影(CTPA)	如怀疑为肺栓塞（Wells 评分较高），此检查是诊断的最佳检查	PE：可看到栓子位于肺动脉内
胸部 CT	如果胸部 X 线片显示病变可能为恶性肿瘤，可进一步行 CT 检查协助诊断	如果肿瘤发生转移，则可见癌细胞结节
超声心动图	怀疑为心力衰竭的患者通常行此检查	心力衰竭患者可出现心室功能和射血分数均降低

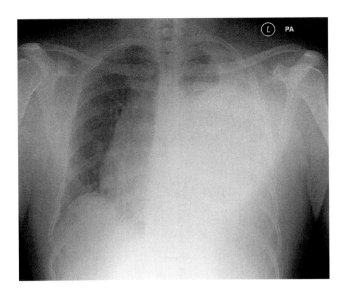

图 3.10 胸部 X 线片显示胸腔积液。

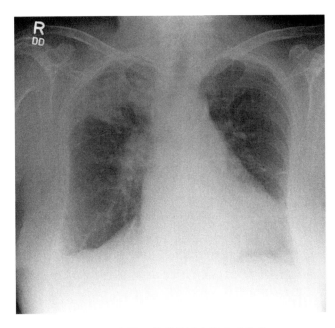

图 3.11 胸部 X 线片显示右肺上叶肺炎。

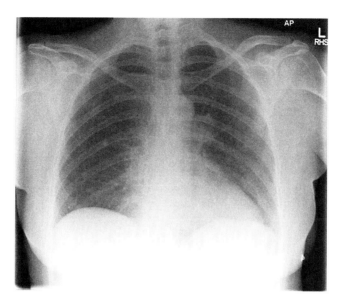

图 3.12 胸部 X 线片显示右侧气胸。

特殊检查

参见表 3.6。

表 3.6 呼吸困难患者的特殊检查

检查项目	意义	预期结果
胸腔积液镜检	通过检查蛋白质和 LDH 的含量确定是渗出液或漏出液	漏出液中蛋白质含量<30g/L，LDH<200U/L。渗出液中会含有更多的蛋白质和 LDH
胸膜/肺活检	当怀疑肺纤维化时可通过该检查明确诊断	最常见的肺纤维化组织学表现是特发性肺纤维化中所见的"间质性肺炎"改变

3.7 何时呼叫上级医生

情况

将以下情况分成 ABC 来评价：

1. 气道：任何情况下，当你认为气道受损，尤其上述病例，如过敏反应引起的嘴唇发麻或舌头肿胀等情况，需直接在上级医生指导下进行救治。

2. 呼吸：初步救治未能改善患者的缺氧和高碳酸血症状态。这些患者可能需要无创性机械通气抢救生命，需在上级医生指导下进行。

3. 循环：

a. 如果你怀疑肺栓塞，特别是合并有心动过速、动脉血气分析示严重低氧及 Wells 评分较高的患者。

b. 如果有迹象表明患者存在急性心力衰竭和肺水肿，特别是既往曾发生过急性心脏事件的患者。

c. 如果有任何迹象表明患者存在继

发于肺炎或低容量性休克(如 DKA)的感染性休克。

上级医生到达前应完成的准备

放射学检查

• 胸部 X 线片。不一定必须完成，然而，上级医生在对患者进行检查时往往希望能够看到 X 线检查结果。

• CTPA。若初步诊断是肺栓塞，在上级医生到达前应完成此项检查。

其他适当的检查

• 例如，进行患者心脏病病史回顾及评估，对于怀疑因急性心血管事件所致的肺水肿诊断十分重要。

上级医生到达前应采取的措施

床旁检查

1. 观察。

2. 动脉血气分析。尤其是伴有明显气促的患者，在上级医生到达前必须获得血气分析结果。

3. 血糖检测表。

4. 呼气流量峰值测定，如已知患有哮喘的患者。

治疗

1. 进行适当的氧疗。保持血氧饱和度为 94%~98%(切记，低氧比高碳酸血症更加致命，所以对于 COPD 患者也需将血氧饱和度一直控制在 94%~98%)。

2. 给予适当的液体复苏。尤其是 DKA 及脓毒症患者。

3. 最初的治疗药物：如哮喘急性加重使用沙丁胺醇喷雾器，肺部水肿使用呋塞米，脓毒症患者使用抗生素，DKA 患者应用胰岛素等。

(张凯　张邦滢　译)

指南

British Thoracic Society. British guideline on the management of asthma. 2012. http://www.brit-thoracic.org.uk/Portals/0/Guidelines/AsthmaGuidelines/sign101%20Jan%202012.pdf

European Society of Cardiology. ESC guidelines for the diagnosis and treatment of acute and chronic heart failure. 2012. http://www.escardio.org/guidelines-surveys/esc-guidelines/GuidelinesDocuments/Guidelines-Acute%20and%20Chronic-HF-FT.pdf

扩展阅读

Bense L, Eklund G, Odont D, et al. Smoking and the increased risk of contracting pneumothorax. Chest. 1987;92:1009-1012.
Demonstrates the learning point that smoking is a strong, statistically significant risk factor for pneumothorax.

Manning H, Schwartzstein RM. Pathophysiology of dyspnea. N Engl J Med. 1995;333:1547-1553. http://www.nejm.org/doi/full/10.1056/NEJM199512073332307
An interesting review discussing the pathophysiology of dyspnoea, including the mechanisms underlying why patients feel short of breath.

Lansing RW, Gracely RH, Banzett RB. The multiple dimensions of dyspnoea: review and hypotheses. Respir Physiol Neurobiol. 2009;167(1):53-60. http://www.ncbi.nlm.nih.gov/pmc/articles/PMC2763422/
A thorough discussion of the neurophysiology of dyspnoea including several models underlying the psychology of dyspnoea.

Thomas JR, von Gunten CF. Management of dyspnoea. J Support Oncol. 2003;1(1):23-32. http://www.ncbi.nlm.nih.gov/pubmed/15352640
A discussion of the management of oncology based dyspnoea.

第 **4** 章　**意识丧失**

Robert A. Watson

4.1 定义

晕厥是由于脑血流灌注不足所致的短暂性意识丧失(T-LOC)。

有许多原因可以引起短暂性意识丧失，其中大部分是晕厥(例如，由于脑灌注不足所致)；其他引起意识丧失的原因如癫痫发作，则不属于晕厥的范畴。本章主要讨论的是常见的短暂性意识丧失。

4.2 分类

参见图 4.1。

4.3 疾病列表

危重疾病

参见框 4.1 和框 4.2。

1. 心血管疾病(23%)。
   a. 心律失常。
   b. 流出道梗阻。
   c. 肺栓塞。
2. 神经障碍(1%)。
   a. 癫痫发作。
   b. 脑血管事件。
3. 低血糖。

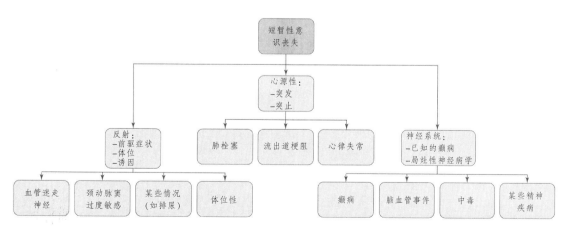

图 4.1　短暂性意识丧失的病因学分类。

框 4.1　导致心脏流出道梗阻的常见原因

1. 主动脉瓣狭窄
2. 肥厚型心肌病
3. 先天性心脏病(如法洛四联症)
4. 人工瓣膜功能障碍

框 4.2　常见的心律失常

1. 单源性室性心动过速
2. 多形性室性心动过速(尖端扭转型)
3. 室上性心动过速伴快速心室率
4. 完全性房室传导阻滞(三度)
5. 窦性停搏

常见疾病

1. 反射性晕厥(58%)。
   a. 血管迷走性晕厥。
   b. 颈动脉窦超敏(血管迷走神经机制)。
   c. 排尿性晕厥(血管迷走神经机制)。
2. 体位性(直立性)低血压。
   a. 脱水。
   b. 药物因素(框 4.3)。

需要考虑的疾病

1. 中毒[酒精(乙醇)或其他药物]。
2. 跌倒(可能不是导致 T-LOC 的原因或由 T-LOC 导致的结果)。
3. 心腔内肿物(心房黏液瘤或血栓)。
4. 精神性晕厥(1%)。

框 4.3　可引起短暂性意识丧失的药物
1. 阿片类药物
2. 巴比妥类药物
3. 苯二氮䓬类药物
4. β-受体阻滞剂(源于心动过缓)
5. 利尿剂(导致直立性低血压)

4.4　主要病史特征

（参见音频 4.1，网址 www.wiley.com/go/camm/cardiology）

一般要点

对于短暂性意识丧失有意义的病史如下。

1. 发病前:患者在做什么?他们在哪里?有前驱症状或诱因吗?

2. 发病时:(需要目击者提供相关情况)患者是否伴有抽搐? 患者有无发绀? 是否跌倒? 有无自残行为?

3. 发病后:患者恢复快或慢?有无面红和发热?患者有心悸或胸痛吗?

其他病史对于诊断也很重要,如既往病史(PMH)、用药史(DH)以及家族史(FH)等,可为疾病诊断提供线索。

（参见音频 4.2，网址 www.wiley.com/go/camm/cardiology）

危重疾病 1

诊断:心律失常(框 4.4)。

问诊

a. 晕厥前的预兆是什么?

心律失常导致的晕厥往往没有预兆,尽管它可能与先前的心悸有一定联系。

b. 损害是持续的吗?

缺乏预兆会降低患者预防跌倒的意识,可导致严重的损伤,通常发生在面部。

c. 恢复需要多久?

通常患者很快(几秒到几分钟)即可恢复(面色由苍白转为红润)。然而,患者也可能由于受到惊吓而显得困惑和迷茫。

d. 是否有已知的心脏疾病?

具有结构性心脏病的患者更可能出现心律失常。

框 4.4　阿-斯综合征

- 心律失常会导致心排血量骤然下降而引起暂时性意识丧失
- 特点是最初的面色苍白会很快恢复红润

危重疾病 2

诊断：流出道梗阻。

问诊

a. 晕厥与活动有关吗？

活动过程中的突发晕厥是流出道梗阻或其他心血管疾病的危险标志。

b. 有无胸痛发作？

流出道梗阻常伴有心绞痛。

c. 是否曾行大动脉或二尖瓣置换？

尽管不常见，但是人工瓣膜功能障碍也可引起患者晕厥。

危重疾病 3

诊断：肺栓塞。

问诊

a. 晕厥是否与气促有关？

肺栓塞可能表现为气促，但却是非特异性标志，并且可能与心脏疾病相关。

b. 是否存在静脉血栓栓塞的危险因素？

参见框 4.5 和框 4.6。

c. 近期有无腿部疼痛或肿胀。

单侧肿胀提示 DVT，其他原因包括蜂窝织炎和贝克囊肿破裂。

d. 有无心动过速、胸痛或咯血？

肺栓塞常伴有这些临床特点：肺梗死引起的胸痛、胸膜炎症、窦性心动过速和咯血（继发于梗死）。

框 4.5　深静脉血栓形成(DVT)的 Wells 评分 [Adapted from Wells et al. JAMA 2006; 295(2):199–207]

1. 处于活动期的癌症（正在治疗/近 6 个月内接受过治疗）	1
2. 下肢麻痹或近期下肢石膏固定	1
3. 近期卧床>2 天或近 12 周接受过较大外科手术	1
4. 沿深静脉走行的局部压痛	1
5. 全下肢肿胀	1
6. 与健侧相比，小腿周径增大>3cm（胫骨结节下 10cm）	1
7. 患侧下肢凹陷性水肿	1
8. 浅静脉侧支循环（非静脉曲张）	1
9. 既往 DVT 史	1
10. 可做出非 DVT 诊断的其他诊断	−2

0，概率低；1~2，中等概率；≥3，高概率

框 4.6　肺栓塞(PE)的 Wells 评分[Adapted from Wells et al. JAMA 2006;295(2):199–207]

1. 存在 DVT 临床体征与症状	3
2. PE 是最可能的诊断	3
3. 4 周内曾行外科手术或卧床大于 3 天	1.5
4. 既往 DVT 或 PE 史	1.5
5. 脉搏>100 次/分	1.5
6. 咯血	1
7. 癌症活动期	1

≤4，概率低；4.5~6，中等概率；≥6，高概率

危重疾病 4

诊断：癫痫发作。

问诊

a. 发病时是否存在强直性阵挛、咬舌或大小便失禁？

阵挛可能提示癫痫突然发作(可能与其他低氧性晕厥相混淆)。大小便失禁在癫痫中很常见但并无特异性。咬舌(单侧)是癫痫发作的特征。

b. 以前发生过类似的事件么？

既往发作史可能提示癫痫。

c. 恢复快慢？

癫痫发作后伴随长时间(通常数小时)的意识丧失。

危重疾病 5

诊断：脑血管事件。

注意：T-LOC 不是卒中的常见表现；然而,继发梗死可能导致功能障碍。

问诊

a. 是否主诉无力、感觉缺失或说话困难？

如果患者/目击者报告存在局灶性神经功能缺损,则提示卒中。

b. 最近有任何"异常的变化"吗？

脑血管意外发生前通常会发生短暂性脑缺血发作(TIA),存在短暂性局灶性神经功能缺损。

c. 患者有发生卒中的危险因素吗？

这些危险因素与心血管疾病的危险因素相似(见框 2.1)且是非特异性的。

危重疾病 6

诊断：低血糖。

问诊

a. 患者有糖尿病吗？

诊断为糖尿病且接受治疗的患者更容易发生低血糖。如果患者患有糖尿病,必须询问以下问题。

b. 他们服用什么药物？

低血糖常常是由于胰岛素或口服降糖药

(如磺脲类)用量过大。如果患者未应用这些降糖药物,那么低血糖不能归咎于降糖药物。

c. 最近一次进餐时间？

低血糖常常发生于有一段时间未进食的患者。

常见疾病 1

诊断：血管迷走性晕厥(框 4.7)。

问诊

a. 发生晕厥时的姿势？

通常发生于站立位，但坐位时也可能发生。如果患者处于平卧位,则不可能发生。

b. 有前驱症状吗？

之前往往有短暂的头晕感或"晕倒"(晕厥前)。此外,自主神经系统症状(如恶心和出汗)也很常见。

c. 有诱因吗？

血管迷走性晕厥常常有明确的诱因,如炎热的夏天在公交车上站着、看到血液或获知坏消息。

框 4.7　血管迷走性晕厥的鉴别诊断：3P 原则

如果存在以下三种情况，更倾向于血管迷走性晕厥：

- 前驱症状
- 姿势改变
- 诱因

常见疾病 2

诊断：颈动脉窦超敏反应。

问诊

a. 当时患者在做什么/穿的什么？

发生于颈动脉窦刺激后。例如,转头/衣领过紧。

b. 患者服用什么药物？

某些药物(如地高辛)增加了颈动脉窦的

敏感性。

常见疾病 3

诊断：排尿性晕厥。

问诊

a. 当时患者正在做什么？

b. 是否有腹内压升高史，如小便、咳嗽或用力排便，提示排尿性晕厥。

常见疾病 4

诊断：直立性低血压。

问诊

a. 有从坐位/卧位到站立位的姿势变化吗？

站立位时血压下降（体位性血压下降）是诱因。这种体位性血压下降可能延迟，且患者在晕倒之前可能已经行走了一段距离。

b. 患者服用什么药物？

某些药物，如抗高血压药物和利尿剂可引起直立性低血压，尤其在联合用药时。

c. 有何诱因？

- 年龄：老年患者更可能发生。
- CVA：累及交感神经束。
- 糖尿病：源于自主神经病变。
- 多系统退化（帕金森叠加综合征）：自主神经退行性病变。

需要考虑的疾病 1

诊断：中毒（酒精或者其他药物）。

问诊

a. 患者近期是否服用任何药物或者酒精？

完整的药物史（特别是酒精、阿片类药物和镇静剂）对于得出此诊断是至关重要的。

需要考虑的疾病 2

诊断：机械伤（绊倒或者滑倒）。

问诊

a. 是否存在导致跌倒/晕倒的明显的机械性原因？

此为排除性诊断。在老年患者中，即使存在明显可能导致跌倒的机械性原因，也应排除病理性的因素。其他因素（如视力减弱或者不安全的家庭环境）也可能导致跌倒。

需要考虑的疾病 3

诊断：心腔内肿物（心房黏液瘤或血栓）。

问诊

a. 既往是否有房颤/房扑，或者卒中/TIA史？

这些心律失常诱发心内血栓形成，而既往卒中或 TIA 史表明患者存在血栓形成的高风险。

b. 是否有心力衰竭或全身的症状？

心房黏液瘤是最常见的心脏肿瘤，可以有多种临床表现。大约 20% 的患者有头晕和晕厥症状（通常是由于二尖瓣阻塞所致，与体位相关）。最常见的症状是左心衰竭（75% 的患者有呼吸困难）。

需要考虑的疾病 4

诊断：心理性晕厥。

问诊

a. 是否有假性癫痫病史？

患者容易出现假性癫痫发作，可能频繁就诊或接受精神科服务。然而，有心理疾病的患者仍可能存在导致晕厥的其他原因，应该加以排除。

b. 患者最近是否经历过任何心理创伤？

躯体、分离和创伤后应激障碍可能表现为假性癫痫发作。

4.5　主要检查特征

危重疾病 1

诊断：心律失常。

检查结果

a. 脉率和节律。

可能存在快速或缓慢或不规则，意味着存在潜在的节律紊乱。节律在检查时往往是正常的。

b. 颈静脉搏动。

大炮波提示存在三度房室传导阻滞或室性心动过速。

c. 外部损伤。

这是一项重要的检查。存在外部损伤意味着存在突然发作的晕厥。

（参见音频 4.3，网址 www.wiley.com/go/camm/cardiology）

危重疾病 2

诊断：流出道梗阻。

检查结果

a. 心脏杂音。

射血收缩期杂音（伴或不伴相关的震颤和向颈部放射）提示流出道梗阻（参见第 6 章）。正常机械性心音可排除严重的人工心脏瓣膜阻塞。

b. 心尖搏动。

肥厚型梗阻性心肌病患者在胸骨边缘可能出现双心尖搏动及收缩期震颤。

危重疾病 3

诊断：肺栓塞。

检查结果

a. 呼吸频率和心率。

在肺栓塞的情况下均可加快。

b. 咯血。

年轻的患者近期出现咯血，提示肺栓塞。

c. 下肢肿胀。

提示深静脉血栓。

危重疾病 4

诊断：癫痫发作。

检查结果

a. 持续的癫痫活动。

应除外癫痫持续状态，若存在，需急救。

b. 咬舌。

应主动检查舌头。咬舌几乎是癫痫发作的特殊病症（如果伤口在舌头的一侧；舌尖损伤可能是摔倒导致的）。

c. 患者的心理状态。

发作后患者可能会出现昏昏欲睡、迷茫感。

危重疾病 5

诊断：脑血管事件。

检查结果

a. 局灶性神经功能缺损。

卒中的表现迥然不同，这取决于所累及的血管区域。然而，单侧无力、吞咽困难或偏盲是常见的表现。

b. 颈动脉杂音。

颈动脉粥样硬化是卒中的危险因素。

c. 绝对不规则的脉搏。

提示心房颤动，约在 15%的卒中患者中发生。

危重疾病 6

诊断：低血糖。

检查结果

a. 意识水平。

低血糖可能会导致格拉斯哥昏迷评分（GCS）降低及低血糖昏迷，也可能导致癫痫发作。

b. 行为。

低血糖患者常有行为的改变，变得易怒和具有攻击性。

c. 出汗。

为了提高血糖水平，生理性的肾上腺素能反应会引发交感神经症状，如出汗和心动过速等。

常见疾病 1

诊断：血管迷走性晕厥。

检查结果

无外伤史。

血管迷走性晕厥的诊断主要依赖于病史。然而，无外伤史提示患者发病前有预兆或者跌倒时受到保护。

常见疾病 2

诊断：颈动脉窦超敏反应。

检查结果

外伤。

与血管迷走性晕厥一样，这种情况下的诊断依赖于病史及颈动脉窦按摩的结果（参见第 4.6 节"主要检查"）。然而，对于这种类型的晕厥，患者跌倒时往往无法保护自己，可能会导致相关的伤害。

常见疾病 3

诊断：排尿性晕厥。

检查结果

无特异性检查结果，诊断依赖于病史。

常见疾病 4

诊断：直立性低血压。

检查结果

a. 卧位及站立位时血压。

若站立位时血压较卧位时明显下降（>20mmHg 收缩压），则可能是直立性低血压晕厥。

b. 水合状态。

进行完整的水合状态评估，以确定患者是否存在低血容量情况。脱水增加直立性低血压发生的风险。

需要考虑的疾病 1

诊断：中毒（酒精或其他药物）。

检查结果

a. 小脑检查。

患者的构音障碍和共济失调可能与酒精中毒有关。然而，正式的检查是不必要的。

b. 瞳孔。

针尖样瞳孔提示阿片类药物中毒。

c. 呼吸频率。

低呼吸频率并非是使用镇静剂的特异性指征。若强烈怀疑患者使用阿片类药物，应密切监测患者呼吸频率。

需要考虑的疾病 2

诊断：机械伤（绊倒和滑倒）。

检查结果

a. 跌倒后遗症。

观察有无跌倒导致的外伤（如骨折或血肿）是十分重要的。

b. 神经状态。

是否存在可能导致跌倒的神经系统疾病（如周围神经病变、帕金森病等）?

c. 机械因素。

如视物不清或鞋子不合脚等机械性因素是很容易纠正的，并可能避免患者入院。

需要考虑的疾病 3

诊断：心腔内肿物（心房黏液瘤或血栓）。

检查结果

a. 颈静脉搏动。

颈静脉搏动显示异常升高的 A 波。

b. 听诊。

如果二尖瓣闭合延迟可以听到响亮的 S1 或 P2 延迟。心房黏液瘤可能出现舒张早期杂音。心房肿瘤撞击心房壁时,出现肿瘤扑落声。也可能存在发生心力衰竭时的心脏杂音(如 S3 或 S4)。

需要考虑的疾病 4

诊断:心理性晕厥。

检查结果

虽然精神状态检查可能对诊断会有所帮助,但没有特异性检查结果。诊断主要依靠既往病史。

4.6　主要检查

床旁检查

参见表 4.1 和图 4.2。

表 4.1　患者出现晕厥时进行的床旁检查

检查项目	意义	预期结果
氧饱和度	简单的无创性检查	肺栓塞时,氧饱和度低
指血糖("BM")	所有意识水平降低的患者都应检测血糖	若低血糖发作时,血糖低
心电图	检测心律失常的好方法	正常情况下,可能出现心律失常/传导阻滞

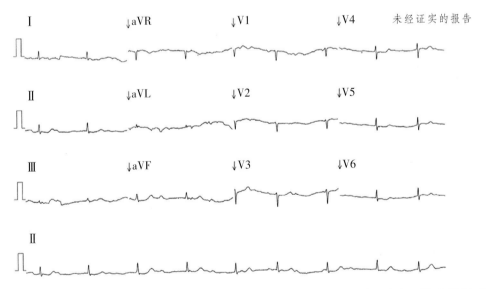

图 4.2　心电图示房室分离。三度(完全)房室传导阻滞呈现房室完全分离。这些患者经常出现晕厥,即阿-斯综合征。

血液学检查

参见表 4.2。

表 4.2 患者出现晕厥时进行的血液学检查

检查项目	意义	预期结果
全血计数	贫血可能使脑低灌注加重,更易出现晕厥	血红蛋白低
肾功能及电解质	电解质紊乱可能导致癫痫发作或心律失常或低血容量	电解质紊乱和(或)尿素和肌酐升高(脱水)
C-反应蛋白	尤其在老年患者中,继发于脓毒血症的低血容量可能导致晕厥	C-反应蛋白可能升高
D-二聚体	排除肺栓塞	如果 D-二聚体正常则可以排除肺栓塞
心肌酶(如肌钙蛋白 I)	心肌缺血可突然发生,也可能是心律失常的结果	心肌酶可能升高。胸痛与晕厥的时间关系有助于判断心肌梗死是导致晕厥的原因还是结果

影像学检查

参见表 4.3 和图 4.3。

表 4.3 患者出现晕厥时进行的影像学检查

检查项目	意义	预期结果
胸部 X 线片	为心脏病提供证据	心力衰竭或瓣膜钙化
超声心动图	可以明确心脏结构	可以显示结构性缺陷,如肥厚型梗阻性心肌病或瓣膜疾病。应用 TOE 可以检测心腔内肿物
颅脑 CT	当怀疑脑血管疾病(卒中或 TIA)时,尤其对于处于溶栓窗内的患者,颅脑 CT 检查是关键	可以显示梗死或出血面积
CT 肺血管造影(CTPA)	如果高度怀疑肺栓塞或 D-二聚体升高,CTPA 是明确肺动脉栓塞的最佳影像学检查方法	可以显示一个或多个肺动脉阻塞

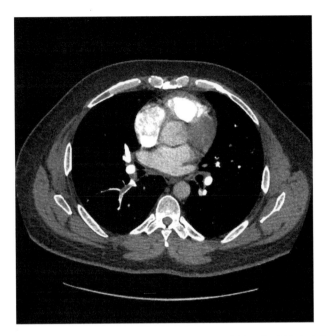

图 4.3　肺动脉造影显示左右肺动脉充盈缺损,支持双侧肺栓塞诊断。

特殊检查

参见表 4.4 和框 4.8。

表 4.4　患者出现晕厥时进行的特殊检查

检查项目	意义	预期结果
动态心电图	对于心律失常所致的晕厥,动态心电图检查是十分重要的	可以捕获心律失常或传导阻滞
脑电图	可以证实假性癫痫发作或癫痫发作	癫痫的棘波和慢波放电。"癫痫"呈发作状态而脑电图正常,提示假性发作
颈动脉窦按摩	可以用于证明颈动脉窦超敏反应 如果近期有脑缺血史或闻及颈动脉杂音,不可以行颈动脉窦按摩检查	血压和心率降低
运动试验	运动可能引起心律失常,可以在心电图上捕获运动相关的晕厥	可以提供在运动过程中的心电图变化或紊乱的证据
倾斜试验	如果怀疑直立性低血压/自主神经功能紊乱	患者被固定在水平台上,然后移动到垂直位,血压和心电图监测可能发生变化 如果出现症状(如头晕)、血压或脉搏下降或晕厥,提示结果为阳性

框 4.8 如何进行颈动脉窦按摩

1. 评估颈动脉杂音,如果有杂音不要按摩颈动脉窦
2. 给患者做 12 导联心电图
3. 嘱患者平躺
4. 颈动脉窦位于胸锁乳突肌前缘上 1/3
5. 按摩颈动脉窦并评估其导致的短暂性意识丧失及心脏停搏

4.7 何时呼叫上级医生

情况

存在以下两种情况需要呼叫上级医生:

A)如果患者存在因心脏病或神经系统疾病引起的晕厥。

B)如果患者需要专科随访。

存在以下两种情况:

1. 由三度房室传导阻滞导致的晕厥。
2. 疑似室上性心动过速的年轻患者(现在是窦性心律),需要心脏科转诊。

上级医生到达前应完成的准备

情况 1

由于三度房室传导阻滞可导致心脏停搏,所以其风险很高。此外,进一步治疗措施,如阿托品和体外起搏术需要在上级医生监督下进行(体外起搏术需要麻醉)。如果患者出现"不良反应",如呼吸窘迫或休克等紧急情况,可能需要紧急呼叫。在这种情况下,在上级医生到达前应完成以下准备:

- 心电监护。
- 12 导联心电图。
- 血液检查:包括全血计数、肾功能、凝血功能(如患者考虑植入起搏器)和肌钙蛋白(以防心肌梗死导致房室传导阻滞)。
- 胸片:可能为床旁拍摄(患者可能存在

心力衰竭症状而需要治疗)。

- 超声心动图:上级医生可能会带来超声机(特别是当他们为心脏专科注册医师时),但是如果安排心脏彩超需要时间的话,提前申请是有帮助的。

情况 2

患者病情平稳,但需要专家随访及治疗。如上所述,应立即完善 12 导联心电图、血液检查和胸片,而上级医生尤其关注以下内容:

- 完善病史:既往史和现病史。
- 个人史:其将决定随访的地点及性质。
- 既往住院史:既往住院小结或来自全科医生对于这次病情的评估均是有益的信息。

上级医生到达前应采取的措施

情况 1

在这种情况下,上级医生期望以下措施已完成:

- 心电监护,患者应处于持续监护状态。
- 12 导联心电图。
- 完整的 ABCDE 评估,包括快速的临床检查和床旁血糖检测。

情况 2

上级医生还需要:

- 完整的病史。
- 12 导联心电图及任何既往的心电图。

4.8 重要临床试验

重要试验 1

试验名称:预防晕厥的试验(POST)。

受试者:纳入标准为倾斜试验阳性和晕厥既往发作 3 次。

试验组:美托洛尔,最高耐受剂量(25 ~ 200mg)。

对照组:安慰剂。

结果：试验组与对照组间无显著差异。

入选原因：β-受体阻滞剂缺乏预防血管迷走性晕厥发生的证据。

参考文献：http://www.ncbi.nlm.nih.gov/pubmed/16505178

重要试验2

试验名称：血管迷走性起搏器研究 Ⅱ（VPS Ⅱ）。

受试者：平均晕厥 4 次的门诊患者。

试验组：双腔起搏器，感知心率下降而起搏。

对照组：双腔起搏器，具有感知功能，无起搏功能。

结果：观察 6 个月晕厥的发生率，对照组发生率为 42%，干预组发生率为 33%，结果无统计学意义。

入选原因：推翻了血管迷走性晕厥患者从起搏器治疗获益的证据。

参考文献：http://www.ncbi.nlm.nih.gov/pubmed/12734133

（张邦滢　刘莲莲　译）

指南

NICE. Transient loss of consciousness ('blackouts') management in adults and young people. NICE clinical guideline 109. August 2010. http://www.nice.org.uk/nicemedia/live/13111/50452/50452.pdf

European Society of Cardiology. Guidelines for the diagnosis and management of syncope. 2009. http://eurheartj.oxfordjournals.org/content/30/21/2631.full.pdf

扩展阅读

Cannom DS. History of syncope in the cardiac literature. Prog Cardiovasc Dis. 2013;55(4):334–338. http://www.ncbi.nlm.nih.gov/pubmed/23472768.
Provides good general overview of syncope in the literature.

Thijs RD, Bloem BR, van Dijk JG. Falls, faints, fits and funny turns. J Neurol. 2009;256(2):155–167. http://www.ncbi.nlm.nih.gov/pubmed/19271109.
A recent, easy to read overview of syncope from a well respected journal.

O'Rourke RA. Clinical cardiology: The Stokes-Adams syndrome – definition and etiology; mechanisms and treatment. Calif Med. 1972; 117(1): 96–99. http://www.ncbi.nlm.nih.gov/pmc/articles/PMC1518479/?page=1.
Definition and aetiology of Stokes Adams attacks. A more focused reference

Bowman ES, Markand ON. Psychodynamics and psychiatric diagnoses of pseudoseizure subjects. Am J Psychiatry. 1996;153(1):57–63. http://www.ncbi.nlm.nih.gov/pubmed/8540592.
Association of pseudoseizures to psychiatric disease. A more focused reference.

第 5 章　心悸

Harminder S. Gill

5.1 定义

由正常窦性心律或心律失常引起的快速、强烈或不规则心跳的感觉。它可以是生理性或病理性的。

5.2 诊断流程图

参见图 5.1。

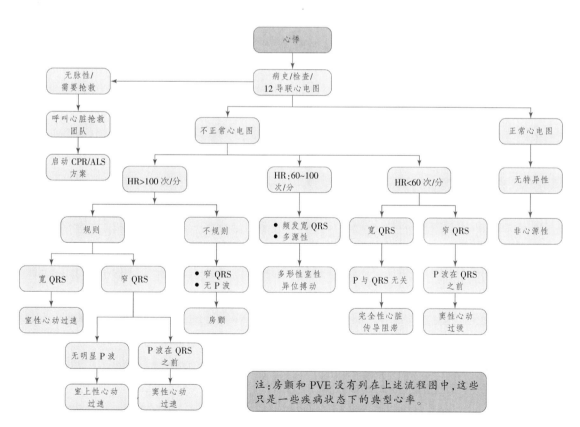

图 5.1　心悸评估流程图。CPR,心肺复苏;ALS,高级生命支持。

5.3 疾病列表

参见框 5.1 至框 5.3。

快速性心律失常

1. 室上性心动过速。
2. 室性心动过速。

缓慢性心律失常

1. 窦性心动过缓。
2. 完全性心脏传导阻滞。

期前收缩

1. 室性期前收缩。
2. 房性期前收缩。

心房颤动

缓慢或快速心室率。

窦性心律/心动过速

1. 窦性心律。
2. 窦性心动过速。

框 5.1　与心悸相关的疾病

1. 甲状腺毒症:失眠、怕热、震颤、焦虑、疲劳、体重减轻
2. 嗜铬细胞瘤:出汗、头痛、体重减轻、盗汗、发热、内分泌疾病家族史
3. 低血糖:昏迷、震颤、出汗、头晕、胰岛素用药史
4. 高碳酸血症:洪脉,血管杂音,扑翼样震颤、昏迷或意识水平降低,COPD 的既往史
5. 妊娠:各种症状/体征取决于怀孕阶段
6. 贫血:运动耐量下降、嗜睡、面色苍白

框 5.2　与心悸相关的食物和药物

1. 咖啡因
2. 酒精
3. 违禁药物(如可卡因)
4. 尼古丁
5. 抗组胺药(通过毒蕈碱拮抗作用)

框 5.3　心室颤动

- 心室颤动未列入心悸的鉴别列表
- 因为室颤时无心排血量和生命体征
- 因此,室颤患者不太可能出现心悸

5.4 主要病史特征

快速性心律失常 1

诊断:室上性心动过速。

问诊

a. 有无头晕或胸部不适/胸闷?

心动过速时,由于舒张时间缩短减少了冠状动脉灌注,这将导致患者胸部产生紧缩感或不适感。

b. 全身是否有温暖/潮红的感觉?

心率加快时可能发生上述感觉。

c. 心悸发作后有无多尿症状?

快速心房收缩促进心房钠尿肽释放,导致多尿。

d. 既往有无室上性心动过速病史?

既往被诊断出有室上性心动过速的患者更可能再次出现相同的情况。

快速性心律失常 2

诊断:室性心动过速。

问诊

a. 是否有晕厥/头晕/胸痛的相关症状？

发生快速性室性心动过速时，心排血量减少，进而减少冠状动脉/脑灌注。

b. 是否有"颈部丰满"的感觉？

颈静脉扩张所致。

c. 有无与电解质耗竭相关的用药史，如利尿剂和低钾血症？

各种电解质紊乱通过扰乱心肌细胞的稳态而导致室性心动过速。

d. 既往有无缺血性心脏病/结构性心脏病/心肌病病史？

梗死和结构异常可能会导致心肌纤维化，反过来又成为异位起搏病灶。

e. 有无心源性死亡的家族史？

一些遗传综合征易导致室性心动过速（如长 QT 离子通道病）。

缓慢性心律失常 1

诊断：窦性心动过缓。

问诊

a. 发生心悸时心率是否缓慢、有无沉重感和扑通感？

心动过缓引起心悸症状，通常心率较慢，胸部无扑通感。

b. 有无头晕？

由于心动过缓时心排血量减少，导致脑灌注受损，可能引起头晕。

c. 有无嗜睡和疲劳？

心率降低导致全身灌注减少，其将导致疲劳和全身不适。

缓慢性心律失常 2

诊断：完全性心脏传导阻滞。

问诊

a. 有无头晕/虚弱/疲劳/运动耐力下降的相关症状？

由于心室率显著降低，导致心排血量减少；活动时心率不增加导致运动耐力下降。

b. 有无胸痛症状？

急性心肌梗死可能导致完全性心脏传导阻滞，尤其是急性下壁心肌梗死会减少房室结的血液供应。

c. 是否有传导阻滞的既往史（如二度心脏传导阻滞）？

既往存在传导阻滞，如二度心脏传导阻滞或三分支阻滞，发展成完全性传导阻滞的风险高。

d. 有无应用 β–受体阻滞剂、钙通道拮抗剂、地高辛等导致心率下降的特殊药物史？

不同的速率控制剂可能抑制房室结的作用；在某些情况下，可能导致完全性心脏传导阻滞。

期前收缩 1

诊断：室性异位搏动。

问诊

a. 入睡时会出现心悸吗？

睡觉前，副交感神经所致迷走神经张力增加，可能导致典型的室性期前收缩发生。

b. 症状发生是否与体位相关，如左侧卧位？

当心尖部贴近胸壁时感受到强有力的心室收缩，提示室性异位搏动。

c. 其发作是否与情绪或活动有关？

情绪激动或活动时，室性期前收缩较静息状态发生频繁。

d. 是否使用兴奋剂，如咖啡因、苯丙胺、甲基苯丙胺及其衍生物？

兴奋剂改变正常细胞生理功能，使细胞更加敏感，可导致室性早搏。

e. 有无结构性心脏病病史？

心肌结构异常可导致心肌细胞异常，从而可能成为心室异位病灶。

期前收缩 2

诊断:房性异位搏动。

问诊

a. 患者是否将心悸形容为"漏搏"或"停搏"?

房性异位搏动本身是不易被感受到的,但其之后的短暂间歇可使患者感觉漏搏。

b. 是否有二尖瓣心脏病病史?

二尖瓣心脏病常常导致心房扩大,这可引起心房异位搏动。

c. 是否有心力衰竭病史?

对于心力衰竭患者,初期双房扩大使房性异位搏动的发生率增加,随后通常进展为房颤。

d. 患者是否有任何长时间的快速、不规则的心脏跳动(房颤)?

规律的房性异位搏动可能复发,进而转为心房颤动。

心房颤动

诊断:心房颤动。

问诊

a. 既往有无房颤病史?

心房颤动是最常见的心律失常之一,常常发生在应激情况下,如脓毒症或手术后。因此,如果在应激情况下发生房颤,将来进展为持久性房颤的概率较大。

b. 是否有呼吸困难或乏力相关的症状?

房颤增加血栓形成的概率,可导致栓塞及脑梗死。

c. 患者能否感受到心跳节律?规则还是不规则?

这将清楚地说明心悸的心律及性质;房颤时心律异常不规则。

d. 是否有长期高血压或缺血性心脏病病史?

缺血性心脏病导致心肌细胞逐渐受损,进而导致心房肌细胞异常放电。

窦性心律/心动过速

诊断:窦性心律/心动过速。

问诊

a. 是否有焦虑或功能失调史?

窦性心律通常是无症状的,焦虑会导致"感觉到"心跳。

b. 患者是否有咳嗽,或感冒,或下尿路症状,或腹泻和呕吐症状?

在感染过程中,细胞因子和其他血管介质对心肌产生影响,其主要作用是加快心率,通常表现为窦性心动过速。

c. 最近有失血吗?

循环血容量的突然减少导致交感神经活性增加,进而导致血管收缩、窦性心动过速,但是通常血液丢失到一定程度才会产生上述反应。

d. 是否有疲劳或嗜睡及运动耐力下降?

贫血降低了氧的承载能力,通过加快心率使血液中的氧运送到组织的速率增加,从而起到代偿作用。

5.5 主要检查特征

快速性心律失常 1

诊断:室上性心动过速。

检查结果

a. 脉搏。

节律规则且典型,心率为 140~200 次/分。

b. 血压。

这取决于心动过速时的心率,心率较快时,心脏的舒张期充盈时间缩短而导致心室充盈和心排血量降低,导致低血压。

快速性心律失常 2

诊断:室性心动过速。

检查结果

a. 血压。

室性心动过速的心率通常为 150~300 次/分;随着心率的增加,心室充盈及心排血量降低,导致低血压。

b. 颈静脉搏动。

心排血量降低导致颈静脉扩张;房室瓣关闭时心房收缩,导致颈静脉内血液反流,产生"a"波。

c. 心音。

房室收缩不同步导致心音多变。

缓慢性心律失常 1

诊断:窦性心动过缓。

检查结果

a. 脉搏。

定义为心率<60 次/分且律齐,运动员常常有轻微的窦性心动过缓(50~60 次/分)。

缓慢性心律失常 2

诊断:完全性心脏传导阻滞。

检查结果

a. 低血压。

心率较慢通常导致心排血量下降。

b. 律齐且心率<60 次/分（通常为 30~40 次/分）。

完全性心脏传导阻滞时常常是逸搏心律,心电图形态取决于心脏起搏位点位置。

c. 吸气性呼吸音。

结节病患者可能出现完全性心脏传导阻滞。

期前收缩 1

诊断:室性异位搏动。

检查结果

a. 脉搏。

在规律节律的基础上出现异常搏动,伴随心音及脉搏强度增加。不要与房颤混淆;长时间触摸脉搏可以感知到窦性节律。

b. 杂音。

结构性心脏疾病患者的心脏瘢痕处易导致异位搏动,杂音提示心脏瓣膜病或者心肌疾病,易合并异位搏动。

期前收缩 2

诊断:房性异位搏动。

检查结果

a. 脉搏。

在规律节律的基础上触摸到额外脉搏,其产生的心音及脉搏强度正常（因为继房性期前收缩而产生的正常心室去极化）。房性期前收缩后会产生较长间歇,通常可以被感知。

b. 杂音。

二尖瓣病变常常与心房异位搏动相关;听诊时可以听到二尖瓣关闭不全导致的全收缩期杂音或二尖瓣狭窄导致的舒张中期杂音。

心房颤动

诊断:心房颤动。

检查结果

a. 脉搏。

脉律及脉率均不规则（异常不规律）,心音强弱不等。

b. 心音。

心室充盈及第一心音随心脏搏动变化而变化。

窦性心律/心动过速

诊断:窦性心律。

检查结果

a. 脉搏。

窦性心律,心率为 60~100 次/分,律齐且强度正常。窦性心动过速时,心率>100 次/分且脉搏细弱。

b. 心音。

窦性心动过速是一种高动力状态;由于心室快速充盈可能出现第三心音,也可能出现第四心音及收缩期血管杂音。

c. 体温及一般检查。

脓毒症患者可能有发热,其通常与窦性心动过速相关。此外,一般检查可能显示全身病变或具体感染病灶。

（参见音频 5.1 和音频 5.2,网址:www.wiley.com/go/camm/cardiology）

5.6 主要检查

床旁检查

参见表 5.1。

血液学检查

参见表 5.2。

影像学检查

参见表 5.3。

表 5.1 心悸患者的床旁检查

检查项目	意义	预期结果
血压	简单、快速	血流动力学不稳定
心电图	诊断的关键	多次、基本的检查和管理,可能会发现异常节律

表 5.2 心悸患者的血液学检查

检查项目	意义	预期结果
尿素和电解质	钾对心肌稳定性的影响	高钾血症、低钾血症、肾功能不全
镁	影响心肌的稳定性	低镁血症
钙	影响 QT 间期,诱发室性心动过速	低钙血症
甲状腺功能检查	功能异常可能导致心动过缓和心动过速	甲状腺功能减退症,T4 低 甲状腺功能亢进症,T4 高
全血细胞计数	贫血可引起窦性心动过速或加重其他心律失常 中性粒细胞增多可能表明感染	贫血 中性粒细胞增多
C-反应蛋白	炎症标志物,提示感染或炎症	感染,C-反应蛋白升高
肌钙蛋白	胸痛时肌钙蛋白升高提示心肌缺血,可能引起心律失常及心悸	急性冠脉综合征,肌钙蛋白升高

表 5.3 心悸患者的影像学检查

检查项目	意义	预期结果
超声心动图	提供结构与功能信息	结构异常的心脏由于传导异常可能导致心悸

特殊检查

参见表 5.4 和图 5.2。

表 5.4　心悸患者的特殊检查

检查项目	意义	预期结果
静脉应用腺苷	心率过快时导致心电图很难辨认，腺苷可以揭示潜在的房室结传导阻滞。给予腺苷并立即连接上 12 导联心电图/心律图	用于鉴别窄 QRS 心动过速；当心率 >180 次/分时很难区分窦性心动过速、室上性心动过速、心房颤动或扑动
心脏磁共振	结构与功能信息	心脏瘢痕或纤维化可能是心律失常的异位病灶
24 小时动态心电图（Holter 监护）	为明确心悸诊断提供更多信息。当患者出现心悸症状时可以按下按钮，检测其心悸症状是否与心律失常有关	为明确心悸诊断提供心电图依据
电生理检查	有创性检查，检测传导通路并定位异常电活动	可以识别心律失常的来源，识别消融目标，是诊疗的重要检查手段
植入式循环记录器（如 REVEAL 装置）	心悸影响生活且诊断不明确如有必要，植入循环记录器几个月至几年	为明确心悸诊断提供心电图依据

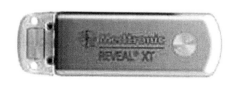

图 5.2　REVEAL™ 装置，用于心悸或者晕厥原因未明患者。（Source：courtesy of Medtronic.）

（参见音频 5.3，网址 www.wiley.com/go/camm/cardiology）

5.7　何时呼叫上级医生

情况

以下两种重要情况需要保证上级医生到场：

A）患者存在血流动力学不稳定，需要给予更高级的治疗措施，如电复律。

B）如果初始的简单治疗方案不能改善病情，患者仍有症状或出现并发症。

以下病例可以说明上述情况：

1. 心悸患者的监护显示室性心动过速，并且出现血流动力学不稳定（低血压）及器官功能障碍（如意识混乱或意识水平下降）。

2. 房颤患者有心悸症状且合并快速心室率，尽管已应用 β-受体阻滞剂但出现心力衰竭并发症，如呼吸频率增加、血氧饱和度下降及躁动。

上级医生到达前应完成的准备

情况 1

该情况很危急，应呼叫抢救队伍。在等待抢救队伍到来之前，应采用 ABCDE 抢救措施。特别应做好以下准备。

• 胸片：有助于明确心包积液、肺水肿或肺炎。

• 麻醉剂准备：最好在镇静的状态下给患者进行直流电复律（除非患者处于极端情况下，否则不应延迟电复律）。

情况 2

患者目前不存在直接伤害的风险，但是如果不纠正潜在疾病，病情很可能恶化。初始治疗方案不成功，因此需要上级医生采取更复杂的抢救措施。以下措施是适当的。

• 胸片：评估并发症的程度或显示任何可能导致房颤的心包积液。

• 超声心动图：有助于识别结构异常。

上级医生到达前应采取的措施

情况 1

严格的复苏方法对于挽救患者生命是至关重要的。注重治疗的基本方面。包括如下措施。

• ABCDE：应采用这种评估的方法。

• 建立静脉通道：在这种情况下，需要建立大静脉通道（至少为绿色通道）。可用于静脉输液，也可用于胺碘酮、腺苷或其他药物输注。

• 血液检查：全血细胞计数、尿素和电解质、Mg^{2+}、Ca^{2+}、C-反应蛋白、肝功能以及甲状腺功能。

• 应用除颤器垫和心脏监测：患者可能需要直流电复律。

• 记录患者病情：总结患者最近病情变化。

情况 2

上级医生期待完成以下内容：

• 患者完整的病史及检查。

• 监测患者整个病程。

• 静脉通道。

• 采用简单的措施纠正低血压和缺氧，如吸氧及适当静脉输液。

• 心电监护。

（刘莲莲　杜雅琴　译）

指南

American College of Cardiology, American Heart Association, and the European Society of Cardiology. Supraventricular arrhythmias (ACC/AHA/ESC Guidelines for the Management of Patients with). 2003. http://www.escardio.org/guidelines-surveys/esc-guidelines/Pages/supraventricular-arrhythmias.aspx

American College of Cardiology, American Heart Association, and the European Society of Cardiology. Ventricular Arrhythmias and the Prevention of Sudden Cardiac Death (ACC/AHA/ESC 2006 Guidelines for Management of Patients With). 2006. http://www.escardio.org/guidelines-surveys/esc-guidelines/Pages/ventricular-arrhythmias-and-prevention-sudden-cardiac-death.aspx

European Society of Cardiology. Atrial fibrillation (Management of) 2010 and Focused Update (2012). 2010, 2012. http://www.escardio.org/guidelines-surveys/esc-guidelines/Pages/atrial-fibrillation.aspx

扩展阅读

Crossland S, Berkin L. Problem based review: the patient with 'palpitations'. Acute med. 2012;11(3):169–171. 2012; http://www.ncbi.nlm.nih.gov/pubmed/22993750
An interesting article tackling the diagnostic problem of palpitations

Thavendiranathan P, Bagai A, Khoo C, et al. Does this patient with palpitations have a cardiac arrhythmia? JAMA. 2009;302(19):2135–2143. http://www.ncbi.nlm.nih.gov/pubmed/19920238
A review helping the clinician identify those with palpitations who have underlying cardiac conditions

第 6 章 心脏杂音

Blair Merrick

6.1 定义

血流量增加或湍流引起的额外心音。

6.2 分类

心脏杂音有多种不同的分类方法，最常见的是根据发生时期进行分类(图 6.1)。

• 收缩期杂音:发生在心室收缩期,第一心音与第二心音之间。

• 舒张期杂音:发生在心室舒张期,第二心音与第一心音之间。

• 连续性杂音：在收缩期及舒张期均能闻及。

在临床工作中,杂音的性质极其重要,如生理性或病理性。

• 生理性(无害的)杂音:与潜在结构缺损无关。

• 病理性杂音:与潜在结构缺损相关。

也可依据其他特点对杂音进行分类(框 6.1):

• 强度(参见第 14 章,框 14.2)。

• 特点。

• 听诊最响的地方。

• 加强及减弱的方式。

• 传导。

框 6.1　杂音特点

• 强度:基于音量及相关震颤,收缩期杂音可分为 1~6 级，舒张期杂音分为 1~4 级(详见框 14.2)

• 波形:渐强、渐弱、渐强−渐弱、无变化

• 最响的位置:四个瓣膜区域

• 增强/减弱的动作:吸气、呼气、患者前倾坐位、患者左侧位、患者站立位、蹲下、做 valsava 动作

• 传导:传导至腋窝、颈动脉、心尖部或后背

6.3 疾病列表

"新发"的杂音可以是全新的,代表新出现的或进展的病变，或者之前存在的代表慢性疾病的进展。临床上,杂音可以发生在那些病情稳定或者处于急性期的患者。

危重疾病

1. 修复术后的瓣膜功能不全。

2. 主动脉夹层。

3. 急性心肌梗死。

　　a. 急性室间隔破裂。

　　b. 急性二尖瓣关闭不全。

4. 感染性心内膜炎(IE)。

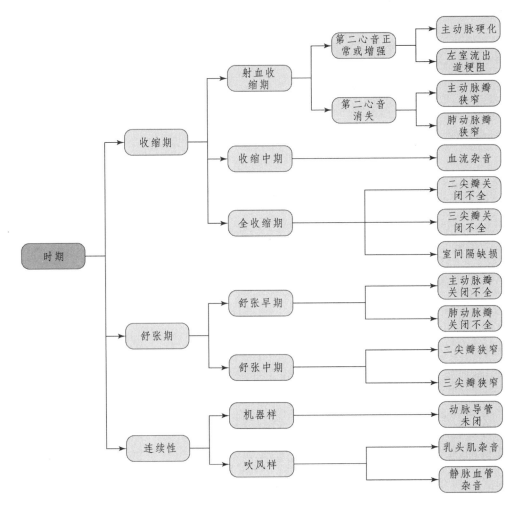

图 6.1　基于不同时期的杂音病因流程图。

a. 自发性。

b. 修复术后的瓣膜。

常见疾病

1. 主动脉硬化。

2. 主动脉狭窄(AS)。

3. 肥厚型(梗阻性)心肌病。

4. 二尖瓣关闭不全(MR)/二尖瓣脱垂(MVP)。

5. 主动脉瓣关闭不全。

6. 二尖瓣狭窄(MS)。

7. 血流杂音。

需要考虑的疾病

1. 三尖瓣关闭不全。

2. 修复术后心脏瓣膜相关杂音。

3. 先天性心脏疾病相关杂音。

a. 间隔缺损。

b. 肺动脉瓣关闭不全。

c. 主动脉缩窄。

6.4 主要病史特征

（参见音频 6.1，网址 www.wiley.com/go/camm/cardiology）

一般要点

对于任何有心脏杂音的患者，详尽的心血管病史均是必要的。

- 潜在的心血管症状：胸痛、气短、心悸、晕厥、端坐呼吸、外周水肿。
- 心血管危险因素：不可改变的（年龄、性别、家族史）；可改变的（吸烟史、血压、脂质失调、糖尿病）。
- 先前的心血管事件：心肌梗死、卒中。
- 先前的心脏手术：冠状动脉旁路术、瓣膜置换/修复术等。
- 药物治疗：尤其是用于治疗心血管疾病的药物（如降压药、他汀类）。

危重疾病 1

诊断：修复术后的瓣膜功能不全。

问诊

a. 症状开始的时间。

急性瓣膜功能不全的患者有突发症状，如呼吸困难、胸痛、晕厥。亚急性功能不全的患者有心力衰竭症状加重的短期病史。

b. 先前有瓣膜置换术史吗？

虽然不常见，也应当排除修复术后的瓣膜功能不全。患者会持有详述他们瓣膜置换术的卡片，这有助于确定相关瓣膜的特定杂音，据此判断瓣膜功能是否正常。

危重疾病 2

诊断：主动脉夹层。

问诊

a. 胸痛史。

通常突然起病，疼痛剧烈，描述为撕裂样疼痛，位于胸部和（或）背部肩胛区。胸痛位置与夹层位置相关，并随着夹层延伸而移动。然而，并非所有患者的胸痛都很剧烈，因此需对此疾病保持高度警惕。

b. 是否有高血压病史？

控制不佳的高血压是夹层最大的独立性危险因素。

c. 是否有结缔组织病变病史？

存在潜在的结缔组织病变的患者有发生主动脉夹层的高度风险。

危重疾病 3

诊断：心肌梗死。

问诊

a. 有无心脏危险因素？

参见框 2.1。

b. 是否有胸部紧缩感或者闷憋感，且随活动而加重？

此为胸痛的典型描述，然而其特点多种多样。可放射至上肢、颈部、背部或者下颌。

c. 有无相关自发症状？

常伴有恶心/呕吐及出汗。

危重疾病 4

诊断：感染性心内膜炎。

问诊

a. 是否有全身感染症状病史？

存在发热、僵直或盗汗应高度怀疑此病。亚急性感染性心内膜炎症状常表现为非特异性。因此应询问是否存在未察觉的体重下降、厌食、嗜睡及肌痛。

b. 患者有无神经系统症状？

40% 的感染性心内膜炎患者会出现神经系统症状，尤其是合并栓塞性卒中时。

c. 患者是否存在潜在的先天性心脏缺损，或者有已知的瓣膜病变或瓣膜置换术病史？

患有先天性心脏疾病的患者，即使已行手术矫正，如果合并瓣膜异常，发生感染性心内膜炎的风险增加。修复术瓣膜心内膜炎可分为早期(1 年以内)和晚期(1 年以后)；这对判断可能的病原体以及患者预后有重要意义。

d. 是否有静脉用药史？

通常由于使用被污染的针头或者通过受感染的区域(如腹股沟脓肿或蜂窝织炎)反复注射，导致右侧心瓣膜内膜炎。

常见疾病 1

诊断：主动脉硬化。

问诊

a. 患者是否存在心血管病危险因素？

主动脉硬化是年龄相关的主动脉瓣功能退行性病变，与动脉硬化一样有相同的心脏危险因素，如年龄、高血压等。

b. 患者有无任何症状？

主动脉硬化几乎总是在无症状患者中偶然被发现，若有症状则提示变化或并发的病理过程。

常见疾病 2

诊断：主动脉瓣狭窄(图 6.2)。

问诊

a. 是否有任何心绞痛类型的疼痛、无法解释的晕厥或者呼吸短促？

主动脉瓣狭窄患者的症状有助于预测死亡率(参见第 14 章)，故而也有助于判断介入时机。

b. 是否有风湿热或主动脉瓣膜病变的既往史？

二者都是进展性主动脉瓣狭窄发展的风险因素。二叶(与正常三尖瓣相比)主动脉瓣更有可能发生狭窄，常常发生在老年早期(在 60 岁左右发生比例高于 80 岁左右)。

常见疾病 3

诊断：左室流出道梗阻(LVOTO)。

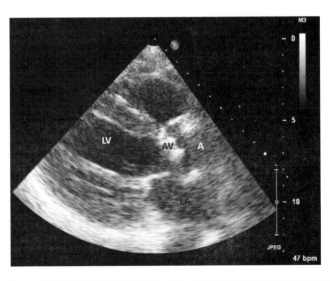

图 6.2 严重主动脉瓣狭窄患者重度钙化的主动脉瓣(AV)。存在左室(LV)向心性肥厚及主动脉(A)狭窄后扩张。LA，左房。(Source：Harpreet Kaur Sahemey，Echocardiographer，Hammersmith Hospital.)

问诊

a. 患者的年龄是多少？

年轻患者发生主动脉瓣退行性病变的概率较低，更易出现先天性异常，如肥厚型梗阻性心肌病（参见第 15 章）或者主动脉缩窄（参见第 18 章）。

b. 活动时曾晕倒过吗？

这是流出道梗阻的标志，尤其是晕倒前并无任何预兆。左室流出道梗阻使心排血量减少，导致不能满足身体需求。

c. 是否有胸痛（憋闷或者压迫感，位于胸骨正中，活动后加剧）？

流出道梗阻通常与冠状动脉血管灌注不足导致的心绞痛相关。

d. 是否有早发心血管疾病（男性 < 50 岁，女性 < 55 岁）或（心源性）猝死的家族史？

一级直系亲属男性 < 50 岁或女性 < 55 岁，既往发生过心肌梗死或心脏猝死，强烈提示心血管疾病家族史。

常见疾病 4

诊断：二尖瓣关闭不全/脱垂（图 6.3）。

问诊

a. 是否存在心力衰竭的症状或体征？

询问是否存在呼吸短促、嗜睡、端坐呼吸及夜间阵发性呼吸困难等情况。

b. 是否有风湿热或感染性心内膜炎的既往史？

两者都能侵犯二尖瓣导致关闭不全。

c. 是否有心悸的病史？

房颤常常由于左房扩大所致，由于其与预后差相关，因此鉴别这点很重要。

d. 是否有结缔组织疾病病史？

结缔组织疾病患者更易发生二尖瓣脱垂。

常见疾病 5

诊断：主动脉瓣关闭不全（图 6.4）。

问诊

a. 是否存在已知的主动脉瓣异常？

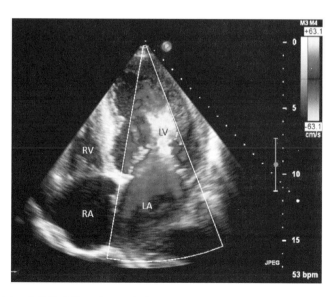

图 6.3　二尖瓣关闭不全。多普勒成像显示了血流从左室（LV）进入到左房（LA）。RV，右室；RA，右房。（Source：Harpreet Kaur Sahemey，Echocardiographer，Hammersmith Hospital.）（见彩图）

当钙化的瓣膜完全阻止瓣叶关闭时，狭窄的主动脉瓣可发生反流。异常主动脉瓣如二叶瓣，也更易发生反流。

b. 是否有结缔组织病史？

患者患有结缔组织疾病，如马方综合征和 Ehlers-Danlos 综合征（Ⅳ型），更易发生瓣膜反流。强直性脊柱炎和三期梅毒也可导致主动脉根部扩张，进而发生功能性主动脉瓣关闭不全。

c. 既往是否有感染性心内膜炎病史？

心内膜炎可导致瓣膜关闭不全，即使感染治愈后仍可存在。

常见疾病 6

诊断：二尖瓣狭窄（图 6.5）。

问诊

a. 既往是否有风湿热病史？

这是发生二尖瓣狭窄的风险因素和二尖瓣狭窄的常见原因。患者或许不清楚他们以前患过风湿热，因此需要询问他们是否出生

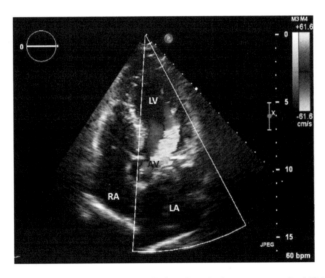

图 6.4　主动脉瓣关闭不全，多普勒成像示血流从主动脉回流至左室（LV）。AV，主动脉瓣；LA，左房；RA，右房。（Source：Harpreet Kaur Sahemey，Echocardiographer, Hammersmith Hospital.）（见彩图）

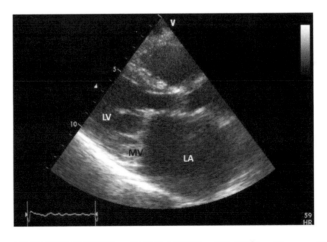

图 6.5　二尖瓣狭窄。二尖瓣（MV）重度钙化。左房（LA）扩张。LV，左室。（Source：Harpreet Kaur Sahemey, Echocardiographer, Hammersmith Hospital.）

于或生活在一个风湿热高发的国家。

常见疾病 7

诊断：血流杂音。

问诊

a. 在急促的情况下有无症状？

诸如贫血、甲状腺功能亢进或者 Paget 病这类高循环负荷状态可导致血流杂音。

b. 患者是否怀孕？

怀孕是一种高输出状态，与相对性贫血相关，因此血流常常是紊乱的。哺乳期乳房充血也可产生持续性杂音（乳房吹气样杂音）。

c. 患者是否无症状？

年轻的、身材适中的患者可能有正常的血流杂音。

需考虑的疾病 1

诊断：三尖瓣关闭不全。

问诊

a. 是否有慢性肺部疾病史？

三尖瓣关闭不全最常继发于右心室压力负荷过重，且常继发于慢性肺部疾病（肺动脉

高压）。也可发生于原发性肺动脉高压。

b. 是否有风湿性心脏病或感染性心内膜炎病史？

二者都可能损坏三尖瓣膜引起关闭不全。右侧心内膜炎在静脉药瘾患者（IVDU）中更常见。

需考虑的疾病 2

诊断：修复术后心脏瓣膜。

问诊

是否有瓣膜置换手术史？

需要询问置换瓣膜位置（如主动脉或二尖瓣）、类型（如生物瓣或金属瓣。如果是金属瓣，属于哪种亚型）以及植入时间。患者会持有一张详述他们瓣膜置换情况的卡片。

需考虑的疾病 3

诊断：与先天性心脏疾病相关。

问诊

a. 是否有与心脏相关的儿科病史？

患者或许曾因杂音就诊过。如果是因为小的房间隔缺损（ASD）（图 6.6）或室间隔缺

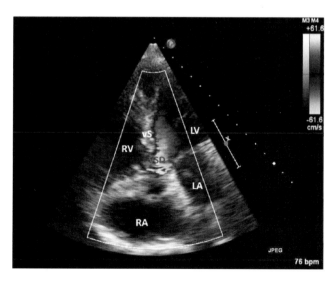

图 6.6 室间隔缺损（VSD），多普勒成像示血流穿过缺损部位。RV，右心室；RA，右心房；VS，室间隔；LV，左心室；LA，左心房。（Source：Harpreet Kaur Sahemey，Echocardiographer, Hammersmith Hospital.）（见彩图）

损(VSD)(图 6.7)而就诊,由于缺损在发育过程中会自行关闭,或者手术风险高于获益,治疗意见往往是不予干预。

b. 有既往缺损修复的心脏手术史吗?

先天性心脏缺陷修复术意味着患者不再有杂音。然而,有些明确特定的手术会使患者留下杂音,例如,肺动脉瓣关闭不全修复术后的肺动脉狭窄;这通常见于法洛四联症外科修复术患者(详见第 18 章)。

6.5　主要检查特征

本节涵盖了大量出现心脏杂音的情况,其中许多是极为罕见的。一旦发现患者有杂音,将有助于你考虑潜在的损害是什么(如果确实存在的话)。

（参见音频 6.2,网址 www.wiley.com/go/camm/cardiology）

危重疾病 1

诊断:修复术后的瓣膜功能不全。

检查结果

a. 视诊。

患者会感觉不适,或者无症状,存在周围循环灌注不足的证据,如面色苍白、四肢冰冷。

b. 脉搏。

心动过速,脉搏弱或不能扪及。

c. 血压。

低血压,主动脉瓣功能不全的患者的脉压差增大。

d. 听诊。

主动脉瓣关闭不全:主动脉瓣区可闻及早期舒张期杂音并向下放射至心尖部,呼气末听诊最响,瓣膜修复失败的患者第二心音金属音调消失。

二尖瓣关闭不全:高调的全收缩期杂音,二尖瓣区听诊最响,常常经胸前区向腋下传导。

危重疾病 2

诊断:主动脉夹层。

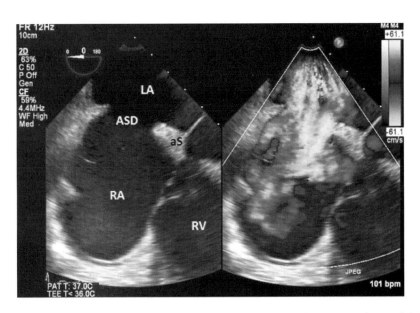

图 6.7　房间隔缺损(ASD),多普勒成像示血流穿过缺损部位。RA,右心房;LA,左心房;aS,房间隔;RV,右心室。(Source:Harpreet Kaur Sahemey,Echocardiographer, Hammersmith Hospital.)(见彩图)

检查结果

a. 视诊。

患者可能极度不适。

b. 脉搏及血压。

脉率过速,脉弱或不能触及。血压低,通常双上臂血压相差 > 20mmHg,但缺少此体征并不能排除夹层。

c. 心前区听诊。

如果夹层累及主动脉瓣膜 (Stanford A 型),则主动脉瓣区可闻及舒张早期杂音。心包腔内主动脉破裂可导致心脏压塞, 听诊心音遥远。

d. 肺部听诊。

如出现肺水肿,双肺可闻及吸气相捻发音。

e. 神经系统检查。

夹层累及颈动脉可引起中枢神经系统受损表现。

f. 腹部检查。

夹层累及胃肠道或肾动脉可引起腹部疼痛,然而,临床检查很难发现。

危重疾病 3

诊断:心肌梗死(详见第 9 章)。

检查结果

a. 视诊。

由于血流动力学的突然改变,患者常感到非常不适并发生心源性休克,包括外周循环衰竭、呼吸急促、心动过速及低血压。

b. 颈静脉压。

由于右室后负荷增加,颈静脉压升高。

c. 心前区听诊。

可闻及响亮的全收缩期杂音, 胸骨左缘最响;由于肺动脉压增高,肺动脉瓣听诊区可闻及响亮的第二心音。

d. 肺部听诊。

双侧吸气相爆裂音,见于肺水肿。

危重疾病 4

诊断:感染性心内膜炎。

检查结果

a. 视诊。

急性感染性心内膜炎的患者常感觉不适;若为亚急性,通常存在长期慢性病,如恶病质。

b. 手部(和足部)检查。

可见片状出血(常见,也见于指甲外伤的患者, 如园艺工人)、Janeway 病变 (罕见)、Osler 结节(罕见)、杵状指(罕见)。由于血管舒张,可以感觉肢体温暖(框 6.2)。

c. 败血症体征。

易发生心动过速, 如果病情严重则可能会发生心动减缓, 如果存在周围循环衰竭则会脉搏细弱。也可能发生气促及高血压。

d. 眼部检查。

使用检眼镜可见视网膜上存在 Roth 斑。这是由中心白点视网膜出血所致。中心白点由视网膜血管栓塞所致。

e. 心前区听诊。

杂音取决于累及的瓣膜及病变性质。二尖瓣受累最常见,导致二尖瓣关闭不全(全收缩期杂音),其次为主动脉瓣受累,导致主动脉瓣关闭不全(舒张早期杂音)。

框 6.2　感染性心内膜炎周围病变

- 杵状指:手指(或脚趾)末梢软组织增加,甲床角缺失(仅限于亚急性感染性心内膜炎)
- 片状出血:手指或脚趾甲线状出血
- Janeway 病变:手掌非触痛性红斑
- Osler 结节:指(趾)垫红色、触痛结节
- Roth 斑:带有中心白点的视网膜出血,检眼镜可见

常见疾病 1

诊断：主动脉硬化。

检查结果

a. 心前区听诊。

收缩期喷射样杂音，主动脉听诊区最响，不向颈部传导或轻微传导。可向下传导至心尖部。由于钙化的瓣膜突然关闭，主动脉瓣第二心音可增强（或正常，但不柔和）。

常见疾病 2

诊断：主动脉瓣狭窄。

检查结果

a. 脉搏及血压。

对于严重疾病患者，中心脉搏（肱动脉或颈动脉）会缓慢上升和（或）不变且脉压下降，如收缩压与舒张压压差小。

b. 心前区触诊。

由于左室肥厚，可以感觉到心尖搏动。心尖搏动通常不会移位，但在严重病变中可向外侧方移位。

c. 心前区听诊。

主动脉瓣听诊区可闻及收缩期喷射样杂音，呼气末最响，可向颈部传导。由于狭窄的瓣膜不能完全关闭，主动脉瓣听诊区第二心音可能正常或柔和。

d. 肺部听诊。

主动脉瓣狭窄导致左心衰竭引发肺水肿，在双肺可闻及吸气相爆裂音。

常见疾病 3

诊断：肥厚型（梗阻性）心肌病。

检查结果

a. 脉搏。

引起起伏脉。

b. 听诊。

胸骨左缘收缩中期杂音，向上传导至主动脉瓣区及颈部，向下传导至二尖瓣听诊区。行 Valsava 动作时杂音可加强（主动脉瓣狭窄患者减弱）。

常见疾病 4

诊断：二尖瓣关闭不全或脱垂。

检查结果

a. 脉搏。

如果发生房颤，会变得异常不规律，通常见于左心房扩张。

b. 心前区触诊。

由于左室扩张，心尖搏动会向外侧方移位（是功能性或继发性二尖瓣关闭不全最常见的原因）。

c. 心前区听诊。

二尖瓣关闭不全：全收缩期杂音，二尖瓣听诊区最响，会（或不会）传导至腋窝。患者取左侧卧位，呼气末听诊最清。

二尖瓣脱垂：收缩中期喀喇音伴收缩期杂音，二尖瓣听诊区最响。喀喇音由瓣叶脱垂引起。

d. 肺部听诊。

合并肺水肿双肺可闻及吸气相爆裂音。

e. 肌肉与骨骼检查。

结缔组织异常（如运动过度、蜘蛛指、高颚弓）。

常见疾病 5

诊断：主动脉瓣关闭不全。

检查结果

a. 视诊。

长期严重的主动脉瓣关闭不全与许多命名的体征相关（框 14.19）。主动脉瓣关闭不全患者的许多体征是由于水冲脉或者脉压差增大所致。

b. 心前区听诊。

主动脉瓣听诊区可闻及舒张早期杂音，

呼气末听诊最响,向下传导至心尖部。患者取前倾坐位时杂音可增强。常伴有主动脉狭窄的收缩期喷射样杂音。

c. 肌肉与骨骼检查。

结缔组织异常(如关节活动过度、蜘蛛样细长指、高颚弓)。

常见疾病 6

诊断:二尖瓣狭窄。

检查结果

a. 脉搏。

房颤常见于二尖瓣狭窄患者（占 50%），其会很快导致二尖瓣患者放弃治疗，因此及时诊断及治疗很重要。

b. 颈静脉压。

患者发生右心衰竭时，颈静脉压可能升高。

c. 面部检查。

与二尖瓣面容相关，横贯面颊的红疹是二尖瓣狭窄的特征。

d. 心前区听诊。

响亮的第一心音伴随开瓣音及二尖瓣听诊区低沉的隆隆样舒张中晚期杂音，患者取左侧卧位时听诊最清楚。由于瓣膜钙化，第一心音及开瓣音会消失。如果发生右心衰竭，肺动脉瓣听诊区可闻及响亮的第二心音。

常见疾病 7

诊断:血流杂音。

检查结果

a. 视诊。

寻找甲状腺毒症的体征,包括体重减轻、怕热、震颤、睑退缩或甲状腺眼病。患者看起来苍白,是否贫血?

b. 手部检查。

掌心红斑可发生于高输出状态，如甲状腺毒症及 Paget 病。可有与甲状腺毒症相关的

细微震颤。如果患者重度贫血,则甲床苍白。缺铁者可有匙状甲(凹甲)。

c. 面部检查。

如果患者贫血,可见结膜苍白。甲状腺功能亢进患者可见睑退缩及睑迟滞,若存在甲状腺眼病也可见突眼征。缺铁患者可见唇炎及舌炎。

d. 心前区听诊。

由于血液高流速通过瓣膜,因此收缩期杂音在主动脉瓣或肺动脉瓣听诊区最响。

需要考虑的疾病 1

诊断:三尖瓣关闭不全。

检查结果

a. 颈静脉压。

升高者会有显著的'v'波。

b. 心前区触诊。

可触及右室搏动。

c. 心前区听诊。

三尖瓣区高音调、全收缩期杂音。吸气末杂音最响。由于合并肺动脉高压,常伴有响亮的肺动脉瓣区第二心音。

d. 腹部检查。

由于后负荷增加，右心衰竭者可出现触痛的搏动性肝大。

需要考虑的疾病 2

诊断:心脏瓣膜修复术。

检查结果

a. 心前区视诊。

手术瘢痕是既往心脏手术的证据。主动脉瓣膜及二尖瓣瓣膜可通过胸骨切开术置入；二尖瓣瓣膜也可通过侧位胸廓侧切开术置入。主动脉瓣置换可经导管完成(如无心前区瘢痕)。

b. 心前区听诊。

主动脉瓣膜：经常导致一定程度的流出

道梗阻及柔和的收缩期杂音，杂音随心排血量增加而增强。组织瓣膜产生闭合的声音与自体瓣膜相似，然而金属性瓣膜在闭合时产生响亮的金属喀喇音（S2）（缺如则是病理性）。一些瓣膜会不完全阻塞流出道，因此伴随着柔和的舒张期（关闭不全）杂音。

二尖瓣：由于存在一定程度的关闭不全，会有短暂的收缩期杂音。全收缩期杂音是病理性的。组织瓣膜产生闭合的声音与自体瓣膜相似，然而金属性瓣膜在闭合时产生响亮的金属喀喇音（S1）（框6.3）。

框6.3　金属心脏瓣膜的类型及功能正常时的相关杂音

1. 二叶瓣翻转式阀瓣：
   - 金属性瓣膜修复术最常见类型
   - 开放性喀喇音应该比闭合性喀喇音更轻
   - 流出道梗阻引起收缩中期（主动脉位置）或者短暂的舒张期（二尖瓣位置）杂音。
2. 单一的翻转式阀瓣：
   - 翻转式瓣膜，由于关闭不全，因此有短暂的舒张期杂音（主动脉位置）。
3. 球形人工瓣膜
   - 不再使用，但许多患者有这些瓣膜
   - 响亮的开放性喀喇音瓣球在瓣环内弹跳的喀喇音
   - 更轻的闭合性喀喇音
   - 收缩期喷射样杂音（主动脉位置）
   - 由于左室流出道梗阻的湍流而形成的收缩期杂音（二尖瓣位置）

需要考虑的疾病3

诊断：先天性心脏病相关的杂音。

检查结果

a. 心前区检查。

外科手术瘢痕作为既往心脏手术的证据（框6.4）。

b. 心前区听诊。

房间隔缺损：由于通过肺动脉瓣的血流增加，产生收缩期杂音，并伴随固定分裂的第二心音。

室间隔缺损：粗糙的全收缩期杂音，胸骨左缘听诊最响。较小缺损通常产生更强的杂音。

肺动脉瓣关闭不全：法洛四联症修复术后，患者通常存在肺动脉瓣关闭不全，伴随柔和的舒张早期杂音，在肺动脉瓣区听诊最响。

框6.4　心脏术后瘢痕

1. 正中胸骨切开术：瘢痕位于胸骨上，见于开放性心脏手术[如冠状动脉旁路移植术（CABG）]
2. 侧方胸廓切开术：瘢痕位于左侧腋窝下，见于二尖瓣微创置换术
3. 腹股沟瘢痕：瘢痕位于腹股沟动脉的上方，见于经导管主动脉瓣膜植入术（TAVI）、血管内动脉瘤修复术（EVAR）
4. 静脉瘢痕：下肢静脉是冠状动脉旁路移植术的供体

6.6 主要检查

床旁检查

参见表 6.1。

表 6.1　当患者出现杂音时需行的床旁检查

检查项目	意义	预期结果
氧饱和度 心电图	简单的,无创性检查,有助于指导氧疗 可揭示既往心肌梗死、心肌肥厚或心律失常	如果氧弥散度减少,则降低,如肺水肿 间隔破裂:既往心脏事件的证据 左室流出道梗阻:左室肥厚的证据 二尖瓣关闭不全/二尖瓣狭窄:心房颤动的证据

血液学检测

参见表 6.2。

表 6.2　当患者出现杂音时需行的血液学检查

检查项目	意义	预期结果
全血细胞计数	检查炎症/感染性疾病、贫血	白细胞计数在感染时可能升高,如感染性心内膜炎患者合并贫血时血红蛋白低
肾功能及电解质 肝功能检查	检查肾功能不全 检查肝损伤	如果肾脏灌注减少,则有急性肾损伤(AKI) Paget 病患者的碱性磷酸酶(ALP)升高(成骨细胞活动增加) 由于右心衰竭后负荷增加导致肝脏的压力增加,肝功能异常
C-反应蛋白 凝血常规 交叉配血	检查炎症/感染性疾病 急诊手术的重要指标 急诊外科手术所需	感染过程中升高,如感染性心内膜炎 恶性败血病患者可能发生紊乱
甲状腺功能检测 血培养	评估甲状腺状态 鉴定感染性疾病的病原体,并评估抗生素的敏感性	原发性甲状腺功能亢进患者的 T4 升高,TSH 降低 葡萄球菌及链球菌是感染性心内膜炎最常见的病源菌 败血症患者可检出任何病原体
心肌酶（如肌钙蛋白 I）	诊断心肌梗死的依据	心肌损伤时升高
脑钠肽	诊断心力衰竭的敏感性及特异性指标	显著升高见于心力衰竭患者,如果降低,则心力衰竭的可能性小

影像学检查

参见表 6.3。

表 6.3　当患者出现杂音时需行的影像学检查

检查项目	意义	预期结果
胸部 X 线片	显示心脏或呼吸的病理学证据	心脏增大,或者特定心腔的扩大,如二尖瓣狭窄患者的左房 心力衰竭患者的特征,如肺水肿 主动脉根部动脉瘤可引起功能性主动脉瓣关闭不全
经胸超声心动图	心室及瓣膜功能的评估	瓣膜狭窄或关闭不全,多普勒根据血流通过瓣膜的难易程度进行评估(参见图 6.3 至图 6.7) 感染性心内膜炎患者的瓣膜疣状赘生物(参见图 6.8) 间隔缺损(参见图 6.6 和图 6.7)

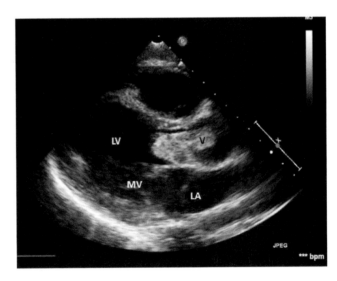

图 6.8　感染性心内膜炎患者的主动脉瓣疣状赘生物。LV,左心室;MV,二尖瓣;LA,左心房。(Source:Harpreet Kaur Sahemey,Echocardiographer, Hammersmith Hospital.)

特殊检查

参见表 6.4 和图 6.9。

表 6.4　当患者出现杂音时需行的特殊检查

检查项目	意义	预期结果
主动脉 CT 血管造影	主动脉夹层评估	壁内血肿或内膜漂移,分离成两个主动脉腔室(真腔及假腔)
经食管超声心动图	对于检查瓣膜病理,尤其是修复术后瓣膜更具敏感性	感染性心内膜炎患者的主动脉瓣疣状赘生物
	更好地显示心脏后方结构,如左心房、左心房附属物及降主动脉	血管狭窄或反流
冠状动脉血管造影(PCI)	评估冠状动脉疾病,在瓣膜手术时可同时治疗	一支或多支冠状动脉狭窄
心脏 MRI	心脏肌肉功能及灌注的详细评估	肥厚型梗阻性心肌病的异常间隔组织 心肌梗死术后的瘢痕组织区域
基因检测	鉴定疾病的遗传原因	鉴定特定基因,如马方综合征的肌原纤维

6.7 何时呼叫上级医生

情况

因心脏杂音就诊时，以下两种情况需要呼叫上级医生：

A)急性发病的患者感到不适。

B)可能需要专家会诊。

存在以下两种情景：

1. 患者因发热及舒张早期杂音就诊。

2. 无症状中年男性在进行腹腔镜胆囊切除术前,初次发现存在收缩期喷射样杂音,强度 4/6 级,放射至颈部。

上级医生到达前应完成的准备

情况 1

必须排除感染性心内膜炎，并且不断进行诊断直至被排除。对于不适的患者,急需给予早期治疗,尤其对于病情恶化患者。在等待上级医生到达时,应做好如下安排：

- 氧疗,保持氧饱和度>94%。
- 血液学检测包括全血细胞计数、尿素和电解质、肝功能检查、C-反应蛋白、血培养(使用抗生素前 1 小时至少 3 次)、乳酸盐及 VBG。
- 静脉通道(理想状态×2)。
- 进行 3 次血培养后，基于当地医院方案使用广谱抗生素。
- 如果低血压则补液 （如 500mL 晶体液)并扩容(如 30mL/kg)。
- 12 导联心电图。
- 便携式胸部 X 线片。
- 超声心动图,当等待更正式的检查时,可进行心脏 SpR 床旁检查。

情况 2

患者在此种场景下是稳定的，因此不像情景 1 那么紧急。然而,如果患者即将要行手术,那就需要延迟手术来进行杂音的诊断。由于患者要行手术,因此可能完成了一些检查,如心电图及血液检查。此外,患者需要行：

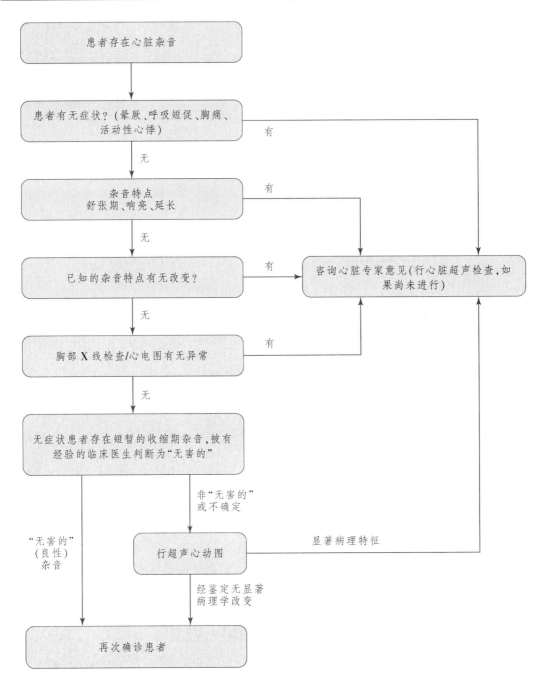

图 6.9 因杂音就诊患者的流程图。

- 胸部 X 线检查。
- 超声心动图。
- 与麻醉师及心脏病专家交流。

上级医生到达前应采取的措施

情况 1

- 完整的 ABCDE 评估,包括快捷式临床检查结果。
- 上述重要的检查及处理,得到上述检查结果所需要的时间将影响你的诊治进程。

情况 2

- 完整的病史及检查结果。
- 以前的检查结果,如以前的血液检查、心电图,甚至超声心动图。

6.8　重要临床试验

重要试验 1

试验名称:掌握心脏杂音:重复的强度。

受试者:51 名美国医学院二年级医学生。

试验组:监控组,对 4 种杂音重复听 500 次。

对照组:不重复听杂音。

结果:重复听杂音显著提高了识别心脏杂音的听诊能力。

入选原因:证实通过练习能提高杂音识别能力。

参 考 文 献:http://www.ncbi.nlm.nih.gov/pubmed/15302733.

重要试验 2

试验名称:主动脉内球囊反搏(IABP)支持室间隔破裂和急性二尖瓣反流。

受试者:81 例心肌梗死后发生室间隔破裂(n = 55)或急性二尖瓣反流(n = 36)的患者。

试验组:应用 IABP 将患者桥接至手术。

对照组:手术前的最佳医疗护理。

结果:IABP 减少 30 天死亡率（61%比100%,$P \leqslant 0.04$）。

入选原因:应用 IABP 桥接治疗至手术为休克患者提供了生存获益。

参 考 文 献:http://www.ncbi.nlm.nih.gov/pubmed/24035169.

（杜雅琴　译）

指南

ACC/AHA. Management of patients with valvular heart disease. 2006. http://content.onlinejacc.org/article.aspx?article id=1137806

ACC/AHA/ASE. Clinical application of echocardiography: summary article. 2003. https://circ.ahajournals.org/content/108/9/1146.full.pdf+html

扩展阅读

Aboulhosn J, Child JS. Congenital heart disease for the adult cardiologist. Circulation. 2006;114:2412–2422. http://circ.ahajournals.org/content/114/22/2412.full.pdf+html
Comprehensive review on subtypes of left ventricular outflow tract obstruction.

Mokadam NA, Stout KK, Verrier ED. Management of acute regurgitation in left-sided cardiac valves. Tex Heart Inst J. 2011;38(1):9–19. http://www.ncbi.nlm.nih.gov/pubmed/21423463
Excellent summary on the diagnosis and management of left sided acute valvular insufficiency.

Garacholou SM, Karon BL, Shub C, et al. Aortic valve sclerosis and clinical outcomes: moving toward a definition. Am J Med. 2011;124(2):103–110. http://www.ncbi.nlm.nih.gov/pubmed/21295189
Good review article on aortic sclerosis.

第7章 休克

Ji-Jian Chow

7.1 定义

休克是身体无法用氧气和营养物灌注组织从而导致终末器官功能障碍，其常见特征是患者基础生命体征的改变。

7.2 诊断流程图

参见图7.1。

7.3 疾病列表

危重疾病

所有导致休克的原因都是危险的。然而一些原因很常见，特别是初级医生常常会遇到。

常见疾病

1. 低血容量性休克：循环血量减少导致组织灌注不良。

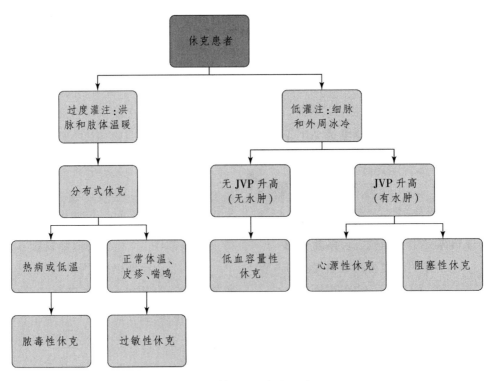

图7.1 休克的诊断流程图。

2. 脓毒性休克:感染导致血管舒张、血压下降和组织灌注不良。

3. 过敏性休克:严重的过敏反应导致血管舒张、血压下降和组织灌注不良。

4. 心源性休克:泵衰竭导致灌注不良。

5. 阻塞性休克:心脏或大血管的物理性阻塞,阻止血液流动从而导致组织灌注不良。

需要考虑的疾病

1. 神经源性休克:神经系统病变导致血管舒缩障碍,从而引起血液淤积和有效循环血量减少。

2. 内分泌性休克:身体调节类固醇水平不足导致分布性休克。

 (参见音频 7.1,网址 www.wiley.com/go/camm/cardiology)

7.4 主要病史特征

因为很多患者的精神状态发生改变,往往很难获取休克患者的病史。有价值的辅助病史可以来源于家庭成员、旁观者和专业医护人员。

常见疾病 1

诊断:低血容量。

问诊

a. 是否有明显的出血?

病史特征可包括腹部疼痛或创伤后长骨骨折。更多细节参见表 7.1。

表 7.1　可出现严重出血的成人身体部位、相关的病史和检查特征

部位	潜在体积(mL)	病史	检查
颅内	1700,大脑压塞,通常不会发生休克	• 头部外伤 • 意识丧失 • 呕吐	• 头部表面损伤 • 颅脑沼泽样肿胀 • 双侧"熊猫眼"征 • 鼓室积血 • 局灶性神经性疾病
胸部	1500(单侧) 3000(双侧)	• 创伤性损伤 • 呼吸困难 • 胸痛(背部撕裂痛)	• 气管移位 • 颈静脉怒张 • 不对称扩张 • 叩诊呈浊音 • 呼吸音减低 • 血氧饱和度降低
腹部	>5000	• 创伤性损伤 • 腹痛(向后撕裂样) • 异常膨胀	• 侧腹/腹部瘀伤 • 膨胀 • 压痛 • 搏动性包块
骨盆	1500 5000(如果渗入腹膜后间隙)	• 创伤性损伤 • 骨盆疼痛 • 创伤后血尿	• 瘀血 • 摩擦音/骨突出部位压痛 • 肛门张力减小 • 总是检查腹部
长骨	肱骨 750 胫骨 750 股骨 1500	• 创伤性损伤 • 疼痛	• 瘀血 • 压痛 • 畸形 • 运动范围减小
外部	>5000	• 高速碰撞 • 枪伤 • 刺伤	• 伤口的证据——穿刺、撕裂、挤压和脊柱横断

b. 患者是否长时间脱水(摄入量差)?

特别是那些不能自主进食和饮水或处于危急情况中的人。

c. 是否有其他额外的体液丢失?

诸如腹泻、呕吐、烧伤(框 7.1)和出汗。

框 7.1   用于计算烧伤后(前 24 小时)的液体需求(mL)的 Parkland 公式

4×体重(kg)×烧伤的体表面积(%)

在 8 小时内补充 50% 的液体

在之后的 16 小时内补充剩余 50% 的液体

常见疾病 2

诊断:脓毒症(图 7.2)。

问诊

a. 是否有发烧或感觉发热的证据?

分诊时的观察结果可能不是实际的温度,而相应的明确病史——夜间盗汗、寒战,甚至感觉"忽冷忽热"可能提示是感染引起的。

b. 是否有任何感染性症状和体征?

包括排痰性咳嗽、泌尿系统症状、脓疱性伤口以及脑膜炎的症状。

c. 是否有免疫损害的风险?

近期使用类固醇、化疗或患有免疫损害性疾病,如艾滋病,会增加脓毒症性休克风险。

常见疾病 3

诊断:过敏。

问诊

a. 是否有已知的过敏史?

过敏手镯或自我注射器可能提供线索。通过识别已知的过敏反应可能会为新的过敏反应提供线索(表 7.2)。

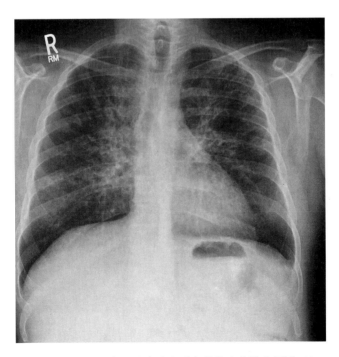

图 7.2   肺孢子虫肺炎(PCP)——免疫功能低下患者发生脓毒性休克的潜在原因。(Source:Daniel Hughes,FY2 Doctor in Radiology,Queen Elizabeth Hospital,Woolwich.)

表 7.2 一些已知的过敏交叉反应示例

过敏	相关过敏原
乳胶	鳄梨、香蕉、板栗、猕猴桃、瓜、番茄
碘对比剂	贝类(相对风险为 3.0)
	鸡蛋、牛奶、巧克力(相对风险为 2.9)
	草莓等水果(相对风险为 2.6)
	(哮喘,相对风险为 2.2)
青霉素	头孢菌素(既往的交叉反应性为 10%,但是新的检测方法使数值降低至 1%)
	碳青霉烯(交叉反应性为 45%,但新的研究数值接近 10%)
豆类	5%的豆科过敏人群对多种豆类过敏,包括:
	• 大豆
	• 豌豆和鹰嘴豆
	• 花生
	• 扁豆
	• 蚕豆

b. 患者是否注意到新发皮疹或瘙痒?

患者可能有皮疹;重要的是要询问以确定皮疹是否是最近发生。

c. 是否有任何呼吸困难或面部和口腔肿胀的感觉?

患者既往可能存在气短病史;在通过检查得出结论之前进行询问很重要。

d. 是否暴露于新的或已知的过敏原?

过敏反应可能是严重过敏的首发表现。一些物质(如青霉素)较其他物质更易过敏,但在理论上,任何东西都可能成为过敏原。

常见疾病 4

诊断:心源性疾病。

问诊

a. 是否有心脏病史或危险因素?

心脏危险因素参见第 10 章。

b. 是否有胸痛/心悸表现?

最常见的原因是急性心肌梗死。与胸痛/心悸相关的其他原因包括心肌炎、主动脉夹层、肥厚型梗阻性心肌病、快速性心律失常。

c. 是否有呼吸困难或下肢水肿?

既往心室功能下降可能导致急性心源性休克,并且提示存在未确诊的心脏病史。

常见疾病 5

诊断:阻塞性休克(框 7.2)。

问诊

疑似潜在阻塞原因的病史特征:

a. 张力性气胸:胸部创伤(图 7.3)。

b. 肺栓塞:下肢疼痛和肿胀症状、高凝状态、胸膜炎性胸痛、血栓性疾病史。

c. 缩窄性心包炎:近期心肌梗死、结缔组织病变、肾衰竭病史。

d. 心脏压塞:心包炎病史、撕裂样背痛(主动脉夹层)、胸部创伤、涉及心脏的诊断程序(血管造影)。

框 7.2 阻塞性休克的一些原因

1. 张力性气胸
2. 大面积肺栓塞
3. 心脏压塞
4. 缩窄性心包炎

需要考虑的疾病 1

诊断:神经源性休克。

不要与脊髓休克混淆,脊髓休克是指脊髓横断后,伴或不伴循环障碍的运动和感觉缺损。神经源性休克是一种分布性休克。在创伤的早期阶段,神经源性休克应该是排除性诊断。

问诊

a. 是否有背部严重创伤或新发的背痛?

颈段和胸段高位病变极易导致神经源性休克。

b. 创伤性病变以下是否有麻木或无力?

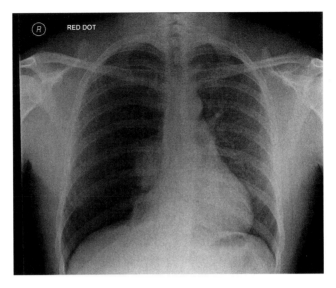

图 7.3　右侧大面积气胸；如果是张力性气胸，可能成为阻塞性休克的原因。

预先存在的病变应在检查得出结论之前纳入考虑。

需要考虑的疾病 2

诊断：肾上腺功能不全。

功能不全通常发生在长期或高剂量皮质类固醇治疗突然中断后，或当危重患者无法合成满足自身需求足够的类固醇时。

问诊

a. 有无使用皮质类固醇的病史？

患有 Addison 病（框 7.3）的患者，由于腹泻和呕吐可能无法吸收皮质类固醇药物。

b. 患者是否曾患结核病或自身免疫性疾病？

这些是 Addison 病的常见原因；患者可能没有意识到他们患有此病，直到他们第一次出现危象。

c. 是否有出血或脓毒症的迹象？

急性肾上腺功能不全可由突然出血引起，如妊娠或脓毒症（如果脑膜炎球菌累及肾上腺称为华-弗综合征）。

> **框 7.3　Addison 病**
> Addison 病是由于肾上腺皮质遭到破坏，导致盐皮质激素和皮质类固醇分泌不足所引发的。病因如下：
> 1. 自身免疫性——在英国占 80%
> 2. 结核病——全世界大多数
> 3. 肾上腺转移——肺癌、乳腺癌和肾癌
> 4. 淋巴瘤
> 5. 肾上腺出血
> 6. 先天性迟发性肾上腺增生症

7.5　主要检查特征

• ABCDE：休克是一种紧急情况，这种方法可用于确保收集全面的信息（表 7.3）。

• 治疗：最初基于具体问题，当收集到更多可用的信息后可以依据诊断进行治疗。

表 7.3　休克患者的全面监测、检查及所需措施

	监测	检查	措施
气道		视诊：物理障碍物 听诊：打鼾、喘鸣	气道辅助（根据需要）
呼吸	脉搏血氧饱和度 呼吸频率	视诊：胸廓扩张度、创伤 触诊：气管移位 叩诊：评估语音共振 听诊：吸气和附加音	氧气—如果无法用力 　呼吸，使用氧气袋
循环	袖带血压 心脏监护仪（如不可用，sats 　探针可显示脉搏率）	视诊：失液/失血量、颈静脉充盈度、水肿 触诊：脉搏、肢体温度和毛细管再充盈 听诊：心音	建立静脉通道 取血（和 ABG） 静脉输液（根据需要）
意识丧失	温度 血糖	视诊：瞳孔（反应性/大小） 评分：GCS 或 AVPU	根据患者需要采取保 　暖或降温措施 如果需要，纠正血糖
尿量	尿量—导尿管和尿比重计	充分暴露患者 检查腹部	插入导尿管

常见疾病 1

诊断：低血容量性休克（表 7.4）。

检查结果

a. 观察到上表中的心动过速和低血压。

如果患者可以站立，评估直立性低血压有三个标准：严重的体位性眩晕，脉搏增加 >30 次/分或收缩压降低 >20mmHg。

b. 灌注不足的体征。

可能有肢体湿冷、脉搏细弱和斑片状皮肤。

c. 低容量状态的证据。

体征包括颈静脉波消失、黏膜干燥、皮肤弹性差、尿比重 >1.020。

d. 体液丢失的证据。

包括烧伤、伤口出血、呕吐和腹泻。不要忽略内部丢失——胸部叩诊浊音（血胸）和腹部压痛（内脏出血）。

表 7.4　休克的分级（出血）

参数	分级			
	I	II	III	IV
失血量（mL）	<750	750~1500	1500~2000	>2000
失血比例（%）	<15	15~30	30~40	>40
HR	<100	>100	>120	>140
BP	正常	正常	低	低
RR	14~20	20~30	30~40	>35
尿量（mL/h）	>30	20~30	5~15	无
CNS 症状	正常	焦虑	混乱	昏睡

常见疾病 2

诊断:脓毒性休克。

检查结果

a. 初始超灌注——当休克继续加重时,将发生外周抑制。

超灌注的体征是皮肤温暖、肢体呈粉红色及洪脉。

b. 全身炎症反应综合征(SIRS)具备脓毒症的特征(框 7.4)。

框 7.4 全身炎症反应综合征(SIRS)的诊断标准——需满足两个或以上条件

1. 温度:<36℃ 或>38℃
2. 心率:>90 次/分
3. 呼吸:>20 次/分或 $PaCO_2$ <4.3kPa
4. 白细胞:<4×10^9/L 或>12×10^9/L,或>10%

---

c. 脓毒性休克指合并难以液体复苏性低血压的脓毒症。

通常测量平均动脉压(MAP),其应当高于 65mmHg(框 7.5)。

框 7.5 估计平均动脉压

1/3 收缩压+2/3 舒张压

---

d. 感染的证据——从头到脚检查找到感染源。

参见框 7.6,提示感染源的体征和症状。

框 7.6 寻找感染性病灶

- 头部:头痛、颈部僵硬、皮疹——可能为脑膜炎
- 呼吸:吸气/扩张不良、叩诊浊音、捻发音——可能为肺炎
- 心脏:新的杂音——可能为心内膜炎
- 腹部:压痛、抵抗——常为急性胆囊炎、阑

尾炎或憩室炎

- 骨盆和生殖器:耻骨上压痛、尿液变色和恶臭——可能为 UTI
- 软组织和骨:红斑、肿胀、触痛、皮温升高、化脓的证据——可能为蜂窝织炎、筋膜炎或骨髓炎

常见疾病 3

诊断:过敏性休克。

检查结果

a. 喘鸣和组织肿胀。

肿胀主要发生在面部组织、舌(和喉,虽然可能不容易看到)。喘鸣可能是最容易确定的。

b. 皮疹,患者发现瘙痒。

过敏性皮疹呈红色,发热或荨麻疹——皮肤可触及肿块。

c. 哮鸣,高呼吸频率。

哮鸣通常是多音频和广泛的。呼吸频率可以在检查时或通过监测设备测定。

d. 初始超灌注。

洪脉和肢体温暖,但是,在晚期阶段,脓毒症患者会出现外周抑制。

常见疾病 4

诊断:心源性休克。

检查结果

a. 低灌注的特点。

肢体湿冷和脉搏细速。

b. 液体超负荷的体征。

患者可能有 JVP 升高,始于身体基底部的外周水肿或肺捻发音。

c. S3/S4 奔马律。

S3 心音与“肯塔基”节奏相关,是由急性心力衰竭时血液快速充盈舒张的心室引起

的。S4 心音与"田纳西"节奏相关,并且是由心房为抵抗僵硬的心室而收缩导致的。S4 与心室肥厚相关。

常见疾病 5

诊断:阻塞性休克。

检查结果

a. 低灌注的特点。

肢体湿冷和细弱、快速的脉搏——类似于心源性休克。

b. 阻塞情况的特点。

• 胸廓扩张不对称,单侧叩诊呈过清音=张力性气胸。

• 显著升高的 JVP,心音低钝=心脏压塞/缩窄性心包炎。

• DVT 的体征和症状,心电图提示右心室压力增大,血气分析提示呼吸性碱中毒=巨大的肺栓塞。

需要考虑的疾病 1

诊断:神经源性休克。

检查结果

a. 特征性低血压和心动过缓。

然而,心动过缓可能在其他类型休克的晚期看到,因此神经源性休克应该是排除性诊断。

b. 疑似病变以下的神经缺陷。

检查感觉和运动功能丧失的水平,其近似于脊髓损伤的水平。

c. 疑似病变以下的温暖的、灌注良好、干燥的皮肤。

病变以下皮肤的超灌注是由血管紧张性丧失导致的,使其成为一种分布式休克。由于丧失神经支配而导致皮肤干燥,出汗能力降低。

需要考虑的疾病 2

诊断:肾上腺功能不全。

检查结果

• 以前使用类固醇或肾上腺功能不全的证据。

• 药包里有类固醇。

• 医疗信息手环。

• 色素皮肤皱纹。

7.6 主要检查

床旁检查

参见表 7.5。

表 7.5 休克患者的床旁检查

检查项目	意义	预期结果
动脉血气	可以及早识别几个关键变量,包括: 呼吸功能 酸碱平衡 血红蛋白 乳酸盐	pH 值——紊乱加重表明病理越来越严重 pO_2——缺氧见于一系列呼吸道病理改变 pCO_2——高碳酸血症多见于加剧的 COPD、重度哮喘 碱剩余(BE)——提示代谢性碱中毒(高 BE)或酸中毒(低 BE) 乳酸——有助于 BE 和证实厌氧呼吸(如氧气对组织供应不足) 碳酸氢盐——有助于 BE 和人体内主要缓冲液
尿液浸渍试验	提示怀孕、尿路感染和水合状态	SG>1.020——脱水,血容量减少 β-人绒毛膜促性腺激素(hCG)阳性——怀孕(年轻女性患者休克原因可能是异位妊娠) 白细胞和亚硝酸盐——尿路感染
毛细血管葡萄糖	可以识别 Addison 病或糖尿病 (高心血管风险)患者	Addison 病——低 糖尿病——高
心电图	心脏参与任何休克亚型的病理生理学	窦性心动过速——在大多数休克中常见 心房颤动——新的呼吸病理,新的心脏病理或快速、非灌注节律 ST 段变化——局部缺血、梗死或心肌炎 右心室劳损——通常提示巨大 PE

血液学检查

参见表 7.6。

表 7.6 休克患者的血液学检查

检查项目	意义	预期结果
全血细胞计数	血红蛋白水平影响氧传递并提示出血 低血小板水平是出血的危险因素 WCC 升高有助于诊断脓毒性休克	WCC<4×10⁹/L 或 >12×10⁹/L——脓毒症 出血早期 Hb 可能正常,Hb 降低可见于出血晚期并阻碍休克患者的生存
尿素和电解质	提示水合状态、肾功能和电解质不平衡	高尿素和肌酐——脱水/肾衰竭 紊乱的钾、镁、钙——增加心律失常的风险
肝功能	现有的肝脏疾病更可能导致上消化道出血 器官衰竭时肝功能出现新紊乱	高肝酶——肝病 肝硬化时数值可能降低
CRP	炎症的敏感指标	脓毒症——高
凝血	可能出血的原因和新紊乱器官功能衰竭指标	出血——可能高 多器官功能障碍——高
小组和保存/交叉匹配	出血患者,或伴有贫血进一步协调营养物质运输的患者需要	

影像学检查

参见表 7.7。

表 7.7 休克患者的影像学检查

检查项目	意义	预期结果
便携式胸部 X 线片	一种快速诊断大面积病变的方法	心脏肥大——心力衰竭、心包积液 肺实变——肺炎 肺不张——任何气道水平的阻塞病变 间质性水肿——见于心力衰竭 胸腔积液——可能与感染、恶性病变有关,双侧提示心力衰竭 肺边界消失,纵隔移位——一侧张力性气胸
床旁超声	常见的应用包括: i.快速扫描出血 ii.超声心动图 iii.创伤性胸部超声	FAST 扫描活动性体液——腹部或盆腔出血、心包积液 超声心动图示节段性室壁运动异常——急性心肌梗死
计算机断层扫描	进行 CT 检查需要患者病情稳定,且应为上级医生做出的决定	头部 CT——颅内出血 胸部 CT——全面评价创伤和识别主动脉夹层 腹部 CT——腹腔内炎症、腹主动脉病变和缺血性肠病

特殊检查

参见表 7.8。

表 7.8 休克患者的特殊检查

检查项目	意义	预期结果
中央静脉导管参数	中心静脉压和静脉氧饱和度是早期目标导向治疗的两个组成部分,用于治疗脓毒性休克	目标中心静脉压 = 8~12mmHg 目标上腔静脉氧饱和度≥70%
有创血压	经动脉导管,这对于需要收缩性支持的患者是必需的	高血压——考虑减少变力支持 低血压——考虑增加变力支持

 (参见音频 7.2,网址 www.wiley.com/go/camm/cardiology)

7.7 何时呼叫上级医生

情况

所有休克患者都应该尽早由一名上级医生查看——他们存在难以想象的危险。然而,不应该在 ABC 评估之前呼叫上级医生,以免影响挽救生命的早期干预措施的实施,如开放气道、给予氧气和适当的液体治疗。

在紧急情况下,可以委托他人呼叫上级医生。通常拨打心脏骤停或医疗紧急团队电话(在英国医院是 2222)。如果通过充分检查认为患者稳定,可以拨打电话,额外的信息将帮助你的上级医生给出建议和决定呼叫的优先级。

发生以下情况,应该立即拨打紧急电话:

- 患者没有主动呼吸或脉搏不可扪及。
- 患者出现不可控制的出血。
- 虽经积极抢救(已行气道措施、氧气和液体复苏),生命体征仍在持续恶化。

上级医生到达前应采取的措施

按照 ABCDE 路径尽可能地实施抢救。优先完成 ABC 循环——需要快速发现问题,否则后果会很严重。

框 7.7 败血症六条

1. 高流量给氧
2. 液体复苏
3. 血培养
4. 抗生素
5. 血清乳酸盐和血红蛋白的测量
6. 尿量评估

 (参见音频 7.3,网址 www.wiley.com/go/camm/cardiology)

7.8 重要临床试验

重要试验 1

试验名称:严重脓毒症和脓毒症性休克的早期目标导向治疗(EGDT)。

受试者:263 例患有严重脓毒症、脓毒性休克或脓毒症综合征的成年患者。

试验组:目标导向干预措施在头 6 小时内实施。

对照组:标准方法——无额外干预。

结果:EGDT 降低了入院后 28 天(49.2%

比 33.3%)和 60 天(56.9%比 44.3%)的死亡率。

入选原因：一个仍在影响休克患者管理的大型试验,但最近被人们质疑。

参考文献：Rivers E,et al. Early goal-directed therapy in the treatment of severe sepsis and septic shock. N Engl J Med. 2001;345:1368–1377. http://www.nejm.org/doi/full/10.1056/NEJMoa010307.

重要试验 2

试验名称：ProCESS 试验。

受试者：1341 例患有严重脓毒症、脓毒性休克或脓毒症综合征的患者。

试验组：早期目标导向治疗(伴或不伴中央静脉导管置入)。

对照组：标准方法——无额外干预。

结果：在 60 天、90 天和 1 年时,EGDT 或试验方案护理较常规护理没有优势。

入选原因：它驳斥了早期 EGDT 试验。综合上述试验可以证明试验方案有用,但经验性的临床判断也应该一直使用。

参考文献：The ProCESS investigators. A randomized trial of protocol-based care for early septic shock. N Engl J Med. 2014;370:1683–1693. http://

www.nejm.org/doi/full/10.1056/ NEJMoa1401602.

重要试验 3

试验名称：SHOCK 试验。

受试者：302 例左心室衰竭和急性心肌梗死后心源性休克患者。

试验组：早期血运重建(在随机的 6 小时内)。

对照组：在临床治疗过程中最初进行血运重建治疗可作为一个选择。

结果：30 天死亡率没有变化,但早期血运重建组在 6 个月和 1 年时出现显著的生存获益。

入选原因：显示早期治疗可以大大改善患者远期预后,并影响当前关于早期运送患者至心脏导管室的观念。

参考文献：Menon V,Fincke R. Cardiogenic shock:a summary of the randomized SHOCK trial. Congest Heart Fail. 2003;9 (1):35–39. http://www.ncbi.nlm.nih.gov/pubmed/12556676.

(索娅 译)

指南

The Surviving Sepsis Campaign. International guidelines for management of severe sepsis and septic shock. 2012. http://www.sccm.org/Documents/SSC-Guidelines.pdf

Resuscitation Council UK. Emergency treatment of anaphylactic reactions. 2008. http://www.resus.org.uk/pages/reaction.pdf

Resuscitation Council UK. Advanced Life Support. 2010. http://www.resus.org.uk/pages/als.pdf

扩展阅读

Khalid L, Dhakam SH. A review of cardiogenic shock in acute myocardial infarction. Current Cardiology Review. 2008;4(1):34–40. http://www.ncbi.nlm.nih.gov/pubmed/19924275/

A review of cardiogenic shock – the majority of the treatments mentioned are higher level decisions but it is useful to have an awareness of them.

Myburgh JA, Mythen MG. Resuscitation fluids. N Engl J Med. 2013;369(13):1243–1251. http://www.ncbi.nlm.nih.gov/pubmed/24066745

A review of the omnipresent debate regarding fluid choice in resuscitation. Choosing the fluid used in resuscitation is a decision made by junior doctors frequently.

第 **8** 章　水肿

Sophie Maxwell

8.1 定义

　　水肿指组织间隙液体异常增加，可能发生在所有的体腔中，如肺部和腹部。组织外周水肿表现为肿胀。

8.2 诊断流程图

　　参见图 8.1。

8.3 疾病列表

危重疾病

　　1. 深静脉血栓形成(DVT)。

　　2. 血管源性水肿。

　　3. 肾病综合征。

常见疾病

　　1. 心力衰竭。

　　2. 感染。

　　3. 肝衰竭。

　　4. 营养不良/肠道疾病。

需要考虑的疾病

　　1. 药物相关。

　　2. 丝虫病。

　　3. 恶性肿瘤。

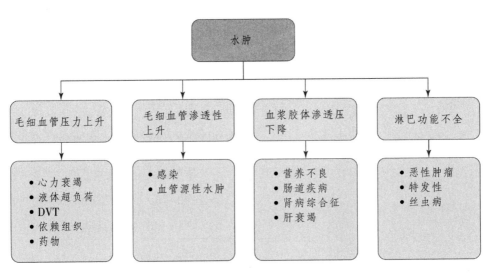

图 8.1　水肿的病理生理学流程图。

8.4 主要病史特征

（参见音频 8.1，网址 www.wiley.com/go/camm/cardiology）

危重疾病 1

诊断：DVT。

问诊

a. 是否为单侧外周水肿？

通常 DVT 的肿胀是单侧的；然而，在罕见的情况下可能存在双侧 DVT。

b. 是否疼痛？

DVT 通常非常疼痛，并且患者常同时出现疼痛和肿胀。

c. 是否有制动/恶性肿瘤/妊娠/家族史或既往 DVT 的病史？

上述病史都会增加发展为 DVT 的风险（Wells 评分包含了其中的一些风险）。

危重疾病 2

诊断：血管源性水肿。

问诊

a. 是否有特异反应性的病史？

在大多数情况下，有过敏、湿疹、哮喘或枯草热的病史。

b. 患者是否服用血管紧张素转换酶（ACE）抑制剂？

ACE 抑制剂（尤其）可引起血管源性水肿——即使在服药多年后。

c. 患者是否有呼吸困难？

喉部的血管源性水肿可危及生命；患者感觉吞咽困难和气短。

危重疾病 3

诊断：肾病综合征（框 8.1 和框 8.2）。

问诊

a. 尿液有无变化？

尿液中过多的蛋白可能导致泡沫尿。

b. 最近是否有感染？

肾小球肾炎，肾病综合征的一个主要原因是链球菌感染，如喉咙痛；肾病综合征的并发症也增加对感染的易感性。

c. 患者近期是否开始使用某种新药？

非甾体抗炎药（NSAID）、金、青霉胺和卡托普利都可能引起肾病综合征。

框 8.1　肾病综合征的原发性（特发性）原因

- 局灶性节段性肾小球硬化
- 微小病变型肾小球疾病
- 膜性肾小球疾病
- 膜性增生性肾小球疾病（如 IgA 肾病）

框 8.2　肾病综合征的继发性原因

- 糖尿病
- 系统性红斑狼疮
- 淀粉样变性
- 恶性肿瘤：淋巴瘤、骨髓瘤
- 药物
- 感染：乙型肝炎、艾滋病、疟疾、血吸虫病
- 先天性：Alport 综合征、指甲髌骨综合征

常见疾病 1

诊断：心力衰竭。

问诊

a. 是否为双侧肿胀？

患者主诉身体部位的双侧肿胀，最常见部位是足部（如果长期卧床，随后将发展至骶骨水肿）。

b. 是否有缺血性心脏病的病史？

心力衰竭最常见的原因是缺血性心脏病；患者常有心脏事件的病史和(或)缺血性心脏病的危险因素。

c. 是否有运动耐力的逐渐下降？

如果足部水肿是由充血性心力衰竭导致的，患者常会描述在运动时气短加剧。

常见疾病 2

诊断：感染。

问诊

a. 是否为单侧肿胀？

软组织感染如蜂窝织炎几乎总是单侧的。

b. 是否有皮肤改变？

患者通常主诉皮肤改变，如出现发红、发热或发紧、皮肤发亮。

c. 是否有明显的感染部位？

软组织水肿可源于明显的部位，如伤口、溃疡或昆虫叮咬等。

常见疾病 3

诊断：肝衰竭。

问诊

a. 患者平均一周摄入多少酒精？

酒精滥用引起的肝硬化是肝衰竭所致水肿的主要原因。

b. 是否有国外旅行、静脉注射毒品、不安全的性行为及近期文身的历史？

病毒性肝炎是肝衰竭的重要原因。

框 8.3　腹水的原因

1. 肝硬化
2. 心力衰竭
3. 肝静脉阻塞(Budd-Chiari 综合征)

---

4. 缩窄性心包炎
5. Kwashiorkor 症(蛋白质–能量营养不良)
6. 肾病综合征
7. 癌症
8. 感染(如自发性细菌性腹膜炎)

常见疾病 4

诊断：营养不良/肠道疾病。

问诊

a. 是否有腹泻的历史？

慢性腹泻可能提示炎性肠病或乳糜泻，可导致患者通过粪便丢失过量蛋白质。

b. 患者吃什么？

因低白蛋白血症引起的外周水肿在老年人群中很常见，由于健康不佳或厌食，他们饮食中的蛋白质摄入较少。

需要考虑的疾病 1

诊断：药物相关。

问诊

a. 是否开始使用某种新药？

药物如钙通道阻滞剂、NSAID 和胰岛素都可导致外周水肿。

需要考虑的疾病 2

诊断：丝虫病(框 8.4)。

淋巴丝虫病是一种线虫(蛔虫)感染，主要由班氏丝虫和马来丝虫引起。全世界超过1.2 亿人患淋巴丝虫病。

问诊

a. 患者近期是否有出国史？

丝虫病由蚊虫叮咬传播，见于亚洲、非洲和南美洲。

需要考虑的疾病 3

诊断:恶性肿瘤。

问诊

a. 患者是否有提示恶性肿瘤的病史（如疲劳、厌食）?

伴有淋巴结浸润的恶性肿瘤通过阻塞来自组织的淋巴回流可引起外周淋巴水肿;全身症状在恶性肿瘤中很常见。

b. 既往是否有恶性肿瘤手术或放疗的病史?

淋巴水肿可以是医源性的,恶性肿瘤的手术或放疗治疗可导致淋巴结被清除或破坏。

8.5　主要检查特征

危重疾病 1

诊断:DVT。

检查结果

a. 温暖、触痛、小腿或大腿肿胀。

单侧压痛,特别是沿着深静脉系统触诊时。

b. 在腹部/骨盆可触及肿物。

肿物阻塞下肢的静脉血流可导致 DVT,恶性肿瘤还可诱导高凝状态。

c. 呼吸频率和氧饱和度。

肺栓塞(PE)是 DVT 危及生命的并发症;通常会出现呼吸频率增快和氧饱和度下降。

危重疾病 2

诊断:血管源性水肿。

检查结果

a. 喘鸣。

评估怀疑患有血管源性水肿的患者最重要的是确保他们的气道未因喉部水肿或痉挛受损;如果上呼吸道变窄,可能发生吸气时喘鸣。

b. 唇部和舌肿胀。

面部肿胀在血管性水肿中很典型,特别易影响口腔。如果肿胀存在于更低的气道,可能发生呼吸困难(进行基本观察很重要)。

c. 皮疹。

血管源性水肿患者可出现红色荨麻疹。

危重疾病 3

诊断:肾病综合征。

检查结果

a. 眶周水肿和生殖器肿胀。

肿胀取决于重力,所以除了腿部水肿,生殖器往往会受到影响,通常为凹陷性。因眶周组织阻力较低,所以可能出现眶周水肿。

b. 如前所述评估 DVT。

肾病综合征是一种高凝状态,因此 DVT 或 PE 可能作为并发症出现。

（参见音频 8.2,网址 www.wiley.com/go/camm/cardiology）

常见疾病 1

诊断:心力衰竭(框 8.5)。

检查结果

a. 双下肢水肿,颈静脉怒张,双侧肺基底部爆裂音。

体液潴留是心力衰竭的典型体征,外周水肿和颈静脉压力升高在右心衰竭中更常见,肺部水肿导致听诊双下肺基底部爆裂音在左心衰竭中更常见。

b. 肢体湿冷。

提示心脏没有足够有效的泵血功能,这种体征通常在检查患者手掌的时候发现,或者当你发现无法获得氧饱和度记录值的时候。

c. 心尖移位,右心室扩张,听诊可闻及心脏杂音。

右心室扩张标志着肺动脉高压,心脏杂音高度提示心脏瓣膜病,左心室扩大引起的心尖移位通常是心力衰竭的结果。

框 8.5　充血性心力衰竭的 Framingham 标准

诊断充血性心力衰竭需要至少满足 2 个主要标准,或者 1 个主要标准和 2 个次要标准。

主要标准:

- 阵发性夜间呼吸困难
- 啰音
- S3 奔马律
- 心脏扩大(胸部 X 线片显示心胸比>50%)
- 中心静脉压升高(右心房>16cmH$_2$O)
- 经治疗后 5 天内体重减轻>4.5kg
- 颈静脉怒张
- 急性肺水肿
- 肝颈静脉回流征阳性

次要标准:

- 双侧踝关节水肿
- 一般体力活动下出现呼吸困难
- 心动过速(心率>120 次/分)
- 患者肺活量由最大值降低 1/3
- 夜间咳嗽
- 肝大
- 胸腔积液

常见疾病 2

诊断:感染。

检查结果

a. 单侧出现炎症的四大表现(热、痛、红、肿)。

分别出现热、痛、红、肿;这些特征可能出现在感染部位周围,如伤口、溃疡或者蚊虫叮咬处。

b. 体温。

测量肿胀处周围皮肤的温度和患者体温很重要。

常见疾病 3

诊断:肝衰竭。

检查结果

a. 肝功能不全的外周表现。

黄疸、蜘蛛痣和肝掌是慢性肝衰竭的标志,可见于重症疾病或急性失代偿期。

b. 腹水。

由于血液中白蛋白含量低,体液积聚在腹部(腹水)和外周组织中。

c. 行为习惯的改变、混沌、意识不清。

肝衰竭时,脑水肿会引起不同程度的肝性脑病。

常见疾病 4

诊断:营养不良性疾病/肠道疾病。

检查结果

a. 身体质量指数(BMI)偏低。

营养不均衡膳食或潜在的肠道疾病导致的慢性腹泻都会造成体重减少。

b. 触诊腹部压痛。

特别是当存在潜在肠道疾病如乳糜泄时,会出现腹部压痛。

c. 特定的营养不良体征。

营养不良患者也会出现其他营养不良体征, 如缺铁或维生素 D(表 8.1)

需要考虑的疾病 1

诊断: 药物相关。

检查结果

药物引起的外周水肿通常没有特殊的检查发现。诊断的关键在于病史。患者通常会有一些用药表象, 如胰岛素注射痕迹, 但是通常直接向患者询问其新的用药史更加简单。一旦剔除药物因素, 水肿自会消失。

需要考虑的疾病 2

诊断: 丝虫病。

检查结果

a. 大象肿。

淋巴丝虫病所致的慢性感染可能导致这种严重的下肢肿胀。

b. 淋巴结肿大。

急性感染通常伴有发热及腋窝、腹股沟淋巴结疼痛。

c. 阴囊水肿。

严重的阴囊水肿通常见于慢性感染的男性患者。

需要考虑的疾病 3

诊断: 恶性肿瘤。

检查结果

a. 乳腺肿块、腹部/盆腔肿块等。

如果患者发展为下肢水肿, 全面彻底的腹部检查至关重要, 以排除较大的腹腔内肿块。如果女性患者单侧上肢水肿, 需行乳腺检查以排除乳腺肿块。

b. 瘢痕。

通常源于肿瘤放射治疗史或是外科手术治疗史。淋巴结损伤或切除可造成同侧肢体水肿。

表 8.1 特定的营养不良相关体征

缺乏	铁	B_{12}/叶酸	维生素 D
体征	面色苍白	舌炎	佝偻病(儿童)
	结膜苍白	口角炎	软骨病(成人)
	甲凹症	情绪改变	肌痛
	灰指甲	周围神经病变	近端肌无力
	口角炎	亚急性联合性脊髓退行性改变	

8.6 主要检查

床旁检查

参见表 8.2。

表 8.2　适用于水肿患者的床旁检查

检查项目	意义	预期结果
心电图	心脏和呼吸的非特异性病理特征	心力衰竭:可能高度提示缺血性心脏病
		深静脉血栓/肾病综合征:如果合并肺栓塞则右心负荷加重
氧饱和度	对任何急性不适患者均很重要	心力衰竭:肺水肿患者氧饱和度降低
		血管神经性水肿:气道受累时氧饱和度降低
		深静脉血栓/肾病综合征:若合并肺栓塞则氧饱和度降低
体温	即时结果,无痛	感染/丝虫病:可能升高
血压	对任何急性不适者均很重要	心力衰竭:血压低,脉压差减小

血液学检查

参见表 8.3。

表 8.3　适用于水肿患者的血液学检查

检查项目	意义	预期结果
全血细胞计数	可能提示感染,红细胞改变提示其他疾病	感染:白细胞计数升高
		肝衰竭:由酒精因素引起时会出现大红细胞症
		肾病综合征:如果合并感染则白细胞计数升高
		缺铁:小细胞性贫血
尿素和电解质	对评价肾脏功能以诊断肾病综合征至关重要	肾病综合征:可能出现肾脏功能降低
肝脏功能检查	对评价肝脏功能以诊断肝衰竭至关重要	肝衰竭:谷草转氨酶升高(肝硬化患者可能水平正常)
		营养不良:总蛋白及白蛋白减少
		肾病综合征:白蛋白<25g/L
凝血功能	评价肝脏的合成功能	肝衰竭:INR 升高
		肾病综合征:凝血因子增多
B 型脑利钠肽	提示心室劳损及功能障碍	心力衰竭:升高
肝炎筛查	如果怀疑肝衰竭,可以提示原因	肝炎:阳性病毒性筛查
D-二聚体	纤维蛋白降解的敏感指标(提示凝血功能)	深静脉血栓、感染、肿瘤:升高
血涂片	诊断丝虫病	丝虫病:血涂片中可见丝虫

影像学检查

参见表 8.4。

表 8.4　适用于水肿患者的影像学检查

检查项目	意义	预期结果
胸部 X 线片	可显示心力衰竭体征	心力衰竭:可能提示心脏扩大、肺水肿
超声心动图	用于评价心脏结构和功能	心力衰竭:右心室功能障碍(体循环水肿)、左心室功能障碍(肺源性水肿)
静脉血管多普勒超声	评价深静脉血栓	深静脉血栓:在深部静脉系统出现血栓
肝脏超声	评价肝脏结构	肝硬化:肝脏缩小,伴随非均匀结构和表面结节

特殊检查

参见表 8.5。

表 8.5　适用于水肿患者的特殊检查

检查项目	意义	预期结果
肾活检	用于诊断肾病综合征的病因	肾病综合征:可以提示直接原因
尿蛋白和白蛋白与肌酐的比值	用于诊断肾病综合征	肾病综合征:尿蛋白>3g/24h,ACR>300~350mg/mmol

8.7　何时呼叫上级医生

情况

1. 患者存在血管神经性水肿和气道受累——这是危及生命的情况,需要立即处理。

2. 患者存在进行性水肿,需要进一步诊断。

急性肺水肿同样危及生命,在本书的其他章节中已有涉及。

上级医生到达前应完成的准备

情况 1

进行 ABCD 评估并按照 ALS 流程进行了心肺复苏后,在上级医生到达前你需要完成:

- 基本的血液检查。
- 胸部 X 线片——便携式设备较为理想。
- 如果怀疑喉部受累,需要紧急检查麻醉药品。

情况 2

如果患者病情稳定,可作为门诊患者持续随访观察。在上级医生复诊患者之前,需要完成:

- 基本的血液检查。
- 心电图。
- 影像学检查,例如,如果怀疑心力衰竭需要行心脏彩超,如果怀疑深静脉血栓形成需要行静脉多普勒。
- 如果怀疑肾病综合征则需要行尿常规和尿蛋白与肌酐比值(ACR)检查。

对于下肢静脉血栓形成患者，如怀疑存在血栓，则应开始抗凝治疗，无须等待静脉多普勒结果。

上级医生到达前应采取的措施

情况 1

对于身体不适患者，如果可能，应该获得全部的病史，包括既往综合的体格检查、药物史以及社会史。如果患者呼吸困难，你应该更加谨慎地在有限的获得病史的时间内得到关键信息。同时需要给患者查体以评估水肿的部位和程度。ABCD 评分至关重要，可指导紧急治疗。对于血管神经性水肿患者，监测氧饱和度至关重要，其可反映气道受累的情况。在这种情况下，尽早呼叫上级医生很重要。

情况 2

初级医生应该能够根据病史和查体发现的差异列出清单，以安排下一步的诊疗。例如，对于单侧的明确的虫咬伤感染灶周围的踝部肿胀患者，安排其行心脏彩超检查就毫无意义。

简单的检查，如表 8.2 中列出的床旁检查应该在上级医生到达之前完成，因为这些可以在交接时用于解释说明病情。在医生获得病史或为患者查体时护士通常可以协助进行这些简单的检查。

血液可以在上级医生到达之前抽取完毕。将各种采血瓶收集满，包括血液学、生物化学和凝血瓶，可以保证在之后增加额外的血液检查时无须再次抽血。如果患者出现急性不适，建立静脉通路非常重要。

8.8 重要临床试验

重要试验

试验名称: RALES 试验。

受试者: 1663 例严重心力衰竭且左室射血分数<35%的患者。

试验组: 每日 25mg 螺内酯。

对照组: 安慰剂。

结果: 对于严重心力衰竭患者，标准治疗加用醛固酮受体拮抗剂螺内酯，可显著降低患者发病率和死亡率。

入选原因: 心力衰竭治疗的里程碑性试验。

参考文献: Pitt B, Zannad F, Remme WJ, et al. The effect of spironolactone on morbidity and mortality in patients with severe heart failure. N Engl J Med. 1999; 341:709-717. http://www.nejm.org/doi/full/10.1056/NEJM199 909023411001.

（索娅 邵帅 译）

指南

NICE. Chronic heart failure: management of chronic heart failure in adults in primary and secondary care. 2010. http://www.nice.org.uk/guidance/CG108/chapter/introduction

NICE. Venous thromboembolism: reducing the risk: Reducing the risk of venous thromboembolism (deep vein thrombosis and pulmonary embolism) in patients admitted to hospital. 2010. http://www.nice.org.uk/guidance/CG092

扩展阅读

Ely JW, et al. Approach to leg edema of unclear etiology. J Am Board Fam Med. 2006;19(2):148–160. http://www.jabfm.org/content/19/2/148.long.

An interesting review covering the diagnostic process for peripheral oedema of unknown cause.

第 **3** 部分
常见心血管疾病

第 9 章　急性冠脉综合征

Nicholas Sunderland

9.1 定义

急性冠脉综合征(ACS)是一类以病理学基础为特征的症状和体征的统称，即心肌缺血,伴或不伴梗死(框9.1)。

> **框9.1　急性冠脉综合征**
> 1. ST段抬高型心肌梗死(STEMI)
> 2. 非ST段抬高型心肌梗死(NSTEMI)
> 3. 不稳定型心绞痛(UA)

急性心肌梗死标准

1. 心肌标志物升高和(或)降低(肌钙蛋白更合适)。

2. 同时符合下面至少一条：

- 症状:心肌缺血(如胸痛)。

- 新出现的心电图改变:ST段、T波、左束支传导阻滞 (LBBB)，或新出现病理性Q波。

- 影像学检查:新出现的存活心肌减少或局部室壁运动异常。

- 血栓:血管造影或尸检证实冠状动脉内血栓形成。

陈旧性心肌梗死标准

- 心电图:病理性Q波，且排除非缺血性因素。

- 影像学检查:局部存活心肌减少(变薄且无明显收缩)，且排除非缺血性因素。

- 病理学检查:发现陈旧性心肌梗死证据。

　(参见音频9.1，网址:www.wiley.com/go/camm/cardiology)

9.2 基本概念

灌注不足和心肌缺血是急性冠脉综合征的常见终点。多数情况下源于动脉粥样硬化斑块破裂,但也有其他原因(框9.2,图9.1和图9.2,表9.1)。

> **框9.2　心肌梗死1型和2型的定义**
> - 1型:心肌缺血源于原发性冠状动脉疾病,如斑块糜烂/破裂或夹层
> - 2型：心肌缺血源于需氧量增加或是供氧量减少,如冠状动脉痉挛、冠状动脉微血管栓塞、贫血、心律失常或高血压/低血压

心脏标志物

- 坏死物质：源于缺血并引起细胞成分释放入血液。

- 肌钙蛋白：肌钙蛋白是心肌收缩的调节蛋白，是用于衡量心肌损伤程度的主要生化标志物。

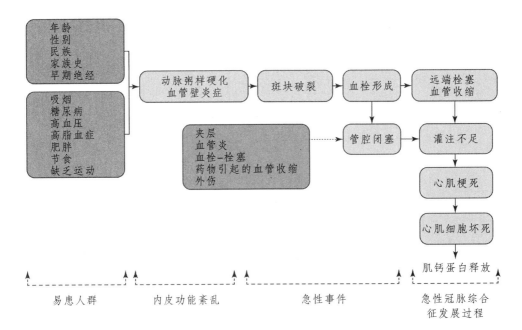

图 9.1   急性冠脉综合征的发展过程。

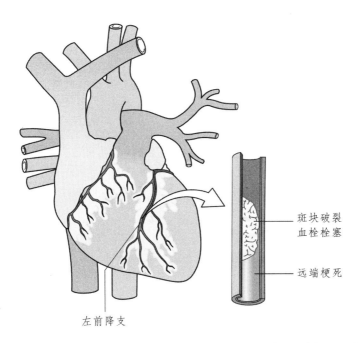

图 9.2   心肌坏死图解,源于动脉硬化斑块和继发血栓,引起远端梗死。(见彩图)

表 9.1　病理生理学与急性冠脉综合征表现

病理生理学	最可能的诊断	梗死类型
主要冠状动脉完全闭塞	ST 段抬高型心肌梗死	1
主要冠状动脉部分闭塞	非 ST 段抬高型心肌梗死	1
次级冠状动脉完全闭塞	非 ST 段抬高型心肌梗死	1
需氧量增加或供氧量减少(如冠状动脉痉挛、贫血、心律失常、高血压/低血压)	不稳定型心绞痛	2

• 其他标志物：包括肌酸激酶和乳酸脱氢酶。时间变化曲线如图 9.3 所示。

• 肌钙蛋白的时间窗：胸痛发作后 3~12 小时开始升高，24~48 小时达高峰，5~14 天恢复正常。

• 诊断：至少一个指标应该高于参考值上限 99%。

• 复查：6 小时后再次取样本可增加敏感性达 100%。

框 9.3　导致急性冠脉综合征加剧或恶化的因素

1. 贫血
2. 感染
3. 炎症
4. 发热
5. 代谢或内分泌因素(如甲状腺功能)

心脏解剖

供应心脏的主要动脉：

1. 左前降支。
2. 左回旋支。
3. 右冠状动脉。

各冠状动脉所供应的区域将在第 28 章进行讨论。心电图各导联所代表的冠状动脉将在第 19 章进行讨论。

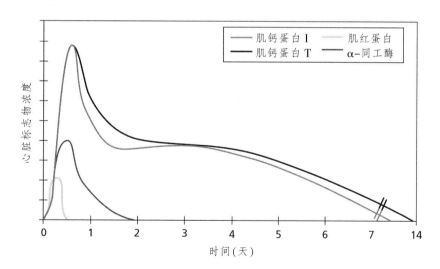

图 9.3　心脏标志物：心肌梗死发作后的时间和近似水平曲线。(见彩图)

9.3 主要数据

病因

1. 动脉粥样硬化和斑块破裂。
2. 灌注不足。
3. 冠状动脉痉挛。
4. 冠状动脉夹层。

危险因素

参见第 10 章。

发病率

- ST 段抬高型心肌梗死:每年 7/10^4。
- 非 ST 段抬高型心肌梗死:每年 13/10^4。

死亡率

参见表 9.2。

9.4 临床类型

早期肌钙蛋白

一开始,当患者的肌钙蛋白水平仍未知时,急性冠脉综合征应根据心电图表现分类。

- 持续性 ST 段抬高(>15~20 分钟)型急性冠脉综合征(STE-ACS)。
- 非持续性 ST 段抬高型急性冠脉综合

表 9.2　急性冠脉综合征死亡率(源于欧洲心脏病学会指南关于非持续 ST 段抬高的急性冠脉综合征患者的处理)

急性冠脉综合征	非 ST 段抬高	ST 段抬高
入院率	3%~5%	7%
6 个月死亡率	12%	13%

征(NSTE-ACS)。

晚期肌钙蛋白

普遍公认的三种不同的急性冠脉综合征表现(框 9.4 和框 9.5,图 9.4,表 9.3):

1. 不稳定型心绞痛。
2. ST 段抬高型心肌梗死。
3. 非 ST 段抬高型心肌梗死。

框 9.4　心肌梗死与不稳定型心绞痛

定义不同,但均基于心脏标志物的血浆浓度

- 欧洲心脏病学会/美国心脏病学会:将任何肌钙蛋白升高均定义为心肌梗死
- BCS:定义为一类伴有轻微肌钙蛋白升高,同时伴有心肌坏死的急性冠脉综合征
- 世界卫生组织:将仅有轻微肌钙蛋白升高的急性冠脉综合征定义为不稳定型心绞痛

用肌钙蛋白测量来定义心肌损伤可能造成混淆,急性冠脉综合征可看作一连串的心肌损伤。

框 9.5　除胸痛外,诊断不稳定型心绞痛仍需具备的条件

满足以下任意一条:

1. 冠状动脉疾病的相关病史
- 既往心肌梗死、心绞痛、缺血性心肌病病史或是心源性猝死复苏史
- 既往或新发现的运动试验阳性
- 已知冠状动脉狭窄≥50%
- 既往冠状动脉支架植入术史或冠状动脉旁路移植术史
2. 框 9.8 中列出的任意心电图改变

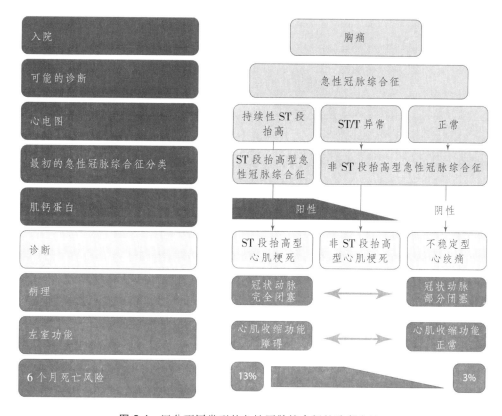

图 9.4 区分不同类型的急性冠脉综合征的诊断方法。

表 9.3 判断急性冠脉综合征临床类型的因素

	胸痛	持续性 ST 段抬高	肌钙蛋白升高
ST 段抬高型心肌梗死	√	√	√
非 ST 段抬高型心肌梗死	√	×	√
不稳定型心绞痛	√	×	×

并发症(图 9.5)

早期(数分钟至数小时)

1. 心律失常。

2. 心源性休克。

3. 瓣膜功能障碍。

中期(数天)

1. 血栓/栓塞。

2. 心室破裂。

3. 心包炎。

晚期(数周至数月)

1. 充血性心力衰竭。

2. 心肌梗死后综合征。

3. 室壁瘤形成。

（参见音频 9.2，网址 www.wiley.com/go/camm/cardiology）

9.5 临床表现

对比典型的心绞痛(参见第 10 章)和急性冠脉综合征的临床表现(框 9.6 和框 9.7)。

框 9.6 急性冠脉综合征非典型症状

一些患者仅表现一些非典型症状：

- 恶心/呕吐
- 出汗

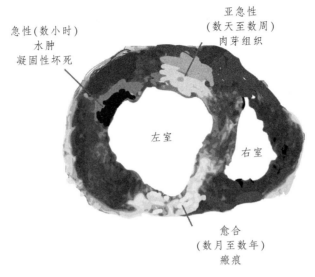

急性(数小时)
水肿
凝固性坏死

亚急性
(数天至数周)
肉芽组织

左室

右室

愈合
(数月至数年)
瘢痕

图 9.5 心肌梗死的病理学特点图示。(见彩图)

- 气短
- 乏力
- 心悸
- 晕厥
- 精神状态改变

框 9.7 可能出现急性冠脉综合征非典型症状的患者

1. 糖尿病患者
2. 慢性肾衰竭患者
3. 老年患者
4. 痴呆患者
5. 少数民族患者
6. 女性患者

体格检查通常是正常的;但是,仍然可观察到一些体征。

急性冠脉综合征相关体征

- 自主症状:皮肤苍白湿冷。
- 心尖搏动异常:前壁心肌梗死患者偶

表 9.4 心源性胸痛的典型临床表现

位置	心前区、胸骨后、上腹部
发作时间	数秒钟至数分钟
特点	钝痛、沉重、压迫感
放射	左臂、颈部、下颌(右臂)
相关症状	自主症状:恶心、呕吐、出汗、气短
	心力衰竭症状:气短、晕厥、乏力、精神状态的改变
	其他症状:心悸
持续时间	持续、静息、时间至少>15~20 分钟
加重/缓解因素	硝酸甘油*或休息后不能缓解
严重程度	通常很严重,但可以改变

* 对硝酸甘油的反应不能作为诊断的依据。

尔通过触诊可发现。

病情恶化的表现

- 贫血:面色苍白。
- 甲状腺功能亢进:出汗和震颤。

急性冠脉综合征并发症相关体征

- 心律失常:心动过速(室性心动过速)或心动过缓(心脏传导阻滞)。

• 充血性心力衰竭：颈静脉压升高、血压下降、呼吸困难、细小的吸气性爆裂音、肺底部呼吸音减弱、外周水肿、腹水。

• 心源性休克：循环衰竭表现、肢体冰冷、尿量减少、意识改变。

• 二尖瓣关闭不全：收缩期杂音。

• 血栓/栓塞：系统性栓塞的证据（如卒中）。

• 心室破裂：Beck 三联征表现为低血压、颈静脉压升高和心音遥远,提示心脏压塞。

• 心包炎：心包摩擦音、Beck 三联征。

• 心肌梗死后综合征：参考心包炎。

• 室壁瘤：心尖搏动增强,系统性栓塞的证据。

9.6 鉴别诊断

非动脉粥样硬化性心肌梗死

1. 动脉栓子。
2. 血管炎。
3. 冠状动脉痉挛。
4. 应用可卡因。
5. 先天性冠状动脉畸形。
6. 冠状动脉损伤。

类似非 ST 段抬高型心肌梗死的情况

参见图 9.6。

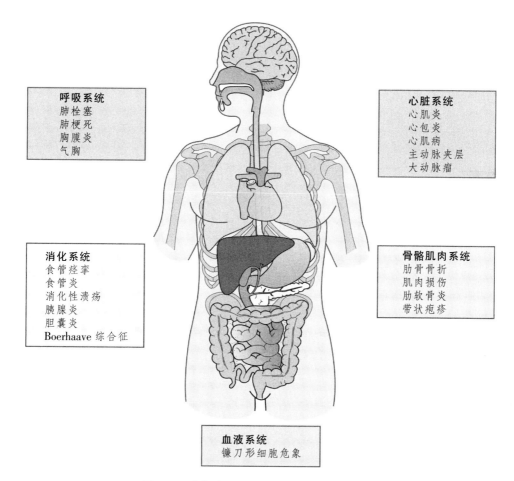

图 9.6 类似非 ST 段抬高型心肌梗死的情况。

9.7 主要检查

床旁检查

参见表 9.5,框 9.8 和框 9.9,图 9.7。

- T 波伪正常化
- 心电图无变化

表 9.5　适用于急性冠脉综合征患者的床旁检查

检查项目	意义	预期结果
氧饱和度	缺氧将加重心肌缺血	通常正常 范围为 94%~98% 肺栓塞时降低
血糖(指端血糖读数)	意识水平下降或晕厥患者都应检查血糖;高血糖是预后不良的表现	降低——可能是晕厥或惊厥的原因 升高——高血糖>11mmol/L 应予处理
血压	测量双侧上肢血压	正常 心源性休克时降低
心电图	寻找心肌梗死的特征性改变 连续的心电图可证明病情的演变	ST 段抬高型心肌梗死标准:连续的肢体导联 ST 段抬高>1mm 或是连续的胸前导联 ST 段抬高>2mm 非 ST 段抬高型心肌梗死/不稳定型心绞痛:见框 9.8

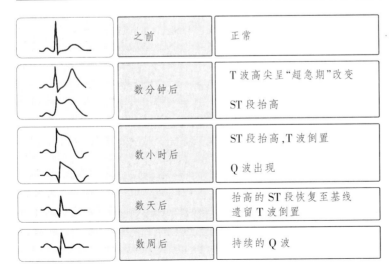

	之前	正常
	数分钟后	T 波高尖呈"超急期"改变 ST 段抬高
	数小时后	ST 段抬高,T 波倒置 Q 波出现
	数天后	抬高的 ST 段恢复至基线 遗留 T 波倒置
	数周后	持续的 Q 波

图 9.7　ST 段抬高型心肌梗死随时间变化的心电图改变。

血液学检查

参见表9.6。

表 9.6　适用于急性冠脉综合征患者的血液学检查

检查项目	意义	预期结果
肌钙蛋白	心肌肌钙蛋白反映心肌细胞损伤 肌钙蛋白升高,合并心肌缺血证据(胸痛、心电图改变或新出现的室壁运动异常)可提示心肌梗死	参见框9.10和框9.11非急性冠脉综合征所致的肌钙蛋白升高
全血细胞计数	贫血、败血症和甲状腺功能亢进可能会诱发心肌梗死 甲状腺功能亢进患者红细胞平均容积可能会升高	白细胞升高——可能是败血症 血红蛋白降低——贫血
尿素和电解质、肝功能检查	冠状动脉疾病通常是血管疾病的标志 肾血管疾病可能造成肾脏损伤，重要原因如下： • 可能源于血管紧张素转化酶抑制剂(ACEI) • 在血管造影中给予对比剂	肌酐升高——肾脏病 高钾血症——使用血管紧张素转化酶抑制剂(ACEI)的禁忌证 电解质紊乱(特别是 K^+、Mg^{2+} 和 Ca^{2+})可诱发心律失常
凝血障碍筛查	选择患者进入心导管室之前应该了解其 INR 水平	INR 升高——可能正在服用华法林
血脂水平	给予所有急性冠脉综合征患者大剂量他汀治疗；4~6 周后复查血脂水平	低密度脂蛋白(LDL)胆固醇目标值：<1.8mmol/L
糖化血红蛋白(HbA1c)	糖尿病和血糖控制不佳是冠状动脉疾病的危险因素	HbA1c>7.5%(59mmol/mol)提示血糖控制不佳

框 9.10　引起肌钙蛋白升高的非冠状动脉性心脏病

1. 严重的充血性心力衰竭
2. 高血压危象
3. 心律失常(心动过速或心动过缓)
4. 心肌炎
5. 应激性心肌病
6. 心脏挫伤
7. 医源性因素(如消融术、起搏器、心脏电复律)
8. 主动脉瓣疾病

框 9.11　引起肌钙蛋白升高的非心源性疾病

1. 急/慢性肾功能不全
2. 肺栓塞
3. 严重肺高压
4. 急性神经系统疾病,如卒中或蛛网膜下腔出血
5. 主动脉夹层
6. 甲状腺功能减退
7. 浸润性改变(如淀粉样变、肉瘤样变、血色病、硬皮病)
8. 药物中毒：阿霉素、5-氟尿嘧啶、赫赛汀(注射用曲妥珠单抗)、蛇毒
9. 烧伤：尤其>30%总体表面积
10. 横纹肌溶解
11. 败血症

影像学检查

参见表 9.7。

表 9.7　适用于急性冠脉综合征患者的影像学检查

检查项目	意义	预期结果
胸部 X 线片	心力衰竭 用于评估其他诊断：气胸、主动脉夹层	心力衰竭的特点： 肺泡阴影 Kerley B 线 心脏扩大 肺上叶转移 积液
超声心动图	评价心脏功能	局部室壁运动减退 射血分数减少 瓣膜功能紊乱 心肌肥大

特殊检查

参见表 9.8。

表 9.8　适用于急性冠脉综合征患者的特殊检查

检查项目	意义	预期结果
心肌灌注扫描（SPECT）	显示心脏中灌注减少的区域	识别血运重建区域
血管造影	显示冠状动脉的管腔直径 基于风险评估的血管造影的时机选择（框 9.12）	动脉闭塞和狭窄的程度
心脏 MRI	利用影像评估心脏功能 评估心肌灌注和可存活心肌，以指导血运重建治疗	通过延迟摄取钆对比剂来显示梗死区域
冠状动脉光学相干断层扫描(OCT)	应用近红外光进行冠状动脉管壁成像，是有效的"光学超声"	OCT 可以提供冠状动脉粥样硬化斑块/血管壁形态和支架位置的非常精细的图片

框 9.12　急性冠脉综合征患者行支架植入术时机的选择

- 紧急处理(<2 小时)：高危患者,胸痛难以缓解或血流动力学不稳定
- 早期处理（<24 小时）：GRACE 评分大于 140 且具有一项高危因素
- 常规处理（<72 小时）：具有一项高危因素,或反复出现症状

危险评分

TIMI

心肌梗死溶栓治疗委员会制订了 TIMI 评分,以评估非 ST 段抬高型心肌梗死或不稳定型心绞痛患者死亡和缺血事件发生的风险 (表 9.9)。

GRACE

• 急性冠状动脉事件全球注册资料库 (GRACE)是一个旨在观察急性冠脉综合征转归的数据库。

• 源于这个数据库的 GRACE 风险评分可预测住院期间及 6 个月时的患者死亡率和心血管事件发生率(表 9.10)。

• GRACE 评分比 TIMI 评分复杂,但是可以在线计算:http://www.outcomes-umassmed.org/grace/acs_risk/acs_risk_content.html

• GRACE 评分的组成包括:

　a. 年龄。

　b. Killip 分级(框 9.13)。

　c. 心率。

　d. 收缩压。

　e. 血清肌酐值。

　f. ST 段偏移。

g. 入院时心脏停搏。

h. 血清心肌酶升高。

框 9.13　Killip 分级

根据心力衰竭症状对急性心肌梗死后患者进行系统的危险分层

• Ⅰ级:无心力衰竭临床表现
• Ⅱ级:肺部听诊水泡音/啰音、第三心音、颈静脉压升高
• Ⅲ级:急性肺水肿
• Ⅳ级:心源性休克/低血压(收缩压<90mmHg)

表 9.10　GRACE 危险评分预测住院期间及 6 个月时死亡率(源于欧洲心脏病学会指南对于非 ST 段抬高型急性冠脉综合征患者的管理)

住院期间死亡		
危险分层	GRACE 危险评分	死亡率(%)
低危	≤108	<1
中危	109~140	1~3
高危	>140	>3

6 个月时死亡率		
危险分层	GRACE 危险评分	死亡率(%)
低危	≤88	<3
中危	89~118	3~8
高危	>118	>8

表 9.9　急性冠脉综合征事件的 TIMI 评分

TIMI 评分			
组成	评分	风险评分	14 天时心脏事件的风险 **(%)
年龄≥65 岁	1	0/1	5
≥3 个 CAD 危险因素 *	1	2	8
已知患有 CAD(狭窄≥50%)	1	3	13
使用阿司匹林超过 7 天	1	4	20
存在严重心绞痛(<24 小时)	1	5	26
心脏标志物升高	1	6/7	41
ST 段抬高≥0.5mm	1		
总分(共 7 分)			

*CAD 危险因素:肥胖、高血压、高血脂、糖尿病、吸烟。

** 死亡、心肌梗死或紧急血运重建。

9.8 治疗选择

参见图 9.8 和图 9.9。

（参见音频 9.3，网址 www.wiley.com/go/camm/cardiology）

保守治疗

保守治疗应着力于改善可逆转的危险因素和减缓疾病进展。

- 运动：有序的锻炼可提高耐受性。
- 戒烟：尼古丁替代疗法可提高成功率。
- 饮食：地中海饮食可以改善脂质代谢。

药物

参见表 9.11 和表 9.12。

侵入性治疗

- PCI：包括使用带球囊导管扩张冠状动脉（植入或未植入支架）维持冠状动脉通畅（参见第 26 章）（框 9.14）。
- CABG：是一种绕开冠状动脉而行静脉移植（腿部）或动脉移植（腕部或胸壁）的手术（框 9.15）。

ST 段抬高型心肌梗死（STEMI）

- 发作<12 小时：PCI 再灌注治疗适用于所有 STEMI 或者新发左束支传导阻滞（LBBB）患者。

> **框 9.14 初始 PCI 中多血管病变**
> 50% 的 STEMI 患者存在多血管病变。仅处理梗死相关动脉，除非存在以下情况：
> 1. 心源性休克和多处重度狭窄病变（>90%）
> 2. 高度不稳定性病变
> 3. 梗死相关动脉行 PCI 后仍持续性缺血

> **框 9.15 CABG 作为初始血运重建治疗方案**
> 初始血运重建治疗中出现以下情况时应尝试行 CABG：
> 1. 施行 PCI 困难
> 2. 尝试施行 PCI，但是失败
> 急性期手术风险高；患者会接受双联抗血小板治疗，从而增加出血风险

- 发作>12 小时：如果仍有持续性缺血的证据应进行再灌注治疗。
- 120 分钟：STEMI 患者接受首次治疗到施行 PCI 的时间窗。
- CABG：不作为常规初始血运重建的治疗方案；从发病到最后手术时间过长。

非 ST 段抬高型心肌梗死（NSTEMI）/不稳定型心绞痛（框 9.16）

- 血运重建：取决于临床状态、疾病严重程度及病变特点。
- < 96 小时：高预测死亡风险（如 GRACE 评分）患者进行血运重建的时间窗。

表 9.11 急性冠脉综合征患者药物治疗原则

分类	治疗原则
ST 段抬高型心肌梗死	应用 PCI 或溶栓治疗快速重建冠状动脉灌注
非 ST 段抬高型心肌梗死/	抗血小板和抗凝治疗
不稳定型心绞痛	根据危险分层行冠状动脉造影
	根据血管造影结果进行后续 PCI 或转而行 CABG 治疗

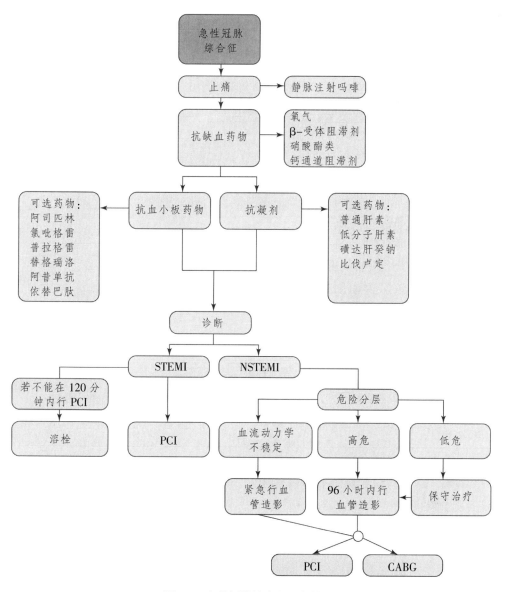

图 9.8　急性冠脉综合征患者管理。

• CABG/PCI：PCI 获益与早期干预有关，而 CABG 在药物治疗稳定几天后施行获益最大。

• 多学科会议（MDM）：中心应该常规设置多学科会议（包括心脏科和心胸外科）来逐一讨论适合患者的最佳治疗方案。

表 9.12　急性冠脉综合征患者治疗的常用药物。注意不同中心使用不同的联合用药方案

	治疗	说明
止痛/抗缺血药物 *	静脉注射吗啡	最有效的止痛药
		对呼吸困难治疗有效
	口服/含服硝酸酯类	舌下使用硝酸甘油喷雾通常快速起效
	氧气	不给予常规氧疗
		血氧饱和度要求达到 94%~98%,若合并慢性阻塞性肺疾病,血氧饱和度可控制在 88%~92%
	β-受体阻滞剂	常规应用以降低急性冠脉综合征患者死亡率
		存在心源性休克或心源性休克高风险者禁用
	静脉注射硝酸酯类	有效减轻心绞痛和呼吸困难症状
		血压 <90mmHg 和服用磷酸二酯酶(PDE-5)抑制剂者禁用
	钙通道阻滞剂	如果疑似冠状动脉痉挛,钙通道阻滞剂有效。与 β-受体阻滞剂合用时要慎重
抗血小板药物	阿司匹林	单一负荷剂量300mg;维持量75mg 改善死亡率
	氯吡格雷	单一负荷剂量600mg;如果未使用替格瑞洛或普拉格雷,则氯吡格雷维持量为 75mg
		奥美拉唑减弱氯吡格雷诱导的血小板抑制作用
	普拉格雷	如果患者有糖尿病,优先选择普拉格雷。有证据显示使用氯吡格雷会产生支架内血栓
	替格瑞洛	推荐用于缺血事件高危患者。如果使用此药,则停用氯吡格雷
	阿昔单抗	血小板糖蛋白 Ⅱb/Ⅲa 抑制剂。如果存在低出血风险和(或)血管
	依替巴肽	造影证实的大量血栓、慢复流或者血栓形成并发症的 PCI 高危
	替罗非班	险患者,推荐使用阿昔单抗联合双联抗血小板治疗
抗凝剂	普通肝素	PCI 中,单次注射剂量通常被添加到磺达肝癸钠中
	低分子肝素	有时代替普通肝素使用
	磺达肝癸钠	因其有效性及安全性而成为最受欢迎的抗凝剂
	比伐卢定	直接凝血酶抑制剂,有时用于 PCI 中

* 抗缺血药物可降低心肌氧耗(通过降低心率、血压、前负荷或者心肌收缩力),也能增加心肌氧供(通过扩张冠状动脉血管)。

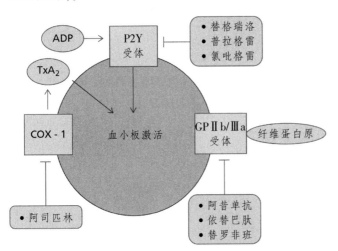

图 9.9　简化的血小板激活途径。

框 9.16　非 ST 段抬高型急性冠脉综合征患者需早期行侵入性检查（24 小时内 PCI）的因素

1. 心肌标志物升高（肌钙蛋白、CK-MB）
2. 新出现 ST 段压低
3. 充血性心力衰竭的症状或体征（查体水泡音、胸部 X 线片显示肺水肿造成的低氧）
4. 血流动力学不稳定
5. 持续性室性心动过速或室颤
6. 最近 6 个月内行冠状动脉介入治疗
7. 既往 CABG 病史
8. TIMI 危险评分高
9. 左室收缩功能减低（EF<40%）
10. 反复出现静息心绞痛或活动耐力下降
11. 非侵入性检查提示高风险

长期治疗（心肌梗死后标准治疗）

参见表 9.13。

（参见音频 9.4，网址 www.wiley.com/go/camm/cardiology）

9.9　重要临床试验

重要试验 1

试验名称：CURE。

受试者：非 ST 段抬高型急性冠脉综合征患者。

试验组：联用阿司匹林（初始 300mg，维持量每日 75~150mg）和氯吡格雷（初始 300mg，维持量每日 75mg）。

对照组：单用阿司匹林（初始 300mg，维持量每日 75~150mg）。

结果：联合治疗使非 ST 段抬高型急性冠脉综合征高风险患者（心电图显示缺血或心肌标志物升高）发生混合终点事件（心血管性

表 9.13　急性冠脉综合征后的长期治疗方案

治疗	详细说明
生活方式教育	从多学科专家组获得关于饮食、戒烟及运动信息
阿司匹林	终身服用
氯吡格雷	服用时间（1~12 个月）取决于：
（或者普拉格雷）	• STEMI 或 NSTEMI 或 UA
（或者替格瑞洛）	• 支架或无支架
	• 药物涂层支架或金属裸支架
	• 支架品牌
质子泵抑制剂（PPI）	预防药物所致的胃黏膜损伤
	不要将奥美拉唑与氯吡格雷联用
β-受体阻滞剂	根据血压和心率选择合适剂量
	维持至少 12 个月
他汀类	初始大剂量
	根据血脂水平减少剂量
血管紧张素转换酶	根据血压和肾功能选择合适剂量
	终身服用
盐皮质激素受体	心肌梗死后发生严重左室收缩功能障碍时可考虑应用
拮抗剂	监测肾功能

死亡、卒中或心肌梗死）的绝对风险（相对风险为 20%）降低 2.1%。

入选原因：NSTEMI 患者进行双联抗血小板的理由。

参考文献：Yusuf S，Zhao F，Mehta SR，et al. Effects of clopidogrel in addition to aspirin in patients with acute coronary syndromes without ST-segment elevation. N Engl J Med. 2001；345（7）：494–502. http：//www.ncbi.nlm.nih.gov/pubmed/11519503.

重要试验 2

试验名称：EPHESUS。

受试者：心肌梗死后 3~14 天、LVEF≤40% 和具有心力衰竭临床表现的患者。

试验组：依普利酮。

对照组：安慰剂。

结果：依普利酮降低全因死亡率（RR 为 0.85）和心血管死亡率及住院率（RR 为0.87）。依普利酮增加高钾血症和胃肠道问题发生的风险。

入选原因：心肌梗死后患者的长期治疗。

参考文献：Pitt B，Remme W，Zannad F，et al. Eplerenone，a selective aldosterone blocker，in patients with left ventricular dysfunction after myocardial infarction. N Engl J Med. 2003；348（14）：1309–1321. http：//www.ncbi.nlm.nih.gov/pubmed/12668699.

重要试验 3

试验名称：COMMIT。

受试者：24 小时内出现 ST 段抬高、压低或者左束支传导阻滞的疑似心肌梗死的患者。

试验组：采用 2×2 析因设计：①氯吡格雷+阿司匹林；②美托洛尔。

对照组：①单用阿司匹林；②安慰剂。

结果：氯吡格雷+阿司匹林：降低死亡率、再梗死或者卒中风险（OR 为 0.91，95%CI 为 0.86~0.97），而不增加出血风险；美托洛尔：降低再梗死（OR 为 0.82；95%CI 为 0.72~0.92）和室颤（OR 为 0.83；95%CI 为 0.75~0.93）发生风险，但是增加心源性休克发生风险（OR 为 1.30；95%CI 为 1.19~1.41）。美托洛尔对全因死亡率无影响（OR 为 0.99；95%CI 为 0.92~1.05）。

入选原因：心肌梗死后使用双联抗血小板和 β-受体阻滞剂的论据。

参考文献：Chen ZM，Jiang LX，Chen YP，et al. Addition of clopidogrel to aspirin in 45,852 patients with acute myocardial infarction：randomised placebo-controlled trial. Lancet. 2005；366（9497）：1607–1621. http：//www.ncbi.nlm.nih.gov/pubmed/16271642.

（邵帅 邵青森 译）

指南

European Society of Cardiology. ESC Guidelines for the management of acute myocardial infarction in patients presenting with ST-segment elevation. 2012. http://www.escardio.org/guidelines-surveys/esc-guidelines/GuidelinesDocuments/Guidelines_AMI_STEMI.pdf.

European Society of Cardiology. ESC Guidelines for the management of acute coronary syndromes in patients presenting without persistent ST-segment elevation. 2011. http://www.escardio.org/guidelines-surveys/esc-guidelines/guidelinesdocuments/guidelines-nste-acs-ft.pdf.

National Institute for Health and Clinical Excellence. Chest pain of recent onset (CG95). 2010. http://www.nice.org.uk/nicemedia/live/12947/47938/47938.pdf.

扩展阅读

Bhatt DL, Hulot JS, Moliterno DJ, et al. Antiplatelet and anticoagulation therapy for acute coronary syndromes. Circ Res. 2014;114(12):1929–1943. http://www.ncbi.nlm.nih.gov/pubmed/24902976.
A recent review on the use of different anti-platelet therapies.
Barnett K, Feldman JA. Noninvasive imaging techniques to aid in the triage of patients with suspected acute coronary syndrome: a review. Emerg Med Clin North Am. 2005;23(4):977–998. http://www.ncbi.nlm.nih.gov/pubmed/16199334.
A review looking at imaging techniques of use when assessing patients with suspected ACS.

第 **10** 章　**稳定型心绞痛**

Katie Glover

10.1 定义

由于心肌缺血引起的胸部不适或疼痛，通常体力活动或情绪激动时加重。

10.2 基本概念

本章主要讲述稳定型动脉粥样硬化性心绞痛。

1. 缺血：冠状动脉血流减少不能满足心肌氧供。

2. 疼痛：缺血引起心肌损伤。

3. 动脉粥样硬化斑块：逐渐增长并阻塞冠状动脉,从而减少冠状动脉血流(图 10.1)。

（参见音频 10.1 和音频 10.2，网址 www.wiley.com/go/camm/cardiology）

10.3 主要数据

诊断主要依靠病史,因此较为主观。同样,很难评估其患病率和发病率。

病因/危险因素

参见图 10.2。

可逆性因素

1. 吸烟。

2. 糖尿病。

3. 高血压。

4. 高脂血症。

5. 肥胖。

6. 低体力活动。

不可逆性因素

1. 年龄增长。

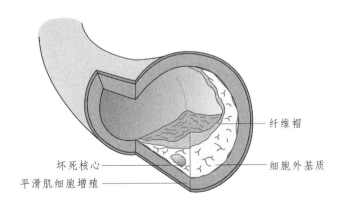

纤维帽

细胞外基质

坏死核心

平滑肌细胞增殖

图 10.1　部分阻塞的冠状动脉。

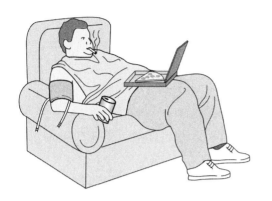

图 10.2　冠状动脉疾病的可逆与不可逆性危险因素。

2. 男性。

3. 家族史。

4. 既往发生心血管事件。

发病率

- 每年 50/10^4(40 岁以上)。

患病率

- 60 岁以上男性:2000/10^4。
- 60 岁以上女性:1500/10^4。

死亡率

- 年均死亡率为 2%。
- 死亡、心肌梗死或卒中风险为 4.5%。

10.4　临床类型

- 稳定型心绞痛根据临床严重程度进行分级(表 10.1,框 10.1)。
- 不稳定型心绞痛分型参见第 9 章。

> **框 10.1　心绞痛分型**
> - 阻塞性(动脉粥样硬化)
> - 微血管性
> - 变异性
> - 主动脉狭窄
> - 冠状动脉桥接

（参见音频 10.3，网址 www.wiley.com/go/camm/cardiology）

10.5　临床表现

发作(急性)

以胸痛为主要临床特点(框 10.2)。

伴随症状
- 气促。
- 乏力。
- 恶心。
- 出汗。
- 躁动。

常由体力劳动、情绪激动、饱食、寒冷以及清晨诱发。口服或舌下含服硝酸酯类可快速缓解症状。

体征

通常体检结果正常。潜在体征包括:
- 心动过速。
- 呼吸急促。
- 自主神经改变:寒冷、心悸、出汗。

> **框 10.2　疼痛**
> - 部位:通常位于胸骨后或心前区
> - 性质:常为压迫、紧缩、憋闷或酸胀感
> - 放射:常放射至上腹部、颈部、下颌、肩胛骨或手臂
> - 持续时间:通常持续不超过 10 分钟
> - 严重程度:多样;与疾病进程无关

临床(慢性)

患者临床表现与急性发作时的特点相似。此外,对所有心绞痛患者应询问以下问题:

1. 因为什么引起的胸痛(诱因)?

表 10.1　稳定型心绞痛根据临床严重程度进行分级(加拿大心血管协会)

分级	定义
Ⅰ级	只有紧张、快速或长时间运动才引起心绞痛
Ⅱ级	轻度受限,日常(中度)体力活动(如快步行走或上楼)可引起
Ⅲ级	明显受限,轻度或日常体力活动(如一般速度上一层楼)可引起
Ⅳ级	无法进行任何体力活动,静息时也出现心绞痛

2. 步行多远时出现的胸痛(阈值)?

3. 多久使用一次硝酸甘油喷雾 (症状发作频次)?

4. 步行的最远距离和 2 个月前一样吗(稳定性)?

体格检查一般正常,然而相关体征包括:

1. 血脂异常:皮肤黄色瘤、黄色糜状瘤和角膜环(外周脂质沉积体征)。

2. 动脉狭窄:其他动脉斑块形成导致的杂音(如颈动脉/肾动脉)。

3. 杂音: 如果有潜在的瓣膜病会听到杂音。

4. 高血压:心血管疾病的诱发因素。

5. 吸烟相关的体征:指尖周围的尼古丁着色(图 10.3)。

10.6　鉴别诊断

常见疾病

1. 肌肉骨骼系统疾病(如肋间肌痉挛、肋

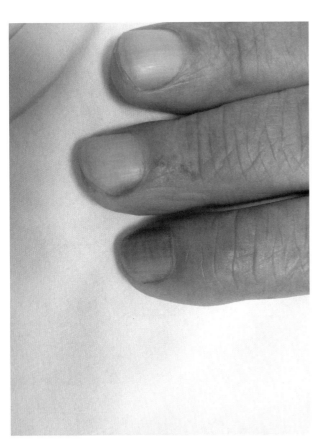

图 10.3　右手示指和中指显示尼古丁着色。

软骨炎)。

2. 胃食管反流障碍(GORD)。

3. 食管痉挛。

4. 心因性,如焦虑和抑郁。

罕见但危重的疾病

1. 肺栓塞。

2. 主动脉夹层。

3. 急性冠脉综合征。

不应漏诊的疾病

1. 带状疱疹。

2. 心包炎。

3. 气胸。

10.7　主要检查

床旁检查

参见表 10.2 和图 10.4。

表 10.2　疑似稳定型心绞痛患者的床旁检查

检查项目	意义	预期结果
血压	左室肥厚和冠状动脉疾病的危险因素	正常或升高
ECG	寻找缺血改变	参见框 10.3

框 10.3　稳定型心绞痛患者的 ECG 检查结果

1. 通常正常

2. 近期改变:
   - ST 段压低
   - T 波低平和(或)倒置

3. 既往存在心血管疾病:
   - 因为陈旧性心肌梗死出现的 Q 波
   - 因左室肥厚出现的 QRS 波振幅增大

血液学检查

参见表 10.3。

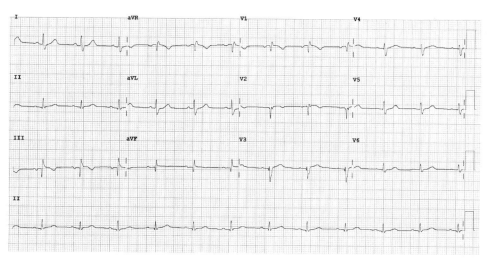

图 10.4　ECG 显示某例稳定型心绞痛患者的缺血改变。

表 10.3   疑似稳定型心绞痛患者的血液学检查

检查项目	意义	预期结果
全血细胞计数	贫血会导致心肌缺血	血红蛋白低
甲状腺功能(如果临床提示)	甲亢会导致心肌缺血	T3/T4 高,促甲状腺激素(TSH)低
肌钙蛋白(若不能确定诊断)	排除心肌梗死	心绞痛(稳定/不稳定):正常
	胸痛后 8~12 小时检测	心肌梗死:升高
血脂	评估血脂危险因素	LDL/胆固醇高
		HDL 低
血糖	评估糖尿病(危险因素)	糖尿病:高血糖

影像学检查

参见表 10.4。

表 10.4   疑似稳定型心绞痛患者的影像学检查

检查项目	意义	预期结果
胸部 X 线片	常规检查,对诊断价值不大	正常

特殊检查

参见表 10.5 和图 10.5。

表 10.5   疑似稳定型心绞痛患者的特殊检查

检查项目	意义	预期结果
负荷超声心动图	低成本、安全、广泛应用	陈旧性心肌梗死:局部室壁运动异常
运动试验心电图	不应用于诊断或排除稳定型心绞痛	胸痛发作时出现的相关 ST 段/T 波改变
钙评分(心脏 CT)	评分高与心血管事件发生率相关	冠状动脉内的钙与动脉粥样硬化有关
锝扫描–心肌灌注显像	可显示可逆性缺血	缺血性心肌
冠状动脉 CT 造影检查	诊断冠状动脉疾病具有高敏感性和特异性。用于排除肺栓塞和夹层	冠状动脉狭窄
冠状动脉造影	用于明确诊断,尤其是需要血运重建患者	用于记录解剖结构和狭窄
心脏 MRI	可非常详细地评估心脏功能、灌注情况及心肌存活力	冠状动脉疾病:动脉狭窄 缺血:组织灌注降低

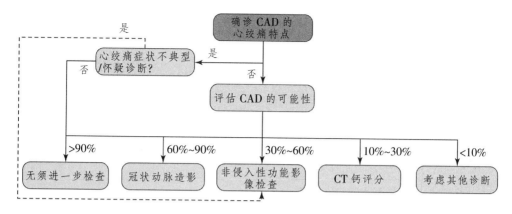

图 10.5 稳定型心绞痛的检查流程。(Source：NICE 2010. Reproduced with permission of NICE.)

10.8 治疗选择

保守治疗

保守治疗着力于改善可逆性危险因素和减缓心绞痛进程：

- 戒烟：尼古丁替代疗法。
- 饮食：地中海饮食可改善脂质代谢(框10.4)。
- 运动：有序的规划可提高运动耐力。

（参见音频 10.4，网址 www.wiley.com/go/camm/cardiology）

框 10.4 推荐稳定型心绞痛患者的日常饮食

- 盐<5g
- 纤维 30~45g
- 水果 200g(2~3 份)
- 蔬菜 200g(2~3 份)
- 酒精摄入<20g(男性)或者<10g(女性)

药物

1. 缓解症状：短效硝酸酯类(如硝酸甘油喷雾)。
2. 控制症状(按顺序尝试以下方案)：

   a. β-受体阻滞剂或钙通道阻滞剂(CCB)。

   b. β-受体阻滞剂和 CCB。

   c. 替代药物(框 10.5)。

   d. β-受体阻滞剂或 CCB+替代药物。

   注意：当患者正等待血运重建或不适合血运重建，且临床症状难以控制时方可加用第三种药物。

3. 合并症治疗。

   a. 高血压(参见第 16 章)。

   b. 糖尿病。

   c. 高脂血症(如他汀类)。

框 10.5 稳定型心绞痛患者的替代药物

1. 长效硝酸酯类：尤其是当硝酸甘油可有效缓解症状
2. 尼可地尔：其他药物禁忌时可应用
3. 雷诺嗪：可减少症状发作次数
4. 伊伐布雷定：β-受体阻滞剂禁忌时可应用

侵入性治疗

血运重建治疗(参见第 26 章)

1. 冠状动脉旁路移植术(CABG)。
2. 冠状动脉介入术(PCI)。

10.9 重要临床试验

重要试验 1

试验名称：COURAGE。

受试者：2200 例稳定型冠状动脉疾病患者。

试验组：经皮冠状动脉介入。

对照组：最佳药物单一治疗。

结果：与单独药物治疗组相比，PCI 组的死亡率和心肌梗死发生率无差异。

入选原因：强调稳定型心绞痛药物治疗优于手术干预。

参考文献：Shaw LJ，Berman DS，Maron DJ，et al. Optimal medical therapy with or without percutaneous coronary intervention to reduce ischemic burden：results from the Clinical Outcomes Utilizing Revascularization and Aggressive Drug Evaluation（COURAGE）trial nuclear substudy. Circulation. 2008；117 （10）：1283 –1291.

http://www.ncbi.nlm.nih.gov/ pubmed/18268144.

重要试验 2

试验名称：ACTION 试验。

受试者：7600 例稳定型心绞痛患者。

试验组：基础心绞痛药物治疗（β-受体阻滞剂、硝酸酯类）加用硝苯地平。

对照组：安慰剂。

结果：加用硝苯地平对主要心血管事件存活率无影响，但是应用此药安全，且能够减少行冠状动脉造影及其他介入治疗的概率。

入选原因：强调慢性稳定型心绞痛药物治疗的争议和讨论。

参考文献：Poole-Wilson PA，Lubsen J，Kirwan B，et al. Effect of long-acting nifedipine on mortality and cardiovascular morbidity in patients with stable angina requiring treatment （ACTION trial）：randomized controlled trial. http://www.ncbi.nlm.nih.gov/pubmed/?term= 15351192.

（邵青淼　刘彤　译）

指南

European Society of Cardiology. Guidelines on CVD prevention in clinical practice. 2012. http://www.escardio.org/guidelines-surveys/esc-guidelines/GuidelinesDocuments/guidelines-CVD-prevention.pdf

European Society of Cardiology. Guidelines on the management of stable coronary artery disease. 2013. http://eurheartj.oxfordjournals.org/content/34/38/2949.full.pdf

NICE. Chest pain of recent onset: Assessment and diagnosis of recent onset chest pain or discomfort of suspected cardiac origin. 2010. http://guidance.nice.org.uk/cg95

NICE. Management of stable angina. 2011. http://guidance.nice.org.uk/CG126

扩展阅读

Campeau, L. Letter: Grading of angina pectoris. Circulation. 1976;54(3):522–523. http://www.ncbi.nlm.nih.gov/pubmed/947585

Widely used, well known classification of stable angina

Pellicori P, Costanzo P, Joseph AC, et al. Medical management of stable coronary atherosclerosis. Curr Atheroscler Rep. 2013;15(4):313.

A modern review discussing the management of stable angina

第 11 章　心力衰竭

Arvind Singhal

11.1 定义

心脏结构或功能异常，导致无法输送足够的氧气来满足组织生理需求。

11.2 基本概念

参见框 11.1。

• 心排血量下降：阻止充足的含氧血液到达组织。

• Frank-Starling 机制（图 11.1）：心室扩张引起心肌收缩力增加，当心室扩张超过一定程度时，心室收缩功能降低。

• 代偿机制如下：

　a. 交感神经激活：通过增加心率和血管收缩维持灌注，但是长期会引起心肌张力和心肌代谢需求增高。

　b. 肾素–血管紧张素–醛固酮系统

（RAA）：激活引起血管收缩和液体潴留，进而导致血压升高。

框 11.1　描述心室大小/功能的常用术语

• 舒张末期容积（EDV）：心室舒张末期血容量

• 收缩末期容积（ESV）：心室收缩末期血容量

• 心搏量（SV）：心室收缩时排出的血容量。SV=EDV–ESV

• 射血分数（EF）：心室收缩时排出血容量的比例。EF=SV/EDV

• 前负荷：通过 RAA 系统引起的液体潴留增加左室舒张末期容积。

• 后负荷：增加血管收缩升高血压，但是迫使心脏对抗更大的压力实现泵血。

• 失代偿：如果不治疗，心力衰竭将导致液体潴留的恶性循环和心功能下降。

（参见音频 11.1，网址 www.wiley.com/go/camm/cardiology）

11.3 临床类型

心力衰竭可分为两类。

收缩性心力衰竭与舒张性心力衰竭

收缩功能不全

• 泵衰竭。

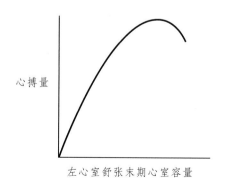

图 11.1　Frank-Starling 曲线。

（纵轴：心搏量　横轴：左心室舒张末期心室容量）

- 在收缩期,心脏不能射出充足的血液。
- 由射血分数定义。
- 又称为射血分数降低的心力衰竭(HF-REF)。

舒张功能不全

- 出现心力衰竭症状时射血分数是正常的。
- 舒张期心室充盈不充分导致心排血量不足。
- 又称为射血分数保留的心力衰竭(HF-PEF)。

左室心力衰竭与右室心力衰竭

- 根据受累的心室对心力衰竭进行分类。
- 心力衰竭常累及双心室,因为左心衰竭最常见,继而导致右心衰竭。

11.4 射血分数降低的心力衰竭

主要数据

病因:左心室(框 11.2)

1. 缺血性心脏病/陈旧性心肌梗死(参见第 9 章)。
2. 心肌病(参见第 15 章)。
3. 高血压(参见第 16 章)。
4. 瓣膜性心脏病(参见第 14 章)。
5. 心律失常(参见第 13 章)。

框 11.2　高输出量心力衰竭病因

1. 贫血
2. 甲状腺功能亢进
3. Paget 病
4. 妊娠
5. 动静脉瘘
6. 脚气病(维生素 B1 缺乏)

病因:右心室

常继发于左心衰竭。单纯右心衰竭病因包括:

1. 肺动脉高压(框 11.3)。
2. 右室缺血/梗死。
3. 三尖瓣或肺动脉瓣疾病。

框 11.3　肺动脉高压病因

1. 慢性肺疾病
2. 肺栓塞
3. 结缔组织疾病
4. 原发性肺血管功能异常

发病率

- 男性:每年 $3.6/10^4$。
- 女性:每年 $2.2/10^4$。

患病率

- 男性:$90/10^4$。
- 女性:$70/10^4$。

死亡率

- 第一年内死亡率为 30%~40%。
- 其后每年死亡率为 10%。

临床表现

参见表 11.1 和表 11.2。

鉴别诊断

常见疾病

1. COPD。
2. 贫血。
3. 慢性肾衰竭。
4. 哮喘。
5. 肺栓塞。

不常见但危重的疾病

1. 急性呼吸窘迫综合征(ARDS)。
2. 心脏压塞/缩窄性心包炎。

表 11.1 心力衰竭患者的临床表现

	左心衰竭表现	右心衰竭表现
病史	呼吸困难(主要表现,参见表 11.2)	踝部水肿
	端坐呼吸(平卧位时气促)	体重增加
	夜间阵发性呼吸困难(PND):因严重呼吸困难而憋醒	腹胀
	心悸:左室扩张致心律失常	肿胀感
	非特异症状:乏力、食欲下降、咳嗽	
检查	心动过速	颈静脉压升高
	呼吸急促	水肿
	双肺底捻发音	腹水
	心尖搏动横向移位	肝大
	肺底叩诊浊音和呼吸音降低(胸腔积液)	右室杂音(如三尖瓣反流)
	第三和(或)第四心音(奔马律)	
	杂音(继发于瓣膜病的心力衰竭或者继发于左室扩张的二尖瓣反流)	

表 11.2 心力衰竭患者的 NYHA 分级(引自 2012 年欧洲心脏病学会心力衰竭指南)

Ⅰ 级	日常体力活动不会引起呼吸急促或乏力
Ⅱ 级	休息时无自觉症状,但平时一般活动下可出现呼吸急促或乏力
Ⅲ 级	休息时无自觉症状,但小于平时一般活动即可出现呼吸急促或乏力
Ⅳ 级	休息时也可能出现症状,任何体力活动均会加重呼吸困难

不应漏诊的疾病

1. 肺纤维化。
2. 肾病综合征。

主要检查

床旁检查

参见表 11.3 和表 11.4。

表 11.3 疑似心力衰竭患者的床旁检查

检查项目	意义	预期结果
动脉血气分析	急性呼吸急促者的重要检查。根据氧分压(PaO_2)判断严重性并进行鉴别诊断,如 COPD	急性肺水肿患者 PaO_2 低
血压	高血压是心力衰竭的潜在病因和加剧心力衰竭的危险因素 低血压提示严重心力衰竭或过度治疗	高血压或低血压
心电图	可提示心力衰竭的原因。心力衰竭患者心电图往往异常	参见表 11.4

表 11.4　心力衰竭患者可能的心电图表现

心电图表现	提示疾病	意义
Q 波、T 波倒置	陈旧性心肌梗死、缺血性心脏病	二级预防,提示缺血病因
胸前导联 QRS 波振幅高	左室肥厚	提示长期高血压
不规则节律、心动过速	心律失常,如房颤、室速	如果适当,考虑抗凝 +/−转复/ICD
心动过缓	窦房结/房室结疾病,过度应用 β–受体阻滞剂	提示起搏器植入/限制 β–受体阻滞剂的应用
P 波后出现宽 QRS 波	束支传导阻滞	提示心脏收缩非同步,可植入 CRT

血液学检查

参见表 11.5 和框 11.4。

表 11.5　疑似心力衰竭患者的血液学检查

检查项目	意义	预期结果
血常规	贫血可能出现类似心力衰竭的症状,同时也可加重心力衰竭	血红蛋白降低 肾衰竭:尿素氮和肌酐升高
肾功能检查	确定基础肾功能 肾功能损害限制 ACEI/ARB 的应用,可使 MRA/利尿剂作用减小,需要加大剂量	
电解质	电解质紊乱导致心律失常 高钾血症限制 ACEI/ARB 和 MRA 的应用 低钾血症限制利尿剂的应用	高钾血症、低钾血症、低钠血症
脑钠肽(BNP)	心力衰竭的敏感标志物	未治疗的患者<100pg/mL 可排除心力衰竭,高于此水平提示一定程度的心力衰竭
肝功能检查	右心衰竭可导致充血性肝脏疾病。肝脏疾病导致体液潴留。低蛋白血症导致水肿	右心衰竭和原发性肝脏疾病可能出现低白蛋白血症,转氨酶、胆红素、碱性磷酸酶(ALP)升高
甲状腺功能检查	甲状腺疾病可能出现类似心力衰竭的症状,同时也可加重心力衰竭	甲状腺功能亢进:TSH 降低,T3、T4 升高 甲状腺功能减退:TSH 升高,T3、T4 降低
糖化血红蛋白	提示血糖控制不良	控制不良:HbA1c>48mmol/mol

框 11.4　其他导致 BNP 升高的原因

- 左心劳损:
  a. 左心室肥厚
  b. 心动过速/快速性心律失常
  c. 心肌缺血
- 右心劳损:
  a. 肺栓塞
  b. COPD
  c. 限制性肺疾病
- 其他:
  a. 脓毒症
  b. 肝硬化
  c. 糖尿病
  d. 肾衰竭

（参见音频 11.2,网址 www.wiley.com/go/camm/cardiology）

影像学检查

参见表 11.6,图 11.2 和图 11.3。

表 11.6　疑似心力衰竭患者的影像学检查

检查项目	意义	预期结果
胸部 X 线片	心力衰竭在胸部 X 线片上可有多种表现 显示不正常的肺部病理	左心衰竭的特征(参见框 11.5)
超声心动图	诊断心力衰竭时必要的明确的影像学检查	收缩功能不全:依据 LVEF 诊断 舒张功能不全:心室舒张功能受损

框 11.5　心力衰竭的胸部 X 线检查特征 (ABCDE)

- 肺泡水肿(蝙蝠翅膀样表现)
- Kerley B 线 (边缘附近小叶间隙处的短水平线)
- 心脏肥大(在胸片上心影大于胸部直径的 50%)
- 肺尖血流再分配
- 胸腔积液

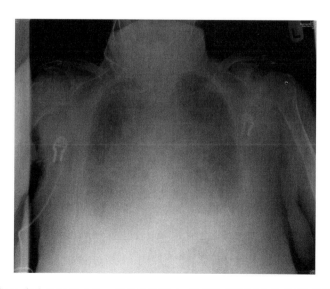

图 11.2　胸部 X 线片显示肺水肿。注意心脏肥大、双侧胸腔积液和肺门"蝙蝠翅膀样"表现。

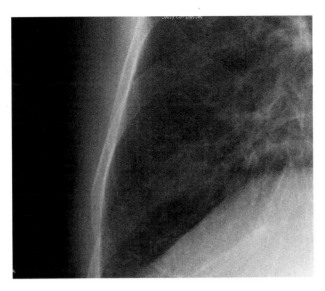

图 11.3 放大的胸部 X 线片显示 Kerley B 线。X 线片边缘可见短水平线,这是肺水肿的特征。

特殊检查

参见表 11.7。

表 11.7 疑似心力衰竭患者的特殊检查

检查项目	意义	预期结果
动态心电图	心力衰竭增加心律失常发生风险。应考虑患者是否存在高风险	异位心率、心房颤动
心脏 MRI	疑似炎性/渗出性疾病或心肌病 瘢痕组织可见延迟钆增强	MRI 特殊结果(参见第 22 章)
冠状动脉造影	疑似缺血性心脏病病因	冠状动脉狭窄
心内膜心肌活检	炎性/渗出性疾病或心肌病的组织学诊断 (参见第 15 章)	显微镜下诊断表现(参见第 15 章)

诊断流程图

参见图 11.4。

治疗选择

参见图 11.5。

保守治疗

保守治疗的目的是减少病情加重或出现并发症的危险。

1. 患者宣教。

2. 戒烟。

3. 如果酒精是可能诱因,则戒酒(例如,酒精相关性心肌病、心房颤动)。

4. 疫苗接种:
   • 每年流感疫苗接种。
   • 肺炎球菌疫苗接种(仅需一次)。

5. 限制盐和液体摄入:证据不明确。

药物治疗

药物治疗的目的是改善心力衰竭患者的症状和降低死亡率。

血管紧张素转化酶抑制剂(ACE 抑制剂)

1. 有效减少心力衰竭导致的死亡率和住院率。

2. 可用于所有收缩性心力衰竭患者(LVEF<40%)。

3. 用法:
   • 小剂量开始,缓慢滴定式增加剂量(如每 2 周剂量加倍)。
   • 监测 K^+ 和肌酐。

4. 如果不能耐受(如咳嗽),则可用血管紧张素 II 受体拮抗剂(ARB)替代。

β-受体阻滞剂

1. 减少心源性猝死的风险和心力衰竭全因死亡率。

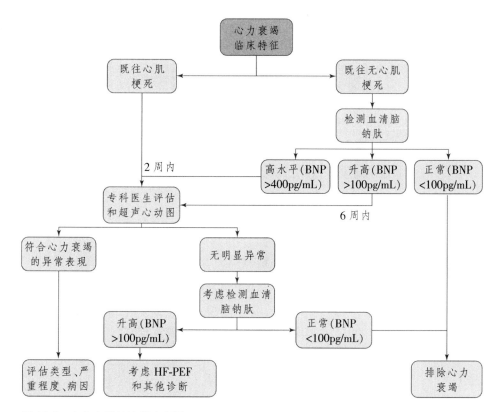

图 11.4　心力衰竭的诊断流程图。(Source:NICE 2010. Reprodnced with permission of NICE.)

2. 可用于所有收缩性心力衰竭患者 (LVEF<40%)。

3. 用法:

- 小剂量开始,缓慢滴定式增加剂量。
- 监测心率和血压。
- 注意其他减慢心率药物的应用,如非二氢吡啶类钙通道阻滞剂。

祥利尿剂

1. 液体负荷过重的对症治疗。

2. 推荐用于缓解呼吸困难和水肿, 无须考虑 LVEF。

3. 无降低死亡率获益。

4. 制订达到体液平衡的最低剂量 (患者 "干体重")。

二线药物,应在专科医生指导下应用

1. 盐皮质激素受体拮抗剂(MRA)。

2. 伊伐布雷定。

3. 肼屈嗪联用硝酸盐。

4. 地高辛。

侵入性治疗

可植入心脏复律除颤器(ICD)

- 心力衰竭增加心源性猝死风险,可能源于室性心律失常。
- 适应证,参见框 11.6。

框 11.6　心力衰竭患者 ICD 植入指征

- 一级预防:接受最佳药物治疗后仍有心力衰竭症状且 LVEF <35%
- 二级预防:室性心动过速/颤动,无须考虑 LVEF

心脏再同步治疗(CRT)

参见框 11.7。

- 束支传导阻滞导致心室收缩不同步且心排血量下降。

框 11.7　心力衰竭患者 CRT 指征

需同时满足以下两项:

- 症状性心力衰竭
- 最佳药物治疗后 LVEF<30%

且同时合并以下两项之一:

- LBBB 波形且 QRS >130ms
- RBBB 波形且 QRS >150ms

急性肺水肿

参见表 11.8。

表 11.8　急性肺水肿患者的紧急处理

类别	处理
气道	确保气道通畅
呼吸	患者保持笔直坐位
	测量血氧饱和度
	如果存在低氧血症(SaO$_2$<90%),需吸氧
	检查张力性气胸
循环	测量心率和血压
	建立静脉通路
	寻找心脏压塞体征
检查	12 导联心电图:急性心肌梗死或心律失常?
	持续心电监护
	如果存在低氧血症,行动脉血气分析
	如果病情平稳,行胸部 X 线检查
早期处理	静脉输注射利尿剂如呋塞米
	· 急性静脉扩张也有利尿作用
	· 例如,40~80mg 呋塞米静脉注射或口服常规剂量的 2.5 倍
	静脉点滴硝酸酯类(如硝酸甘油):
	· 根据收缩压滴定剂量:维持 >100mmHg
	· 血管扩张剂减轻前后负荷
	静脉输注阿片制剂(如吗啡):
	· 减轻焦虑和呼吸困难,减轻交感神经奋和静脉扩张
	· 给予止吐药(如甲氧氯普胺)

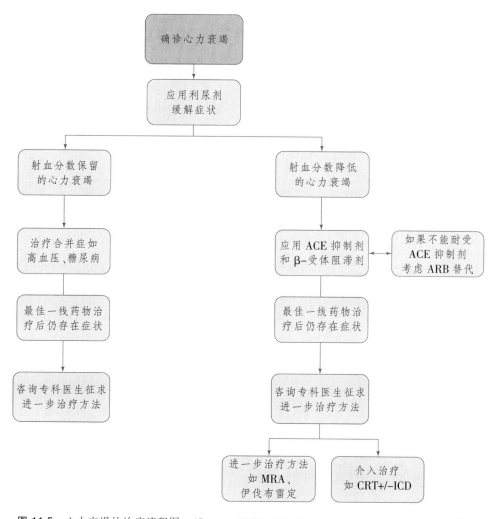

图 11.5 心力衰竭的治疗流程图。(Source：NICE 2010. Reproduced with permission of NICE.)

（参见音频 11.3 至音频 11.5，网址www.wiley.com/go/camm/cardiology）

11.5 射血分数保留心力衰竭 (HF-PEF)

主要数据

参见框 11.8。

病因

认为是左心室硬化和舒张功能受损所致。

框 11.8 射血分数保留心力衰竭的危险因素

1. 长期高血压
2. 女性
3. 左室流出道梗阻(如主动脉瓣狭窄)
4. 糖尿病
5. 老年人

发病率

- 大约占新发心力衰竭病例的 1/3。
- 70 岁以上心力衰竭患者的主要类型。

诊断

- ESC 指南标准:

  a. 典型的心力衰竭症状和体征。

  b. LVEF 正常或仅轻度降低且左心室无扩张。

  c. 结构性心脏病的证据(如左心室肥厚)和(或)心脏舒张功能不全。

- 首先排除可能的非心源性疾病,如贫血或慢性阻塞性肺疾病。

治疗

- 没有治疗可减少发病率或死亡率。
- 利尿剂可改善呼吸困难和水肿。
- 治疗危险因素和合并症,如高血压、糖尿病和缺血性心脏病。

11.6 重要临床试验

重要试验 1

试验名称:SOLVD 治疗试验。

受试者:2569 例症状性心力衰竭且 LVEF ≤35% 的患者。

试验组:常规治疗以外应用 ACE 抑制剂治疗。

对照组:常规治疗以外给予安慰剂。

结果:与对照组比较,治疗组全因死亡率相对风险减少(RRR)16%,心力衰竭死亡相对风险减少 22%。

入选原因:一个主要早期试验,证实症状性射血分数保留心力衰竭患者应用 ACE 抑制剂可改善预后。

参考文献:The SOLVD Investigators. Effect of enalapril on survival in patients with reduced left ventricular ejection fractions and congestive heart failure. N Engl J Med. 1991;325:293–302. http://www.nejm. org/doi/full/10. 1056/NEJM199108013250501.

重要试验 2

试验名称:CIBIS Ⅱ 期试验。

受试者:2647 例 NYHA Ⅲ~Ⅳ 级心力衰竭且 LVEF ≤35% 的患者。

试验组:常规治疗以外应用 β-受体阻滞剂(比索洛尔)治疗。

对照组:常规治疗以外给予安慰剂。

结果:与对照组相比,治疗组全因死亡率相对风险减少(RRR)34%,猝死相对风险减少 44%。

入选原因:一个关键性的早期试验,证实症状性射血分数减低心力衰竭患者应用 β-受体阻滞剂可显著降低死亡率。

参考文献:CIBIS-Ⅱ Investigators and Committees. The Cardiac Insufficiency Bisoprolol Study Ⅱ (CIBIS-Ⅱ):a randomised trial. Lancet. 1999;353 (9146):9–13. http://www.thelancet.com/journals/lancet/article/PⅡ S0140–6736 (98)11181–9/abstract.

重要试验 3

试验名称:EMPHASIS-HF 试验。

受试者:2737 例 NYHA Ⅱ 级心力衰竭且 LVEF≤35% 的患者。

试验组:常规治疗以外应用盐皮质激素受体拮抗剂治疗。

对照组:常规治疗以外给予安慰剂。

结果:与对照组相比,治疗组全因死亡率相对风险减少(RRR)24%,心血管死亡或心力衰竭住院率相对风险减少 37%。

入选原因:一个近期的关键性试验,证实对已应用 ACE 抑制剂和 β-受体阻滞剂的患者加用 MRA 可改善预后。

参考文献:Annad F,McMurray JJ,Krum H,et al. Eplerenone in patients with systolic heart failure and mild symptoms. N Engl J Med. 2011;364:11–21. http://www.nejm.org/doi/full/10.1056/ NEJMoa1009492.

(李颖 译)

指南

European Society of Cardiology (ESC). Guidelines for the diagnosis and treatment of acute and chronic heart failure. 2012. http://eurheartj.oxfordjournals.org/content/33/14/1787

National Institute of Health and Clinical Excellence (NICE). Management of chronic heart failure in adults in primary and secondary care. 2010. http://www.nice.org.uk/cg108

扩展阅读

Gheorghiade M, Pang PS. Acute heart failure syndromes. J Am Coll Cardiol. 2009;53(7):557–573. http://www.sciencedirect.com/science/article/pii/S0735109708037960

A review of the pathophysiology, diagnosis and management of acute heart failure.

Shchekochikhin D, Schrier RW, Lindenfeld J. Cardiorenal syndrome: pathophysiology and treatment. Curr Cardiol Rep. 2013;15(7):380. http://www.ncbi.nlm.nih.gov/pubmed/23700289

A review of the pathophysiology and approach to management of cardiorenal syndrome

Mant J, et al. Systematic review and individual patient data meta-analysis of diagnosis of heart failure, with modelling of implications of different diagnostic strategies in primary care. Health Technology Assessment 2009;13(32).

A review of the evidence of clinical examination and investigation of heart failure. This provides rationale for the NICE diagnostic algorithm of heart failure.

第 12 章　感染性心内膜炎

Nicholas Sunderland

12.1 定义

心内膜感染主要累及心脏瓣膜或其他心脏内的结构/组织(图 12.1)。

12.2 基本概念

1. 心脏瓣膜:被覆瓣膜内皮的纤维结构。

2. 内皮:内皮完整对细菌定植有抵抗力。

3. 损伤:瓣膜内皮损伤促进微生物附着(框 12.1)。

4. 一过性菌血症:感染微生物的原因(框 12.2)。

5. 病原菌特性:可降低免疫力的病原菌(例如形成生物膜),最易致病。

6. 生物膜:特定微生物产生的细胞外基质复合物(主要是多糖和蛋白)。

> **框 12.1　瓣膜内皮损伤的原因**
> 1. 医源性:来源于电极或导管
> 2. 静脉注射吸毒者反复注射毒品
> 3. 血液湍流产生的"喷射式损伤"
> 4. 慢性炎症,如风湿性心脏病
> 5. 老年性退变

> **框 12.2　一过性菌血症的原因**
> 1. 牙科操作
> 2. 有创手术(如胃肠道)
> 3. 全身性感染
> 4. 静脉药物滥用
> 5. 结肠癌(与链球菌相关)

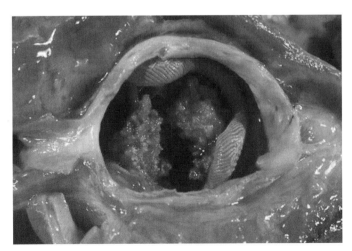

图 12.1　感染性心内膜炎所致的主动脉瓣赘生物。(Source:Mr Gopal Soppa, Academic Clinical Lecturer in Cardiothoracic Surgery,St. George's University of London.)(见彩图)

12.3　主要数据

病因

- 自体瓣膜(80%)。
- 人工瓣膜(20%)。

微生物:

1. 金黄色葡萄球菌(26%)。
2. 口腔(草绿色)链球菌(18%)。
3. 牛链球菌/马链球菌复合物(13%)。
4. 凝固酶阴性葡萄球菌(10%)。
5. 肠球菌(10%)。
6. 培养阴性心内膜炎(9%)(框12.3)。

框12.3　培养阴性心内膜炎的原因

1. HACEK 微生物:
   a. 嗜血杆菌
   b. 嗜沫杆菌(曾用名:放线杆菌)
   c. 人心杆菌
   d. 啮蚀艾肯菌
   e. 金氏杆菌
2. 其他细菌:
   a. 贝纳特立克次体
   b. 巴尔通体
   c. 布鲁菌
3. 真菌:
   a. 假丝酵母菌
   b. 曲霉菌
4. 非感染性:
   a. 利布曼-萨克斯(系统性红斑狼疮)
   b. 良性肿瘤

发病率

- 每年 $1/10^4$。

死亡率

- 住院死亡率:10%~50%(取决于致病微生物)(表12.1)。
- 5 年死亡率为40%。

表12.1　感染性心内膜炎患者预后不良的因素(依据 ESC 感染性心内膜炎指南)

类别	详细内容
患者特征	老年人
	人工瓣膜感染性心内膜炎
	糖尿病
存在感染性心内膜炎并发症	心力衰竭
	肾衰竭
	卒中
	感染性休克
微生物	金黄色葡萄球菌
	真菌
	革兰阴性杆菌
超声心动图结果	瓣周并发症
	严重的左心瓣膜反流
	左室射血分数降低
	大赘生物
	严重的人工瓣膜功能障碍

12.4　临床类型

依据感染方式

参见表12.2。

1. 医源性:
   a. 院内感染(住院>48小时起病)。
   b. 非院内感染(住院<48小时起病,来自于卫生保健设施)。
2. 社区获得性(住院<48小时出现症状和体征)。
3. 静脉药物滥用。

表 12.2 感染性心内膜炎的致病菌和感染方式(引自 http://www.nejm.org/doi/full/10.1056/NEJMcp1206782)

| 病原菌 | 总体 | 自体瓣膜(80%) | | | | 人工瓣膜(20%) | |
| | | 社区获得性(55%) | 医源性(20%) | | 药物滥用(5%) | 中期感染(2~12 个月)(5%) | 后期感染(>12 个月)(15%) |
			院内感染(15%)	非院内感染(5%)			
金黄色葡萄球菌	26%	20%~22%	44%~47%	25%~42%	68%~81%	7%	25%
凝固酶阴性葡萄球菌	10%	4%~6%	12%~15%	15%~25%	0%~3%	27%	9%
肠球菌	10%	9%	6%~14%	17%~42%	4%~5%	7%	20%
口腔链球菌	18%	26%~28%	7%~11%	0%~6%	4%~10%	7%	11%
牛链球菌	13%	10%~18%	3%	3%~8%	0%~1%	7%	9%

依据病程

1. 急性(数日)。
2. 亚急性(数周)。
3. 慢性(数月)。

  (参见音频 12.1，网址 www.wiley.com/go/camm/cardiology)

12.5 临床表现

参见表 12.3，框 12.4 和框 12.5，图 12.2 和图 12.3。

框 12.5 感染性心内膜炎诊断概要

发热伴以下二者之一怀疑为感染性心内膜炎：

- 感染性心内膜炎危险因素
- 无明显感染原因

表 12.3 感染性心内膜炎常见病程特征 [引自 Richet et al. J Antimicrob Chemother. 2008;62 (6):1434–1440]

症状/体征	急性	慢性
发热 *(80%)	√	√
新出现的杂音(48%)	√	√
栓塞现象(30%)	√	√
血尿(25%)	√	√
原有杂音加重(20%)	√	√
脾大(11%)	×	√
杵状指(10%)	√	√
甲床线性出血(8%)	√	√
Janeway 病变(5%)	√	√
Roth 斑(5%)	√	√
结膜出血(5%)	√	√
Osler 结节(<5%)	×	√

* 老年患者可能不产生发热反应。

框 12.4 感染性心内膜炎的罕见特征

- 脓肿:脑、肾、脾和脊柱
- 关节炎(游走性)
- 关节盘炎
- 心力衰竭(不能解释的)
- 脑膜炎
- 外周动脉闭塞(急性)
- 肺栓塞(脓性)
- 肾衰竭
- 卒中
- 体重减轻

图片	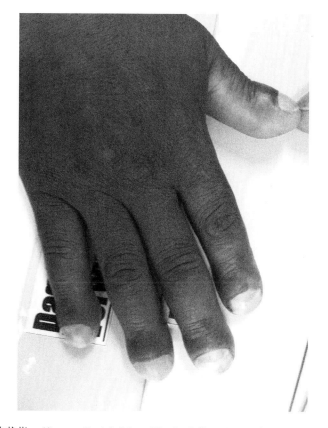		
	Janeway （手掌）	Osler 结节 （指垫）	线状出血 （甲床）
体征	Janeway 损害	Osler 结节	线状出血
部位	手掌	指腹	甲床
注释	脓性栓子导致 微脓肿形成 无痛	免疫复合物沉积导致 炎症反应 疼痛	不明确

图 12.2　感染性心内膜炎的手部体征。

图 12.3　杵状指。（Source：Patrick Jahns，King's College Hospital NHS Foundation Trust.）

并发症

参见表 12.4 和图 12.4。

表 12.4　感染性心内膜炎的并发症（引自 2009 年 ESC 感染性心内膜炎指南）

类别	详细内容
心力衰竭(60%)	肺水肿
	心源性休克
难治性感染	持续感染(>7~10 天)
	感染性休克
神经系统并发症 (20%~40%)	短暂性脑缺血发作
	无症状性脑栓塞
	脑脓肿
	真菌性动脉瘤
	脑膜炎
肾衰竭(30%)	免疫复合性肾小球肾炎
	肾梗死
	灌注不足(心力衰竭、感染性休克)
	抗生素毒性
瓣周并发症(10%~40%)	瓣周脓肿
	假性动脉瘤
	瘘管
风湿性并发症 (15%)	关节痛和关节炎
	椎间盘炎

12.6　鉴别诊断

常见疾病

1. 常见感染性疾病+不相关的杂音/血流杂音。

2. 发热待查(PUO)的原因(框 12.6)。

3. 全身性肿瘤(特别是腺癌、肉瘤)。

框 12.6　发热待查的罕见病原微生物

- 布鲁菌
- 莱姆病
- 结核
- 疟疾
- 肝炎
- 真菌

罕见但危重的疾病

淋巴瘤+良性杂音。

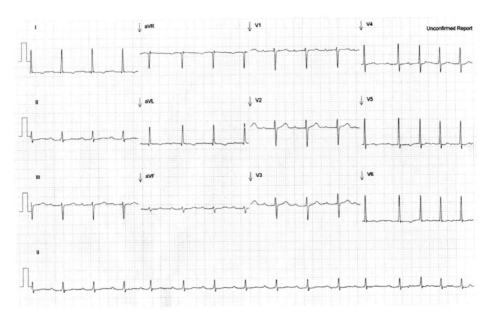

图 12.4　一度房室传导阻滞。

不应漏诊的疾病

1. 免疫系统损害情况下的罕见微生物 (培养阴性)。

2. 心房黏液瘤。

12.7　主要检查

床旁检查

参见表 12.5。

血液学检查

参见表 12.6。

表 12.5　感染性心内膜炎患者的床旁检查

检查项目	意义	预期结果
血氧饱和度	用于呼吸困难的患者	由于肺水肿而降低(瓣膜关闭不全)
心电图(每日)	瓣周脓肿扩大可影响房室结	瓣周脓肿:PR 间期延长
		冠状动脉栓塞:缺血性改变(参见第 9 章)
		心力衰竭:QRS 波增宽
血压	瓣膜关闭不全/心力衰竭影响血压	脉压增宽:主动脉瓣反流
		低血压:心力衰竭
尿液检查	肾栓塞现象	血尿

表 12.6　感染性心内膜炎患者的血液学检查

检查项目	意义	预期结果
血常规	用于筛查感染(白细胞)	50%的病例出现白细胞增多和贫血
	用于明确慢性疾病(血红蛋白)	
尿素氮和电解质	感染性心内膜炎可影响肾功能	肌酐和尿素氮升高(肾衰竭少见)
	基础:肾毒性抗生素应用	
血培养	用于明确感染,应用抗生素之前采血 三个不同外周部位的血样	如果阳性,为感染性心内膜炎提供证据,并指导治疗
		如果阴性,应重复血培养,并考虑培养阴性的原因
C 反应蛋白/血沉	用于明确感染	60%的病例升高

定期复查血常规、CRP/ESR、尿素氮和电解质以评估治疗反应,监测并发症。

影像学检查

参见表 12.7 和图 12.5。

表 12.7　感染性心内膜炎患者的影像学检查

检查项目	意义	预期结果
经胸廓超声心动图 （TTE）*	心脏结构和功能评估 首选检查，但不能排除感染性心内膜炎	赘生物、瓣膜反流、瓣周脓肿、人工瓣膜 穿孔、假性动脉瘤、瘘管
经食管超声心动图 （TOE）*	相比 TTE，敏感性和特异性更高 用于疑似感染性心内膜炎的所有患者的 最好方法	同上
心脏/头颅 CT	检查感染性心内膜炎并发症。用于发现 脑梗死或感染性并发症	卒中、真菌性动脉瘤、心脏内脓肿

* 首次检查结果为阴性但临床仍怀疑为感染性心内膜炎的患者 7~10 天内复查 TTE/TOE。

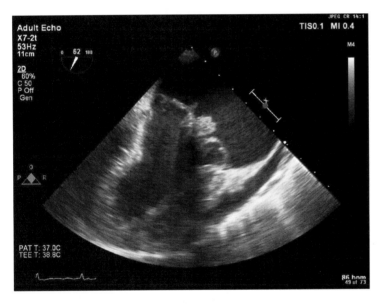

图 12.5　经胸超声心动图显示二尖瓣赘生物。

特殊检查

参见表 12.8 和表 12.9。

表 12.8　感染性心内膜炎患者的特殊检查

检查项目	意义	预期结果
血清学检查	此方法可用于诊断不常见/培养阴性的感 染性心内膜炎	巴尔通体、贝纳特立克次体、布鲁菌可能 为阳性
抗核抗体	风湿性疾病会导致类似感染性心内膜炎的 发热	多种风湿性疾病为阳性

表 12.9 感染性心内膜炎的 Duke 诊断标准(修正版)[引自 Li et al.Clin Infect Dis.2000;30(4):633-638]

主要标准	微生物:
	• 典型微生物二次血培养阳性
	• 持续血培养阳性
	• 贝纳特立克次体一次血培养/血清 IgG 阳性
	心内膜:
	• 赘生物、脓肿、新发的人工瓣膜穿孔
	• 新发的瓣膜反流
次要标准	易感因素:
	• 基础心脏病/瓣膜置换
	• 静脉药物滥用
	免疫学征象:
	• 肾小球肾炎
	• Osler 结节
	• Roth 斑
	• 风湿热
	发热>38℃
	血管征象:
	• 大动脉栓塞
	• 脓性肺梗死
	• 真菌性动脉瘤
	• 颅内出血
	• 结膜出血
	• Janeway 病变
	微生物证据:
	• 血培养阳性但不符合主要临床标准
	• 符合感染性心内膜炎的活动性致病微生物感染的血清学证据
确定诊断	2 项主要标准、1 项主要和 3 项次要标准或 5 项次要标准
疑似诊断	1 项主要和 1 项次要标准或 3 项次要标准
排除诊断	• 确定其他诊断
	• 抗生素治疗≤4 天,疑似感染性心内膜炎表现完全缓解
	• 抗生素治疗≤4 天且无手术/活检的感染性心内膜炎病理学证据
	• 未达到疑似感染性心内膜炎的诊断标准

12.8 治疗选择

治疗应包括心脏内科、心脏外科和感染性疾病专业多学科团队。

保守治疗

支持治疗、液体和营养支持是关键措施。

药物治疗

经验性抗生素治疗

参见表 12.10。

表 12.10 感染性心内膜炎的经验性抗生素治疗 (引自 ESC IE Guidelines，2009)，参考当地指南

抗生素	给药方式	用药时间(周)
自体瓣膜或人工瓣膜(术后≥12个月)		
氨苄西林–舒巴坦 或	静脉输注	4~6
复合阿莫西林–克拉维酸+庆大霉素 或	静脉输注	4~6
万古霉素	静脉输注	4~6
+庆大霉素	静脉输注或口服	4~6
+环丙沙星		
人工瓣膜(早期，术后<12个月)		
万古霉素	静脉输注	6
+庆大霉素	静脉输注	2
+利福平	口服	6

特殊抗生素治疗

• 行抗生素敏感性分析以确定长期治疗。

• 讨论微生物/感染性疾病的长期治疗。

• 包含与其他相关专业相关的并发症。

抗凝治疗

既往已应用抗栓治疗且无出血并发症的患者通常继续应用，同时接受抗感染治疗。感染性心内膜炎本身不是抗凝治疗的指征(表 12.11)。

预防

对于既往存在感染性心内膜炎或存在感染性心内膜炎的危险因素的患者不再常规推荐预防性应用抗生素。

(参见音频 12.2，网址 www.wiley.com/go/cam/cardiology)

侵入性治疗

参见表 12.12。

(参见音频 12.3，网址 www.wiley.com/go/camm/cardiology)

表 12.11 感染性心内膜炎抗血小板/抗凝治疗的应用(引自 ESC IE Guidelines，2009)

患者/情况	处理
目前未服用阿司匹林	无需抗血小板药物
目前因其他指征服用阿司匹林	如无出血，继续服用阿司匹林
缺血性和非出血性卒中并发症，已应用口服抗凝药物	应用肝素替代抗凝药物治疗 2 周

表 12.12 左心自体瓣膜感染性心内膜炎的手术时机。急诊=24 小时内，次急诊=数天，择期=1~2 周抗生素治疗后(引自 ESC IE Guidelines，2009)

	指征	手术时机
心力衰竭	难治性肺水肿/心源性休克	急诊
	严重的急性反流/梗阻，持续性心力衰竭/血流动力学不稳定	次急诊
	严重的反流，内科治疗容易控制的心力衰竭	择期
难治性感染	难治性局部感染(脓肿、瓣膜穿孔、动脉瘤)	次急诊
	持续发热，血培养阳性>5~7 天	次急诊
	真菌或多药耐药病原菌	择期
预防栓塞	一个或多个栓塞事件后出现大赘生物(长度>10mm)	次急诊
	大赘生物(长度>10mm)合并其他不良预后因素(心力衰竭、持续感染或脓肿)	次急诊
	巨大赘生物(>15mm)：如果保留自体瓣膜可行，手术治疗首选	次急诊

12.9　重要临床试验

重要试验 1

试验名称：感染性心内膜炎早期手术与常规治疗的比较。

受试者：76 例左心感染性心内膜炎、严重瓣膜疾病及大赘生物，而无急诊手术指征的患者。

试验组：早期手术(48 小时内)。

对照组：常规治疗。

结果：手术减少栓塞事件(3% 比 23%)。

入选原因：栓塞事件是致命的,尤其是卒中。由于手术可以获益,识别栓塞风险最大的患者极为重要。

参考文献：Kang D-H,Kim Y-J,Kim S-H,et al. Early surgery versus conventional treatment for infective endocarditis. N Engl J Med. 2012;366:2466−2473. http://www.ncbi.nlm.nih.gov/pubmed /22738096.

重要试验 2

试验名称：阿司匹林对感染性心内膜炎栓塞事件风险的影响。

受试者：115 例自体瓣膜或人工瓣膜感染性心内膜炎,而无阿司匹林禁忌证的患者。

试验组：阿司匹林(325mg/d)应用 4 周。

对照组：安慰剂。

结果：阿司匹林组与安慰剂组的栓塞事件发生率无显著性差异(28% 比 20%)。

入选原因：感染性心内膜炎不是应用阿司匹林的明确指征。

参考文献 (包括 URL)：Chan KL,Dumesnil JG,Cujec B,et al. A randomized trial of aspirin on the risk of embolic events in patients with infective endocarditis. J Am Coll Cardiol 2003;42:775−780. http://www.ncbi.nlm.nih.gov/pubmed/12957419.

(李颖　译)

指南

European Society of Cardiology. Guidelines on the prevention, diagnosis, and treatment of infective endocarditis (new version 2009). 2009. http://www.ncbi.nlm.nih.gov/pubmed/19713420

National Institute for Health and Clinical Excellence. Prophylaxis against infective endocarditis: antimicrobial prophylaxis against infective endocarditis in adults and children undergoing interventional procedures. 2008. http://www.nice.org.uk/nicemedia/pdf/CG64NICEguidance.pdf

扩展阅读

Hoen B, Duval X. Clinical practice. Infective endocarditis. N Engl J Med. 2013;368(15):1425–1433. http://www.nejm.org/doi/full/10.1056/NEJMcp1206782.
A comprehensive review of infective endocarditis published in the New England Journal of Medicine.

Li JS, Sexton DJ, Mick N, et al. Proposed modifications to the Duke criteria for the diagnosis of infective endocarditis. Clin Infect Dis 2000;30:633–8. http://www.ncbi.nlm.nih.gov/pubmed/10770721.
Modifications to the Duke criteria.

第 13 章　心律失常

Christian F. Camm

13.1 定义

心脏出现异常电活动的一组症候群。

13.2 基本概念

- 心动过缓：心率慢(<60 次/分)。
- 心动过速：心率快(>100 次/分)。
- 折返回路：去极化通过异常传导通路(如一个旁路)进行传导，使心脏区域反复发生去极化(图 13.1)。
- 自律性：心肌细胞能够自发产生电脉冲的特性。异常的自主节律会导致异位心律(异位搏动)，并且可以出现在心脏的任何位置。

13.3 临床类型

心房

- 心房颤动。
- 心房扑动。
- 房性心动过速。

房室结

- 房室折返性心动过速(AVRT)。
- 房室结折返性心动过速(AVNRT)。

心室

- 室性心动过速。
- 室颤。

13.4 心房颤动

主要数据

参见图 13.2。

定义

因不协调的心房激动导致心房机械性功能降低的心律失常。

病因

常见疾病：

1. 高血压。
2. 缺血性心脏病。

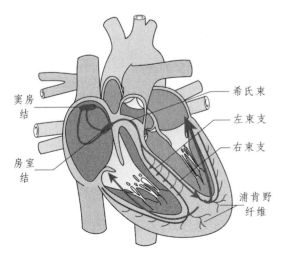

窦房结
希氏束
左束支
右束支
房室结
浦肯野纤维

图 13.1　心脏的正常传导通路。

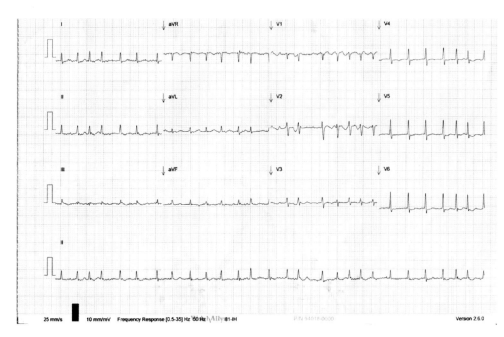

图 13.2　12 导联心电图显示心房颤动。

3. 心力衰竭。

4. 瓣膜性心脏病(如风湿性心脏病)。

5. 特发性/孤立性房颤。

不应遗漏的疾病：

1. 甲状腺疾病。

2. 肺炎/感染。

3. 酒精引起的房颤。

4. 脓毒症。

发病率

- 随年龄增长而上升。

- <50 岁：$5/10^4$ 人/年。

- >85 岁：$200/10^4$ 人/年。

患病率

总患病率为 $200/10^4$ 人。

- <60 岁：$70/10^4$ 人。

- >85 岁：$1000/10^4$ 人。

死亡率

- 直接由房颤引起的死亡人数有限。

- 总体：与同龄对照组相比,死亡率增加两倍。

- 卒中：房颤的主要风险是心房血栓形成,进而导致系统性血栓栓塞(框 13.1)。

- 心力衰竭：心力衰竭发生率增加两倍。

框 13.1　房颤的血栓形成

血栓形成与 Virchow 三联征有关,而 Virchow 三联征均受房颤的影响

1. 血流动力学：左心房和左心耳淤血

2. 内皮细胞：心房内皮细胞受损导致胶原暴露,引发凝血级联反应

3. 高凝：血小板的激活增加以及 IX 和 X 因子异常

病理生理学

1. 心房压力增高：心房内压力增高与心腔内压力上升或流出道梗阻(如二尖瓣狭窄)相伴出现。导致心腔内压力升高的最常见原因是系统性高血压。

2. 心房扩大：由心房内压升高和异位通

路形成增多所致。

3. 触发：在肺静脉内的异位心房组织反复触发心脏除极。

4. 心房纤维化：由缺血、年龄增加和持续性心房扩张所致。纤维化程度不同导致心房各处不应期长短不一。

临床类型

房颤类型主要是根据心律失常的持续时间和转复窦律的能力进行划分的。

1. 阵发性：不经干预可以自行转复窦律。

2. 持续性：适当的人为干预后可以转复窦律。

3. 长期持续性：心律失常已持续超过 1 年。

4. 永久性：人为干预无法转复窦律或无转复意愿。

临床表现

房颤往往是无症状的。也可能只表现为不规则的心动过速（表 13.1）。

鉴别诊断

目前，房颤仍然是导致心律不齐的最常见原因，较易鉴别。

表 13.1　房颤的临床表现

类型	症状	体征	急性发病	慢性起病
心律失常	心悸	脉搏不齐 心动过速	是	是
心力衰竭	呼吸困难 端坐呼吸 乏力	外周水肿	是	是
缺血 血栓栓塞	胸痛 神经系统改变 肢体疼痛 腹痛	四肢湿冷、盗汗 局灶性神经改变 四肢冰冷、苍白	是 是	是 否

常见疾病

1. 异位起搏（心房或心室起源）。

2. 伴有变异性阻滞的心房扑动。

3. 多源性房性心动过速。

危重疾病

Wolff-Parkinson-White 综合征（WPW）：如果伴发房颤，可以导致"预激 AF"；是一种不规则的广泛复杂性心动过速，十分危险。

主要检查

床旁检查

参见表 13.2。

表 13.2　房颤患者的床旁检查

检查项目	意义	预期结果
血氧饱和度 心电图	对于任何呼吸困难的患者均有用 对任何心律失常均重要	当房颤并发由心力衰竭所致肺水肿时，可能会降低 心室除极节律不规则是重要特征。P 波消失（参见图 13.2）
血压	高血压是导致房颤的原因之一	可能升高，然而高血压极为常见，因此不能排除其他病因

血液学检查

参见表 13.3。

表 13.3　房颤患者的血液学检查

检查项目	意义	预期结果
全血细胞计数	贫血会使心脏对各器官灌注量增加,进而导致心力衰竭症状加重	血红蛋白降低
凝血功能	许多房颤患者需要抗凝	房颤患者应用华法林需要将 INR 维持在 2~3。在患者口服新型抗凝药期间,INR 不是一个衡量凝血情况的可靠指标
甲状腺功能	在导致房颤的病因中,甲状腺功能亢进并不是常见病因,但却十分重要	甲状腺功能亢进患者:T3/T4 升高,TSH 可能会降低
肌钙蛋白	心肌损伤的标志物 心肌梗死是新发房颤的重要原因之一 房颤伴快速心室率可能会导致心肌梗死	可能会升高

影像学检查

参见表 13.4。

表 13.4　房颤患者的影像学检查

检查项目	意义	预期结果
胸部 X 线片	可能观察到心脏疾病的证据	心力衰竭的体征(参见第 11 章) 瓣膜钙化
经胸超声心动图	可能证明房颤的发生是由器质性病变导致	器质性改变,如肥厚型梗阻性心肌病或瓣膜病 可能导致左室功能减退
经食管超声心动图	如果房颤持续时间>48 小时,在心脏转复前,可以通过该检查排除心房血栓形成	左心房/心耳出现血栓

特殊检查

参见表 13.5。

表 13.5　房颤患者的特殊检查

检查项目	意义	预期结果
24 小时 Holter 监测	提供有关房颤的负荷/持续时间和更多确诊信息	与十二导联心电图的结果一致

治疗选择

参见框13.2。

保守治疗

保守治疗包括避免已知的诱发因素,且每名患者都应该实施。

框13.2 房颤的触发因素

1. 肥胖

2. 酒精

3. 咖啡因

4. 精神压力

5. 睡眠呼吸暂停综合征

6. 运动

药物治疗

病因治疗:

1. 高血压。

2. 甲状腺功能不全。

3. 体重增加。

药物转复:转复窦律是理想的治疗方案,所有近期新发的房颤患者均应尝试。可以用如下药物进行心脏转复:

1. 弗卡尼/普罗帕酮,有器质性心脏病者禁用。

2. 胺碘酮。

控制心率:老年患者以及长期房颤且难以转复的患者应该考虑。选择药物包括:

1. β-受体阻滞剂。

2. 钙通道阻滞剂。

3. 胺碘酮。

4. 地高辛,仅用于久坐少动患者的单一疗法。

节律控制:在年轻患者以及阵发性房颤患者中,心脏转复后维持窦性节律(节律控制)。一线药物选择如下。

1. 弗卡因:初始剂量为50mg,每日两次。

2. 索他洛尔:初始剂量为40mg,每日两次。

3. 胺碘酮:参见框13.3。

4. 决奈达隆:初始剂量为400mg,每日两次。

框13.3 胺碘酮剂量

- 第一周:200mg,每日三次
- 第二周:200mg,每日两次
- 维持剂量:200mg,每日一次

任何特殊药物的选择都要根据病情的严重程度和其他因素决定(图13.3)。

侵入性治疗

侵入性治疗包括使用电复律的方式使患者恢复窦性节律(直流电复律),以及预防房颤复发的处理。

转复窦性心律——直流电复律:

1. 在全身麻醉(需要麻醉师)或镇静情况下进行。

2. 经食管超声心动图检查或者抗凝治疗3周,以排除心房血栓。

3. 能量水平

   a. 单相:第一次200J电击,随后360J进行电击。

   b. 双相:第一次150J电击,随后200J进行电击。

预防后续事件的发生——肺静脉隔离(PVI)消融治疗:

- 电消融过程(详见第29章)。

辅助治疗

许多房颤患者需要抗凝治疗。然而,由于出血风险增加,因此要根据血栓栓塞风险分级进行治疗。

参见表13.6和表13.7。

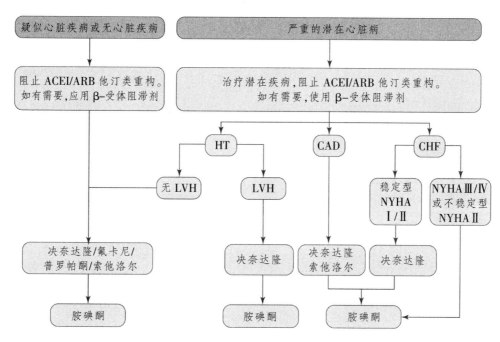

图 13.3　欧洲心脏病协会的节律控制流程图。

表 13.6　CHA₂DS₂VASc 评分，用于评估房颤患者血栓形成的风险

字母	内容	评分
C	充血性心力衰竭	1
H	高血压（收缩压>140mmHg）	1
A	年龄≥75 岁	2
D	糖尿病	1
S	卒中/短暂性脑缺血发作	2
V	血管性疾病	1
A	年龄在 65~74 岁	1
Sc	性别分类=女性	1

表 13.7　HAS-BLED 评分，用于评估房颤患者出血的风险

字母	内容	评分
H	高血压	1
A	肝功能/肾功能异常（每项 1 分）	1
S	卒中	1
B	出血史	1
L	INR 不稳定	1
E	老年人（>65 岁）	1
D	药物/酒精（每项 1 分）	1

治疗选择包括：

• 低血栓形成风险（CHA₂DS₂VASc=0）：不需要进行抗凝治疗。

• 中度血栓形成风险（CHA₂DS₂VASc=1）：应该考虑抗凝治疗。

• 高血栓形成风险（CHA₂DS₂VASc≥2）：

华法林（目标 INR 控制在 2~3）或新型口服抗凝药如达比加群（表 13.8）参见第 36 章。

预防房颤患者血栓形成，单用抗血小板药物如阿司匹林是不恰当或无效的。

（参见音频 13.1 网址 www.wiley.com/go/camm/cardiology）

表 13.8 新型口服抗凝药

药物名称	靶点	标准剂量	半衰期	代谢/排泄方式
达比加群	Ⅱa 因子	150mg 每日两次	12~17 小时	80% 经尿液
利伐沙班	Xa 因子	20mg 每日一次	7~11 小时	66% 经肝脏
阿哌沙班	Xa 因子	5mg 每日两次	12 小时	75% 经胆汁

13.5 心房扑动

心房扑动与心房颤动有许多相似之处，二者可在同一患者中出现。因此，两者在症状、检查和治疗中都很类似。本节仅对心房颤动与心房扑动的不同点进行描述，其他内容请参考第 13.4 节"心房颤动"。

主要数据

参见图 13.4。

定义

心房扑动是一种频率约为 300 次/分心房激动规律的心律失常。经房室结以不同的传导方式传至心室。

病因

病因与房颤相同。

发病率

- <60 岁：$1/10^4$ 人/年。
- >60 岁：$50/10^4$ 人/年。

患病率

急性和阵发性房扑的患病率难以计算。

死亡率

与房颤一致。

病理生理学

1. 折返回路：在心房内形成回路，导致快速且规律的心房除极。心房扑动期间，心房除极的速度达到每分钟 300 次。

2. 发生部位：折返回路往往出现在右心房，并向逆时针方向传导，通常累及下腔静脉和三尖瓣间的一部分心房组织。

3. 房室传导阻滞：房室结（AVN）将大部分的心房除极阻滞，进而导致心室除极速度减慢。

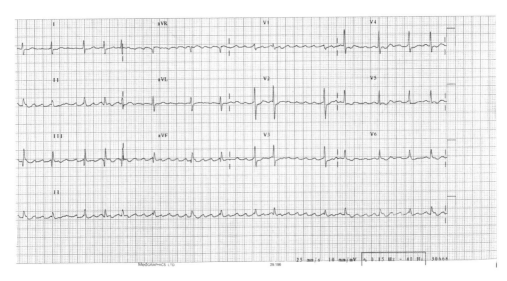

图 13.4 12 导联心电图显示心房扑动。

临床类型

常见的扑动

- 逆时针大折返(90%)。
- Ⅱ、Ⅲ、aVF 导联扑动波倒置,V1 导联直立。

不常见扑动

- 大的顺时针折返回路(10%)。
- 扑动波在 Ⅱ、Ⅲ、aVF 导联直立,在 V1 导联倒置。

临床表现

虽然脉搏规律,但临床表现与房颤相似。

鉴别诊断

1. 局灶性房性心动过速。
2. 房室结折返性心动过速。
3. 房室折返性心动过速。

主要检查

关于房颤的检查。具体的心电图表现包括:

- "锯齿状"F 波表示心房除极波。
- 心室除极与心房除极可能为 1:1 的关系。然而,更常见的是每次心室激动对应 2~4 次心房除极。
- 偶尔出现多变的房室传导阻滞导致心室除极节律不规律。

治疗选择

- 与房颤的治疗原则一致。
- 然而,肺静脉电隔离消融不常用于治疗心房扑动。对下腔静脉瓣峡部进行消融可以避免房扑的发作。

13.6 阵发性室上性心动过速

主要数据

参见图 13.5。

定义

一种非房颤或房扑的,源于房室结或房室结上的快速性心律失常。

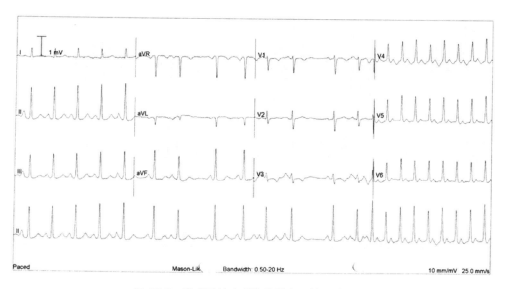

图 13.5 患者开始出现阵发性室上性心动过速。

病因

通常见于健康的年轻人。折返回路通常从出生就存在,直到成年开始变得明显。

发病率

- $5/10^4$ 人/年。

患病率

- $22/10^4$。

死亡率

如果治疗得当,死亡率很低。

临床类型

参见框 13.4。

房室结折返性心动过速(AVNRT)

折返回路位于房室结内,并且有两种不同的传导通路。

1. 快通路:传导速度快,不应期长。
2. 慢通路:传导速度慢,不应期短。

房室折返性心动过速

折返回路通过旁路将心房与心室相连,与房室结共同组成传导通路。

框 13.4　室上性心律失常的其他分型
- 窦性心动过速
- 局灶性房性心动过速
- 多灶性房性心动过速

临床表现

参见表 13.9。

鉴别诊断

常见疾病

1. 心房扑动。
2. 房性心动过速。

危重疾病

室性心动过速。

主要检查

床旁检查

参见表 13.10。

表 13.9　室上性心律失常的临床表现

类型	症状	体征	急性发病	慢性起病
心律失常	心悸	节律整齐的心动过速	是	否
心力衰竭	呼吸困难 端坐呼吸 疲劳	外周水肿	是	否
缺血	胸痛	出汗 恶心	是	否
心排血量减少	晕厥 晕厥前	低血压	是	否

表 13.10　室上性心动过速患者的床旁检查

检查项目	意义	预期结果
血氧饱和度	对任何呼吸困难的患者均有用	如果因心动过速导致心排血量降低造成肺水肿,可能会降低
心电图(参见图 13.5)	对任何心律失常均重要	发作时,出现规律而窄的 QRS 波

血液学检查

参见表 13.11。

表 13.11　室上性心动过速患者的血液学检查

检查项目	意义	预期结果
全血细胞计数	贫血会使心脏对各器官灌注量增加,进而导致心力衰竭症状加重	血红蛋白降低
肌钙蛋白	心脏损伤的标志物。如果患者主诉胸痛,应考虑检查;心率过快可能会导致梗死的发生	可能会升高
甲状腺功能	甲状腺功能亢进虽然不是一个常见病因,但却是室上性心动过速的一个重要诱发因素	甲亢患者:T3/T4 升高,TSH 可能会降低

影像学检查

参见表 13.12。

表 13.12　室上性心动过速患者的影像学检查

检查项目	意义	预期结果
胸部 X 线片	可能观察到心脏疾病的证据	心力衰竭的指征(参见第 11 章) 瓣膜钙化
经胸超声心动图	可能发现结构性异常,其是旁路存在的原因	Ebstein 畸形(参见框 13.5) 肥厚型心肌病

框 13.5　Ebstein 畸形

- 先天性心脏缺陷
- 三尖瓣隔叶向右心室心尖部移位
- 主动脉扩张
- 与 Wolff-Parkinson-White 综合征有关

特殊检查

参见表 13.15。

表 13.13　室上性心动过速患者的特殊检查

检查项目	意义	预期结果
24 小时 Holter 监测	提供室上性心动过速发作/持续时间的评估并进一步确诊	与 12 导联心电图的结果一致

治疗选择

保守治疗

在进一步介入治疗前应该给予保守治疗。手段包括:

1. 观察:如果心律失常发作不频繁且患者耐受性良好。但不适用于合并预激的患者。

2. 迷走神经刺激:通过刺激迷走神经减慢经房室结的传导。刺激包括:

    a. Valsalva 动作。

    b. 颈动脉窦按摩。

    c. 将头浸于冷水中。

（参见音频 13.2,网址 www.wiley.com/go/camm/cardiology）

药物治疗

在终止室上性心动过速时可以考虑药物治疗。其目的是阻断经房室结的传导以及干扰折返通路。

腺苷:静脉快速给药。需要建立开放良好的大静脉通道。应该告知患者注射时可能感受到短暂的冲击和胸痛。

对于需要长期治疗的患者,应该使用口服药。

1. β-受体阻滞剂:初始剂量为 50mg,每日两次。预防复发作用优于终止室上性心动过速。

2. 弗卡尼:初始剂量为 50mg,每日两次。

侵入性治疗

1. 直流电复律:由于大多数患者经药物治疗有效,所以并不常用。快速性心动过速伴血压下降时,应作为首选。通常在全身麻醉下进行。

2. 射频消融:在预防复发方面,成功率为 95%。

13.7 室性心动过速

主要数据

参见图 13.6。

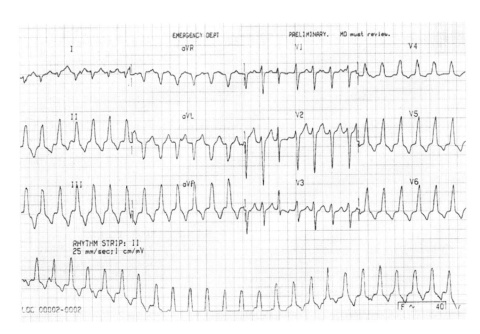

图 13.6　12 导联心电图显示室性心动过速。

定义

- 室性心动过速：一种不依赖于心房和房室结传导，同时出现连续 3 个或 3 个以上的来源于心室的心动过速(框 13.6)。
- 尖端扭转性室性心动过速：伴有 QRS 波特征性改变的一种多形性室性心动过速。
- 心室扑动：一种起源于心室，在 QRS 波之间没有等电位线的单一规律的心律失常。

框 13.6　室性心动过速中的专业术语

- 加速性心室自主节律：心室率低于 100 次/分
- 持续性室性心动过速：室性心动过速持续时间超过 30 秒
- 单一形：QRS 波呈现单一形态
- 复合单一形：在不同阶段，QRS 波呈现出不止一种形态
- 多形性：在同一时期，QRS 波呈现出不止一种形态，但不发生持续性改变
- 多态性：发作时，QRS 波的形态一直发生改变

病因

1. 陈旧性心肌梗死。
2. 器质性病因：
    a. 非缺血性心肌病。
    b. 浸润性疾病(如结节病、淀粉样蛋白沉积)。
    c. 致心律失常性右室心肌病。
3. 遗传性离子通道异常：
    a. 长 QT 综合征。
    b. Brugada 综合征。
4. 药物(表 13.14)。
5. 电解质紊乱(框 13.7)。
6. 感染：
    a. 病毒性心肌炎。
    b. 美洲锥虫病。
    c. 莱姆病。
7. 其他：

　　a. 张力性气胸。
　　b. 心脏压塞。
　　c. 肺栓塞。

框 13.7　电解质紊乱诱发室性心动过速

- 高钾血症
- 低钾血症
- 低镁血症
- 低钙血症

表 13.14　引起 QT 间期延长的药物(www.credi-blemeds.org)

药物种类	具体药物
抗心律失常	胺碘酮
	丙吡胺
	多非利特
	伊布利特
	普鲁卡因胺
	奎尼丁
	索他洛尔
抗生素	氯喹
	克拉霉素
	红霉素
	氯氟菲醇
	潘他米丁
	司帕沙星
抗精神病药物	氯丙嗪
	氟哌啶醇
	美索达嗪
	匹莫奇特
	硫利达嗪
止吐药	多潘立酮
	氟哌利多
抗组胺药	特非那定
	阿司咪唑
	苯海拉明
钙通道阻滞剂	苄普地尔
	利多氟嗪
鸦片制剂	美沙酮
	左旋美沙酮

发病率

由于与室颤之间存在重叠且心律失常致猝死率极高，所以关于室性心动过速的流行病学统计结果并不精确。以下只是对发病率的粗略估计。

- 猝死率：5.3/10⁴ 人/年。

患病率

由于持续性室性心动过速是一种急性发作情况，所以患病率无法精确统计。

- 非持续性室性心动过速：200/10⁴ 人。

死亡率

室性心动过速的死亡率很高（伴发室颤），绝大多数心脏猝死患者是死于该病。

病理生理学

室性心动过速可能由以下机制造成：

1. 折返回路：瘢痕组织可形成折返回路，并造成心动过速的发生。

2. 局灶点：心室的某一区域可作为除极的局灶点。

3. 电异常：离子通道或电解质紊乱引起心室内的电生理改变（如 Brugada 综合征或者长 QT 综合征），使除极更加容易。

临床类型

根据 QRS 波群的振幅和形态，可以将室性心动过速分为以下类型。

- 单一形：所有 QRS 波群振幅和形态均相同；表现出一个稳定的除极化模式。

- 多态性：QRS 波群的振幅和形态多变，表明除极部位和异常的除极化模式不断变化。

室性心动过速也可以根据患者的临床情况进行分类。

血流动力学变化

- 室性心动过速导致心室率过快并出现心室的无效收缩。

- 这阻碍了许多患者心脏的正常输出。

- 患者可能会出现脉搏缺失和(或)血压降低。

无血流动力学变化

- 对于偶发的室性心动过速，机体可以维持充足的心脏输出，因此不会出现低血压。

临床表现

参见表 13.15。

鉴别诊断

1. 伴束支传导阻滞的室上性心动过速。

2. 兴奋性房性心动过速或房颤。

3. 高钾血症。

这些是导致宽 QRS 波性心动过速的其他原因。然而，宽 QRS 波性心动过速首先应该按照室性心动过速进行治疗。

主要检查

虽然一些检查对于室性心动过速非常重要，但不能因此延误治疗。如果存在血流动力学障碍，应按医院的操作规程进行心脏停搏前期处理。

表 13.15 室性心动过速的临床表现

类型	症状	体征	急性发病	慢性起病
血流动力学障碍	意识降低	脉率减慢低血压	是	否
心律失常	心悸	脉率增快	是	是
缺血	胸痛	出汗恶心	是	否

床旁检查

参见表 13.16。

表 13.16　室性心动过速患者的床旁检查

检查项目	意义	预期结果
血氧饱和度	所有心脏停搏期的患者均应进行	可能会降低
心电图	对所有心律失常都很重要。心律失常消失后,需重复心电图检查,以查明导致心律失常的潜在原因	伴宽大畸形 QRS 波的心动过速 心律失常后心电图出现病理性 Q 波,提示陈旧性心肌梗死或 QT 间期延长
血压	血流动力学障碍评估	如果存在血流动力学障碍,血压会降低

血液学检查

参见表 13.17。

表 13.17　室性心动过速患者的血液学检查

检查项目	意义	预期结果
电解质	电解质紊乱是室性心动过速的可逆因素	高/低钾血症 低镁血症 低钙血症
肌钙蛋白	心肌损伤标志物。心肌梗死是新发室性心动过速的一个重要原因 快速的室性心动过速会导致心肌梗死	心肌梗死:升高

影像学检查

参见表 13.18。

表 13.18　室性心动过速患者的影像学检查

检查项目	意义	预期结果
胸部 X 线片	可能会显示张力性气胸	周边没有肺纹理
经胸超声心动图	可能会显示心脏压塞	然而,没必要行胸部 X 线检查去确定 梗死:局部心室壁运动异常 压塞:心包积液压迫心脏

特殊检查

特殊检查对患有慢性室性心动过速患者可能会有用(表 13.19)。

治疗选择

如果患者存在血流动力学障碍或脉搏消失,应该遵从医院的诊疗规程分别对心脏停搏前和心脏停搏患者进行处理。可能需要直流电复律。

保守治疗

室性心动过速患者发作期间可能会有心源性猝死或紧急血流动力学障碍的风险,因此保守治疗往往并不适宜。

药物治疗

对于病情稳定的患者,药物治疗是有效的。控制心脏节律的药物选择包括:

1. 利多卡因:1.5mg/kg,给药时长超过 10 分钟,有一定的作用。同时也有副作用。

2. 胺碘酮:经中央静脉给予 300mg,给药时长超过 30 分钟,随后给予 900mg,给药时长超过 24 小时。

如果没有结构性心脏异常的患者发生室性心动过速,可以考虑长期应用药物,可以选用 β–受体阻滞剂。

侵入性治疗

• 直流电复律:如果病情不稳定或者药物治疗失败,可选用此法将患者转复窦律。

• 描记和消融:室性心动过速的病灶点可以用电生理描记的方法进行构建(表 13.19)。如果发现局灶点,应考虑进行消融。

13.8 其他应该注意的心律失常

多源性房性心动过速

• 不规则的心动过速:有 3 个或更多不同波形的 P 波。

• 最常见的原因是肺部疾病,然而,电解质紊乱和地高辛的毒性作用也是公认的病因。

• 治疗包括基础疾病的治疗和应用钙通道阻滞剂。

• 心脏节律转复或消融毫无作用。

室性颤动

• 不协调的电活动阻碍心室的收缩过程。

• 机制尚不清楚,但可能与折返回路或局灶机制有关。

• 紧急情况下,应该立即拨打心脏停搏急救电话。

• 应该根据复苏指南(英国)进行治疗。

(参见音频 13.1,网址 www.wiley.com/go/camm/cardiology)

表 13.19 室性心动过速患者的特殊检查

检查项目	意义	预期结果
24 小时 Holter 监测	为室性心动过速的发作/持续时间提供评估,并且做出更确切的诊断	与 12 导联心电图一致
心室描记	可能对心室中触发室性心动过速的特定区域进行定位	可能对诱发室性心动过速的源头进行定位。其可能是一个特定的异位灶或心室的一个瘢痕区
冠状动脉造影	对潜在的冠状动脉性疾病进行评估	冠状动脉狭窄

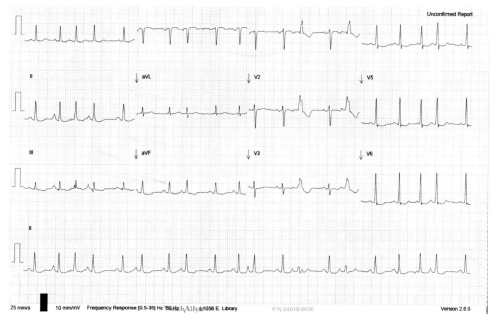

图 13.7　多源性房性心动过速的 12 导联心电图。

13.9　重要临床试验

重要试验 1

试验名称: 通过个体化静脉注射胺碘酮的方式, 对近期新发房颤和房扑进行紧急治疗。

受试者: 50 例新发房颤或房扑患者。

试验组: 胺碘酮。

对照组: 地高辛。

结果: 胺碘酮组转复窦律的比例增加 (92% 比 71%, $P=0.005$)。胺碘酮组心率下降更快, 尤其在 1~8 小时更为明显 ($P<0.05$)。

入选原因: 在对房颤患者进行转复过程中, 提供应用胺碘酮进行复律优于地高辛的证据。

参考文献: Hou ZY, Chang MS, Chen CY, et al. Acute treatment of recent-onset atrial fibrillation and flutter with a tailored dosing regimen of intravenous amiodarone: a randomized, digoxin controlled study. Eur Heart J. 1995; 16: 521–528.

重要试验 2

试验名称: AFFIRM。

受试者: 4000 例卒中和死亡风险较高的房颤患者。

试验组: 节律控制方案。

对照组: 心率控制方案。

结果: 两组患者的 5 年死亡率没有差别 (23.8% 比 21.3%, $P=0.08$)。节律控制组的住院率和不良事件发生率上升。

入选原因: 证据表明, 心率控制与节律控制方案给患者带来的益处相似。

参考文献: Wyse DG, Waldo AL, DiMarco JP, et al., for The Atrial Fibrillation Follow-up Investigation of Rhythm Management (AFFIRM) Investigators. A comparison of rate control and rhythm control in patients with atrial fibrillation. N Engl J Med. 2002; 347: 1825–1833.

重要试验 3

试验名称: AFASAK。

受试者: 1007 例慢性非风湿性房颤患

者。

试验组:华法林(n=335)。

对照组:阿司匹林(n=336)或安慰剂(n=336)。

结果:华法林组血栓栓塞的发生率降低(华法林=5,阿司匹林=20,安慰剂=21)。

入选原因:华法林治疗使血栓栓塞风险降低。

参考文献:Petersen P,Boysen G,Godtfredsen J, et al. Placebo-controlled,randomized trial of warfarin and aspirin for prevention of thromboembolic complications in chronic atrial fibrillation:the Copenhagen AFASAK study. Lancet. 1989;1:175–179.

重要试验 4

试验名称:对室颤患者应用胺碘酮与利多卡因进行抗休克治疗的比较。

受试者:发生过 3 次休克的 347 例院外室颤患者。

试验组:胺碘酮。

对照组:利多卡因。

结果:胺碘酮组患者的住院存活率升高(22.8%比 12.0%,P=0.009)。

入选原因:证据表明,使用胺碘酮抑制室颤发生的效果要优于其他抗心律失常药。

参考文献:Dorian P,Cass D,Schwartz B,et al. Amiodarone as compared with lidocaine for shock resistant ventricular fibrillation. N Engl J Med. 2002;346:884–890.

重要试验 5

试验名称:MADIT II。

受试者:1200 例陈旧性心肌梗死且 LVEF≤30%的患者。

试验组:植入心脏除颤器(n=742)。

对照组:常规药物治疗(n=490)。

结果:ICD 组 20 个月死亡率降低(14.2%比 19.8%,P=0.016)。ICD 植入的生存获益在年龄、性别、射血分数和 NYHA 分级的亚群分析结果相似。

入选原因:LVEF 降低的心肌梗死患者应用 ICD 的证据,同时证明了室颤对该类患者死亡率的作用。

参考文献:Moss AJ,Zareba W,Hall WJ,et al., for the Multicenter Automatic Defibrillator Implantation Trial II(MADIT II)Investigators. Prophylactic implantation of a defibrillator in patients with myocardial infarction and reduced ejection fraction. N Engl J Med. 2002;346:877–883.

(马作旺 刘恩照 译)

指南

European Society of Cardiology. Guidelines for the management of atrial fibrillation. 2010. http://www.escardio.org/guidelines-surveys/esc-guidelines/Pages/atrial-fibrillation.aspx.

European Society of Cardiology. 2012 focused update of the ESC guidelines for the management of atrial fibrillation. 2012. http://www.escardio.org/guidelines-surveys/esc-guidelines/Pages/atrial-fibrillation.aspx.

European Society of Cardiology/American College of Cardiology/American Heart Association. ACC/AHA/ESC guidelines for the management of patients with supraventricular arrhythmias. 2003. http://www.escardio.org/guidelines-surveys/esc-guidelines/Pages/supraventricular-arrhythmias.aspx.

European Society of Cardiology/American College of Cardiology/American Heart Association. ACC/AHA/ESC 2006 guidelines for management of patients with ventricular arrhythmias and the prevention of sudden cardiac death. 2006. http://www.escardio.org/guidelines-surveys/esc-guidelines/Pages/ventricular-arrhythmias-and-prevention-sudden-cardiac-death.aspx.

扩展阅读

Heeringa J, van der Kuip DAM, Hofman A, et al. Prevalence, incidence and lifetime risk of atrial fibrillation: the Rotterdam study. http://eurheartj.oxfordjournals.org/content/27/8/949.full.

A key study establishing the epidemiology of atrial fibrillation.

Lip GYH, et al. ABC of atrial fibrillation: aetiology, pathology, and clinical features. BMJ. 1995;311:1425.

An important, although slightly dated, review on atrial fibrillation.

Kannankeril P, Roden DM, Dabar D. Drug-induced long QT syndrome. Pharmacol Rev. 2010;62(4):760–781. http://www.ncbi.nlm.nih.gov/pmc/articles/PMC2993258/.

A detailed but simple review on long-QT syndrome.

第14章 心脏瓣膜病

Yang Chen

14.1 定义

与心脏瓣膜异常相关的病理过程。

14.2 基本概念

参见图 14.1。

1. 狭窄:瓣膜不能完全打开,阻止血液向前流动。

2. 关闭不全:瓣膜无法完全关闭,出现逆向血流。

3. 混合性瓣膜疾病:狭窄与反流同时出现,总的结果取决于每种病变的严重程度。

4. 脱垂:反流的一个特殊原因,通常发生在二尖瓣。

5. 瓣膜功能障碍的两个并发症(框 14.1)。

框 14.1 瓣膜功能障碍导致临床后果的决定因素

1. 累及的瓣膜
2. 损伤程度
3. 进展速度
4. 代偿机制的有效性

• 呼吸困难:心力衰竭进展导致肺和

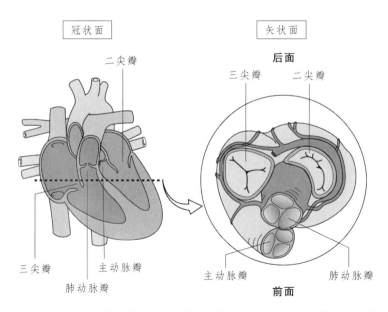

图 14.1 心腔和瓣膜的模式图。注意二尖瓣是唯一一个有两个瓣叶的瓣膜。

(或)全身静脉系统淤血(参见第 11 章)。

　　● 感染性心内膜炎:(参见第 12 章)。

　　6. 杂音产生的原因:源于以下三种原因之一(框 14.2)。

　　● 血流通过异常的结构(瓣膜性心脏病)。

　　● 结构正常,血流量增加(血流杂音)。

　　● 血液流经压力差较大分流处时。

框 14.2　杂音强度的 Levine 分级

1. 最低强度:即使是专家也很难听出来

2. 低强度:困难,但通常所有听诊均能闻及

3. 中等强度,无震颤:易闻及,甚至无经验者也能听到

4. 中等强度,有震颤

5. 高强度,有震颤:甚至听诊器仅部分接触胸部即可闻及

6. 最高强度,有震颤:甚至听诊器未放置在胸部上方就可闻及

注意:在许多情况下,临床杂音的强度与病情的严重程度不相关

(参见音频 13.1,网址 www.wiley.com/go/camm/cardiology)

14.3　临床类型

参见图 14.2。

心脏瓣膜疾病大部分是发生于左心瓣膜(二尖瓣和主动脉瓣)。

二尖瓣:

● 二尖瓣关闭不全。

● 二尖瓣狭窄。

主动脉瓣:

● 主动脉瓣关闭不全。

● 主动脉瓣狭窄。

其他:

● 流出道梗阻[如 H(O)CM]。

● 肺动脉瓣狭窄。

● 三尖瓣关闭不全/瓣膜病。

● 人工瓣膜。

● 功能性杂音。

14.4　二尖瓣关闭不全(MR)

病理生理学

　　1. 二尖瓣:位于左心房与左心室之间。

　　2. 二尖瓣关闭不全:血流由左心室逆行进入左心房。

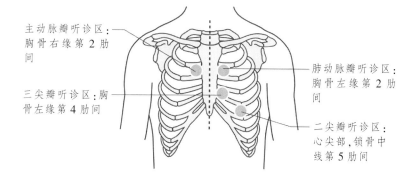

图 14.2　心脏瓣膜的听诊位置。

3. 二尖瓣脱垂:由于蛋白多糖沉积导致小叶增厚所致;当心室收缩时,二尖瓣的一个或两个瓣叶发生异常膨出,使血液回流入心房。

急性二尖瓣关闭不全

• 起病急:左心房(LA)轻度扩大,左心室无法承受突然增加的容量负荷。

• 容量负荷:导致左房压和肺静脉压增高。

• 肺水肿(急性):由于肺静脉压增高所致。

慢性二尖瓣关闭不全

• 起病缓:导致心房逐渐扩大。

• 适应:容量超负荷,不伴左房压力的升高。

• 扩张:由于慢性容量负荷增加导致左心室和左心房扩大。

• 心力衰竭(HF):心室扩张的最终结局。

• 心房颤动(AF):心房的扩张风险增加。

• 无症状:无症状或多年来进展缓慢。

主要数据

病因

参见框 14.3。

急性

1. 感染性心内膜炎:瓣叶断裂。

2. 心肌梗死:心肌梗死后可以出现乳头肌功能失调。

3. 创伤:典型的是在交通事故中发生的方向盘钝性创伤。

慢性

1. 功能性:由于左心室扩张导致瓣环扩张。

2. 钙化:特别是糖尿病患者。

3. 脱垂:除非严重脱垂,否则通常无症状。多种病因,与遗传易感性相关。

4. 尖端退行性病变:退行性变与年龄相关。

5. 风湿性心脏病:在急性风湿热发生后慢性起病。

> **框 14.3　功能性二尖瓣关闭不全的原因**
>
> 1. 缺血性心脏病
> 2. 扩张性心肌病
> 3. 主动脉瓣关闭不全

 (参见音频 13.1,网址 www.wiley.com/go/camm/cardiology)

患病率

• $17/10^4$。

• 当年龄>65 岁时,$50/10^4$。

死亡率(5 年)

• 14%~33%。

参见框 14.4。

> **框 14.4　提示二尖瓣关闭不全患者预后不良的指标**
>
> 1. 年龄增加
> 2. 合并房颤
> 3. 严重的二尖瓣关闭不全
> 4. 肺动脉高压
> 5. 左室收缩末压>40mmHg
> 6. 左心室收缩末期内径增加
> 7. LVEF<50%

临床表现

参见表 14.1,图 14.3。

鉴别诊断

与全收缩期杂音的差别十分有限:

1. 室间隔缺损(VSD)。

2. 三尖瓣关闭不全(TR)。

参见第 6 章。

 (参见音频 13.1,网址 www.wiley.com/go/camm/cardiology)

表 14.1　二尖瓣关闭不全可能的临床表现

	体征	症状
急性	双肺底捻发音:可能会延伸到尖部	气促
		濒死感
	不规则脉	心悸
慢性	双肺底捻发音:向尖部延伸	疲劳
	胸腔积液	气促
	异常不规则脉	端坐呼吸
	抬举样、异位心尖搏动	
	杂音(参见表 14.2)	

表 14.2　二尖瓣关闭不全的杂音特征

部位	心尖部
传导方向	腋窝
时相	全收缩期
音调	恒定
增强	向左移位
	呼气末
额外心音	S1 柔和、S2 亢进:由于肺动脉高压
	S3:标志着容量超负荷
	收缩中期喀喇音:见于二尖瓣脱垂
衡量严重程度的其他指标	房颤
	S2 亢进
	右心室扩大
	失代偿的征象(参见第 11 章)

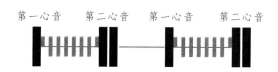

图 14.3　二尖瓣关闭不全的听诊结果。

主要检查

床旁检查

参见表 14.3。

框 14.5　提示二尖瓣关闭不全的心电图表现

1. P 波延长(二尖瓣 P 波):左心房扩大
2. 宽大的 QRS 波(V1 和 V6):左心室肥厚
3. P 波高尖(肺性 P 波):右心房扩大
4. 节律不规则:心房颤动
5. Q 波:陈旧性心肌梗死

表 14.3　疑似二尖瓣关闭不全患者的床旁检查

检查项目	意义	预期结果
动脉血气	对急性呼吸短促患者很重要 通过 PaO_2、pH 值等评估严重程度	如果二尖瓣关闭不全失代偿,会出现 PaO_2 降低 血氧耗竭会导致高碳酸血症和酸中毒
血压	高血压是二尖瓣关闭不全的一个潜在诱因和加重因素	血压升高很常见;不排除其他因素所致
心电图	二尖瓣关闭不全可能诱发心电图非特异性改变	参见框 14.5

血液学检查

参见表 14.4。

表 14.4　疑似二尖瓣关闭不全患者的血液学检查

检查项目	意义	预期结果
全血细胞计数	贫血可能产生血流杂音/使原有杂音增强	血红蛋白降低提示贫血 在老年患者中常见
甲状腺功能检查	甲状腺功能亢进可能产生血流杂音/使原有杂音增强	甲状腺功能亢进:TSH 降低
尿素和电解质	肾功能情况可能提示是否适宜治疗	肾脏疾病:肌酐升高
血糖和胆固醇	心血管疾病潜在风险因素的筛查	如果患者已经被确诊为糖尿病或高胆固醇血症时会升高

影像学检查

参见表 14.5,框 14.6。

表 14.5　疑似二尖瓣关闭不全患者的影像学检查

检查项目	意义	预期结果
胸部 X 线片	寻找终末器官损害的证据 寻找呼吸困难的证据	心胸比增大 肺水肿的征象(参见框 11.5)
经胸超声心动图	对反流的程度和是否伴随狭窄进行评估 如果是急性呼吸困难患者,可以在床旁进行	可以观察到二尖瓣处的反流
经食管超声心动图	对修补的可行性进行精确的评估	可直接观察瓣叶及其周围结构

框 14.6　二尖瓣关闭不全分级

1 级:轻度关闭不全

2 级:中度关闭不全

3 级:中重度关闭不全

4 级:重度关闭不全

特殊检查

参见表 14.6。

表 14.6　判断二尖瓣关闭不全患者的特殊检查

检查项目	意义/评论	预期结果
心脏导管	冠状动脉疾病可以在瓣膜修补/置换手术过程中进行处理	一条主要的冠状动脉的完全或部分闭塞

治疗选择

保守治疗

1. 对患者进行口腔卫生方面的教育。

2. 如果有轻度肺水肿征象，要采取限盐措施。

3. 无症状患者要进行超声心动图检查。

药物治疗

药物治疗的目的是治疗由于二尖瓣关闭不全所导致的并发症。

1. 如果出现肺水肿，应考虑按急性心力衰竭进行治疗（参见第 11 章）。

2. 病情稳定后，考虑给予长期心力衰竭治疗（参见第 11 章）。

3. 如果发生房颤,给予适宜的治疗（参见第 13 章）。

侵入性治疗

侵入性治疗的目的是修复或更换受累的瓣膜（框 14.7，表 14.7）。

框 14.7　二尖瓣关闭不全的侵入性治疗指征

1. 急性重度二尖瓣关闭不全

2. 长期修复的可能性很高

3. 无症状+1：

- 左房射血分数（LVEF）<60%，左心室收缩末期容积（LVESD）≥45mm，新发房颤，收缩期肺动脉压>50mmHg，连枷状瓣叶

4. 心力衰竭的症状+1：

- LVEF>30%+LVESD<55mm，LVEF<30%且药物治疗难治性

14.5　二尖瓣狭窄(MS)

病理生理学

1. 压力：在流出道狭窄的情况下，需要更

表 14.7　二尖瓣关闭不全的侵入性治疗

	二尖瓣修复	二尖瓣置换
手术方式	经胸骨正中切开术	经胸骨正中切开术
技术	腱索断裂或瓣叶的修复	生物瓣或机械瓣
优点	手术死亡率更低	生物瓣：不用华法林 机械瓣：长期服用
缺点	仅限于某些患者	生物瓣：使用期 5~10 年 机械瓣：需要抗凝

高的左心房压力将血液从狭窄的开口处打出。

2. 左心房扩张：由于压力升高所致（框 14.8）。

3. 心房收缩：在流出道狭窄情况下，对血流量的维持方面非常重要。

4. 心房颤动：左心房扩张增加房颤风险，新发房颤可引起急性症状。

5. 肺动脉压：高血压继发于左房压力升高。

6. 肺心病：最终形成右心室肥大和右心衰竭。

框 14.8　左心房扩大的潜在效应(罕见)

1. Ortner 综合征：喉返神经受压,引起声音嘶哑

2. 吞咽困难：由于食管受压

3. 左肺萎缩：左主支气管受压

主要数据

病因

1. 风湿性心脏病：在急性风湿热后的慢性改变。

2. 退行性改变:二尖瓣环重度钙化。

3. 其他因素较少见：

- 先天的：孤立或房间隔缺损（Lutembacher 综合征）。

- 风湿性的:类风湿性关节炎、系统性红斑狼疮。
- 恶性类癌:肺类癌引起左心瓣膜病变。
- 心内膜弹力纤维增生症。
- 黏多糖累积病:Huler 综合征。
- 脂质贮积症:Fabry 病。
- Whipple 病:T 杆菌感染所致。
- 医源性的:少见(早期人工瓣膜设计问题,如 Starr-Edwards)。

患病率

- $1/10^4$(男:女=1:2)。

死亡率

- 无症状患者的生存期能够达到 10 年以上。
- 进程多变。

框 14.9　导致二尖瓣狭窄患者病情进展的诱因

1. 妊娠
2. 心房颤动
3. 栓塞
4. 高动力状态(如贫血)

临床表现

参见框 14.10,表 14.8 和表 14.9,图 14.9。

框 14.10　二尖瓣狭窄所表现出特异症状的病理生理学机制

1. 咯血:肺毛细血管破裂、慢性支气管炎、支气管静脉破裂
2. 胸痛:通常伴发肺心病;甚至在冠状动脉正常者中也会出现
3. 抬举样心尖搏动:表现为 S1 亢进
4. 慢性红细胞增多症:低心排血量和重度肺动脉高压=慢性低氧血症,进而引起皮肤血管扩张

表 14.8　二尖瓣狭窄可能的临床表现

	体征	症状
急性	双肺底捻发音:可能会延伸到尖部	呼吸困难
	异常不规则脉	濒死感
	单侧偏瘫、两颞侧偏盲、言语障碍	心悸
		上肢/下肢无力、面部下垂、言语不清
		咯血
		胸痛
慢性	双肺底捻发音:可能会延伸到尖部	劳力性呼吸困难(SOBOE)
	异常不规则脉	疲劳
	心尖部抬举性搏动	声音嘶哑
		吞咽困难
		慢性红细胞增多症

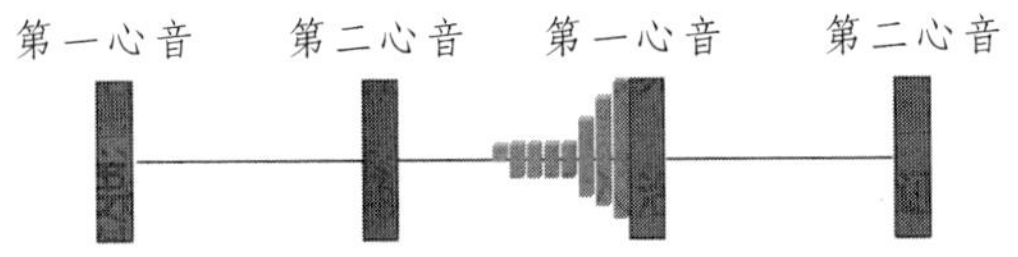

图 14.4　二尖瓣狭窄的听诊结果。注意由于心房收缩导致的心收缩前期出现增强音(图中杂音幅度增强),仅在窦性心律中出现。

表 14.9　二尖瓣狭窄的杂音特征

位置	心尖部
放射	腋下
时相	舒张中期
音调	低
增强	左侧卧位,在呼气末屏住呼吸
额外心音	响亮的 S1:由于二尖瓣发生更大的偏移后关闭造成
	响亮的 S2:由于肺动脉高压
	开瓣音:僵硬的二尖瓣突然开放
严重程度的其他标志	杂音的持续时长
	房颤
	S2 亢进
	RV 扩张
	呼吸困难的表现(参见第 11 章,表 11.1)

鉴别诊断

1. Austin Flint 杂音：参见框 14.11。
2. 舒张期心音：S3、S4、心包摩擦音。
3. 流入道阻塞：左房黏液瘤、左心房球形瓣膜血栓、H(O)CM。
4. 三尖瓣狭窄：参见第 14.8 节。

参见第 6 章。

主要检查

床旁检查

参见表 14.10。

血液学检查

参见表 14.11。

表 14.10　疑似 MS 患者的床旁检查

检查项目	意义	预期结果
动脉血气	如果患者出现急性呼吸困难，利用一些指标如 PaO_2、pH 值等评估病情严重程度很关键	若 MS 发展到失代偿期可出现低 PaO_2；失代偿可导致高碳酸血症和酸中毒
血压	低血压可加剧损伤，使患者发展为失代偿	收缩压>135mmHg
心电图	MS 可导致非特异性的心电图变化	参见框 14.12

表 14.11　疑似 MS 患者的血液学检查

检查项目	意义	预期结果
全血细胞计数	贫血可能产生血流杂音或使已有杂音加重	低血红蛋白(Hb)定义为贫血 常见于老年患者
甲状腺功能检测	甲状腺功能亢进可能产生血流杂音或使已有杂音加重	甲状腺功能亢进：TSH 低
尿素氮和电解质	肾功能可以指导治疗的适用性	肾脏疾病：肌酐升高
血糖和胆固醇	用于筛选潜在的心血管疾病的危险因素	如果患者有未确诊的糖尿病或高胆固醇血症则会升高

框 14.11　Austin Flint 杂音

- 见于主动脉瓣关闭不全的患者
- 由于心脏舒张早期血液回流撞击二尖瓣前叶形成
- 这使二尖瓣开放变狭窄
- 可产生二尖瓣功能性狭窄及舒张中期杂音

框 14.12　MS 的心电图表现

1. P 波时间延长(二尖瓣型 P 波)：LA 扩大
2. 高尖 P 波（肺型 P 波）：由肺高压导致的 RA 扩大
3. 不规则的 QRS 波群：由 AF 所致
4. 电轴右偏：由肺高压导致的 RV 肥厚

影像学检查

参见表 14.12。

表 14.12 疑似 MS 患者的影像学检查

检查项目	意义	预期结果
胸部 X 线片	寻找终末期器官损害的证据 寻找失代偿的证据	肺水肿的标志(参见框 11.5) 左房增大：左心边缘变直且有双重心影
经胸廓超声心动图	评估狭窄的严重程度及是否存在伴随的反流 如果患者有明显呼吸困难可在床旁进行	计算二尖瓣口的面积
经食管超声心动图	对修补的可行性进行精确评估	可直接观察瓣叶及周围结构

特殊检查

参见表 14.13。

表 14.13 评估 MS 的特殊检查

检查项目	意义/评论	预期结果
心脏导管置入术	冠状动脉疾病可以在瓣膜修复/置换手术 过程中进行处理	一支主要的冠脉血管完全或部分堵塞

治疗选择

保守治疗

1. 对患者进行口腔卫生方面的教育。

2. 如果已经有轻微的肺水肿征象，要采取限盐措施。

3. 对无症状的患者要进行超声心动图监测。

药物治疗

药物治疗的目的在于治疗由二尖瓣反流引起的并发症：

1. 酌情考虑长期的适宜的心力衰竭治疗(参见第 11 章)。

2. 如果发生房颤,给予适宜的治疗(参见第 13 章)。

侵入性治疗

侵入性治疗的目的在于修补或置换受累的瓣膜。它适用于严重钙化僵硬的瓣膜或严重的有症状的疾病(二尖瓣口面积<1.5cm^2)(表 14.14)。

表 14.14 疑似 MS 患者的影像学检查

	球囊瓣膜切开术/二尖瓣 瓣膜成形术	二尖瓣分离术 (很少见)	二尖瓣置换术 (通常的手术)
手术通路	非外科手术	胸骨正中切开/左侧胸廓切开	胸骨正中切开
技术	通过股静脉穿刺置入导管	可用体外循环或不用体外循环	生物瓣或机械瓣
优点	手术死亡率较低	为伴有钙化/反流的患者提供选择	生物瓣：无需华法林 机械瓣：持续时间长
缺点	仅限于某些患者：无反流或钙化	手术死亡率较高	生物瓣：持续 5~10 年 机械瓣：需要抗凝

14.6　主动脉瓣狭窄(AS)

病理生理学

- 逐渐狭窄：由通过瓣膜的血流减少导致。
- 每搏输出量：由进展的 LV 肥厚维持。
- LV 顺应性下降：由 LV 肥厚逐渐加重及舒张末压增加导致。
- 心绞痛：由于舒张末压增高使冠状动脉灌注减少而引发症状。
- 晕厥：狭窄阻止了心排血量的增加，并伴有骨骼肌血管舒张，导致大脑灌注减少。出现心律失常或完全性心脏传导阻滞也可引起晕厥，但较为少见。
- 呼吸困难：参见框 14.13。

参见框 14.14。

框 14.13　AS 时呼吸困难的机制

1. 内部压力升高刺激压力感受器
2. 由心动过缓及心排血量不足导致
3. 运动过程中骨骼肌血管舒张使组织氧合不足

框 14.14　AS 潜在的(但不常见的)副作用

1. 消化道出血
   - 严重的主动脉瓣钙化可能引起获得性血管性血友病综合征
   - 大的血管性血友病因子多聚体在通过严重钙化的瓣膜时被剪切(并被激活)
2. 微血管病性溶血性贫血(MAHA)：
   - 当红细胞通过严重钙化的瓣膜时被剪切破坏

主要数据

病因学

1. 退行性：主动脉瓣钙化。
2. 二叶主动脉瓣：占普通人群的 1%~2%。
3. 风湿性心脏病：急性风湿热后的慢性改变。
4. 主动脉瓣上狭窄：Williams 综合征或风疹。

患病率

- $40/10^4$。
- 在年龄>65 岁时，$(100~400)/10^4$。

死亡率

死亡率与伴随症状密切相关。

- 心绞痛症状：5 年死亡率为 50%。
- 晕厥：3 年死亡率为 50%。
- 呼吸困难：2 年死亡率为 50%。

临床表现

参见表 14.15 和表 14.16,图 14.5。

表 14.15　主动脉瓣狭窄的临床表现

	体征	症状
急性	双肺底捻发音：可能向尖部传导	心绞痛
		呼吸困难(SOB)
	主动脉夹层(参见框 14.15)	晕厥
		主动脉夹层(参见框 14.15)
	卒中：一侧偏瘫；两颞侧偏盲、言语障碍	卒中：上肢/下肢无力、面部下垂、言语不清
慢性	双肺底捻发音：可能向尖部传导	心绞痛
		呼吸困难(SOB)
	缓冲脉	直立性眩晕
	明显的收缩期震颤	直肠周围出血/黑粪症(肠道血管发育不良)
	持续起伏的心尖部搏动	

框 14.15　主动脉夹层的特征

1. 突发剧烈的胸痛,向后背放射并向下转移
2. 病变累及二尖瓣时风险增加

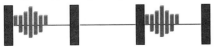

| 第一心音 | 第二心音 | 第一心音 | 第二心音 |

图 14.5　主动脉瓣狭窄的听诊特点。

表 14.16　主动脉瓣狭窄的杂音特点

部位	胸骨右缘,第 2 肋间
传导方向	颈动脉
时相	收缩期:喷射样
音调	递增:递减型
增强	呼气末屏住呼吸
额外心音	S1 减弱
	S2 减弱:严重的钙化阻止瓣膜强有力地关闭
	S3:容量负荷加重的标志
	S4:由于心室肥厚导致的心室壁僵硬加重
衡量严重程度的其他指标	杂音持续时间
	S2 逆分裂
	脉压减小
	失代偿的征象

鉴别诊断

常见疾病

1. 主动脉硬化:参见框 14.16。
2. 生理性杂音:参见 14.8。
3. 主动脉瓣关闭不全:由于血流增加出现的收缩期喷射性杂音。
4. 房间隔缺损:参见第 18 章。
5. 肺动脉瓣狭窄:参见 14.8。

危重疾病

- 主动脉缩窄:参见第 18 章。
- 肥厚型(梗阻性)心肌病:参见第 15 章。

框 14.16　主动脉硬化

1. 一个或多个主动脉瓣瓣叶增厚钙化
2. 通过瓣膜的血流增加
3. 很少/没有血流阻塞(主动脉瓣狭窄)

（参见音频 14.4 和音频 14.5,网址:www.wiley.com/go/camm/cardiology）

主要数据

床旁检查

参见表 14.17。

表 14.17　呼吸困难患者的床旁检查

检查项目	意义	预期结果
动脉血气	如果患者出现急性呼吸困难,利用 PaO_2、pH 值等指标大概了解病情的严重程度至关重要	若严重 AS 或 AS 发展到失代偿时则出现低 PaO_2。失代偿可能引起高碳酸血症或酸中毒
血压	高血压可能加重损害并导致患者出现失代偿	AS 中脉压差小很常见
ECG	AS 可能出现非特异性的 ECG 改变	见框 14.17

框 14.17　AS 的心电图表现

1. 左室肥厚伴继发性改变
2. 束支阻滞(左或右)
3. 一度到三度心脏传导阻滞

血液学检查

参见表 14.18。

影像学检查

参见表 14.19。

特殊检查

参见表 14.20。

表 14.18　疑似 AS 患者的血液学检查

检查项目	意义	预期结果
全血细胞计数	贫血可能产生血流杂音或使已有杂音加重	低血红蛋白(Hb)定义为贫血 常见于老年患者
甲状腺功能检测	甲状腺功能亢进可能产生血流杂音或使已有杂音加重	甲状腺功能亢进:TSH 低
尿素氮和电解质	肾功能可以指导治疗的适用性	肾脏疾病:肌酐升高
血糖和胆固醇	用于筛选潜在的心血管疾病的危险因素	如果患者有未确诊的糖尿病或高胆固醇血症则会升高

表 14.19　疑似 AS 患者的影像学检查

检查项目	意义	预期结果
胸部 X 线片	发现终末期器官损害的证据 发现失代偿的证据	肺水肿的标志(参见框 11.5) 主动脉瓣或主动脉根部钙化
经胸廓超声心动图	评估狭窄的严重程度及是否存在伴随的反流 评估二尖瓣是否是潜在的病因	评估主动脉瓣孔径面积 可能存在左室肥厚
经食管超声心动图	对瓣膜修补/置换的可行性进行精确评估	可直接观察瓣叶及周围结构

表 14.20　疑似 AS 的特殊检查

检查项目	意义	预期结果
心导管插入术	冠状动脉疾病可以在瓣膜修补/置换手术过程中进行处理	对冠状动脉及可能的瓣膜压力梯度的精确评估

治疗选择

保守治疗

1. 对患者进行口腔卫生方面的教育。

2. 对无症状的患者要进行超声心动图监测。

药物治疗

药物治疗的目的在于治疗二尖瓣反流引起的并发症：

1. β-受体阻滞剂可减少心肌的需氧量，减轻心绞痛症状。

2. 酌情给予额外的心力衰竭治疗（参见第 11 章）。

3. 对于严重的 AS 患者，避免应用减少后负荷/体循环阻力的药物（如 ACEI、GTN）。

侵入性治疗

侵入性治疗的目的在于修补/置换受累的瓣膜（框 14.18，表 14.21）。

框 14.18　主动脉瓣狭窄侵入性治疗的适应证

1. 严重 AS：
   - 有症状的
   - 接受 CABG
2. 无症状的：
   - LVEF <50%
   - AS 相关的运动试验

14.7　主动脉瓣关闭不全(AR)

病理生理学

参见框 14.19 和框 14.20。

1. 射血不完全：心脏收缩期由左室射出的血液在舒张期反流入左心室。

2. 心室扩张：舒张末期心搏量增加引起左心室腔扩张。

3. 肥厚：可能出现左室肥大（在疾病晚期）。

4. 急性 AR：常常是致命的——心室来不及代偿，可能导致心源性休克。

框 14.19　主动脉瓣关闭不全的周围血管征

1. 沃森水冲脉：举起手臂时桡动脉陷落

2. 科里根脉（水冲脉）：颈动脉陷落

3. 点头征（De Musset 征）：头随心脏搏动而动

4. 毛细血管搏动征（Quincke 征）：指甲毛细血管床搏动

5. 股动脉枪击音（Traube 征）：在收缩期股动脉处听到的如同开枪般的声音

6. 股动脉收缩期和舒张期双重杂音（Duroziez 征）：用听诊器压迫股动脉形成的收缩期和舒张期双重杂音

7. Muller 征：可见的悬雍垂搏动

表 14.21　主动脉瓣狭窄的侵入性治疗选择

	球囊瓣膜成形术	经主动脉瓣膜植入术 (TAVI)	主动脉瓣置换术
手术方法	非手术	非手术	胸骨正中切开
技术	经股静脉置入导管	经股动脉或心尖置入导管	生物瓣或机械瓣
优点	为血流动力学不稳定的患者提供选择	为不适合行瓣膜置换术的患者提供选择（根据 EUROSCORE）	生物瓣：无需华法林 机械瓣：持续时间长
缺点	不是最终治疗方法，TAVI 或 AVR 的过渡措施	机构需要必要的专业知识	生物瓣：持续 5~10 年 机械瓣：需要抗凝

框 14.20　主动脉瓣关闭不全相关杂音

1. 喷射性收缩期杂音:由通过主动脉的血液湍流造成
2. Austin Flint 杂音:参见框 14.11

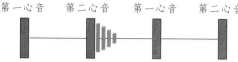

图 14.6　主动脉瓣关闭不全的听诊特点。

主要数据

病因学

1. 高血压
2. 感染性心内膜炎:引起急性 AR。
3. 主动脉夹层:近端夹层(Stanford A 型)引起急性 AR。
4. 主动脉根部病变:强直性脊柱炎或多囊性肾病。
5. 结缔组织紊乱:如马方综合征。
6. 风湿性心脏病:急性风湿热后慢性改变。

患病率

- $0.5/10^4$。
- 年龄>65 岁为 $(10\sim20)/10^4$。

死亡率

- 10 年生存率为 50%。
- 无症状且 EF>50%,5 年死亡率为 1%。
- 有症状者人 5 年死亡率为 65%。

临床表现

参见表 14.22 和表 14.23,图 14.6。

表 14.22　主动脉瓣关闭不全的潜在临床表现

	体征	症状
急性	双肺底捻发音:可能向尖部传导	呼吸困难 濒死感
慢性	强有力的移位的心尖搏动	SOBOE 心绞痛
	周围血管征(参见框 14.19)	晕厥

表 14.23　主动脉瓣关闭不全的杂音特点

部位	胸骨左缘下方
传导方向	—
时相	舒张早期
音调	高调
增强	身体前倾,呼气末屏住呼吸
额外心音	喷射性收缩期杂音(ESM) Austin Flint 杂音 S3:容量超负荷的标志 S4:由于肥厚导致的心室壁僵硬加重
衡量严重程度的其他指标	舒张压低 脉压差大 失代偿的标志

鉴别诊断

1. 肺动脉瓣关闭不全。
2. 其他舒张期的杂音,如 S3。
3. 主动脉窦瘤破裂(框 14.21)。

框 14.21　主动脉窦瘤

1. 冠状窦的动脉瘤(通常是右冠状窦)
2. 典型的先天性缺陷
3. 其他原因包括:Ehlers-Danlos 综合征、动脉粥样硬化、梅毒

主要检查

床旁检查

参见表 14.24。

表 14.24　疑似 AR 患者的床旁检查

检查项目	意义	预期结果
动脉血气	如果患者存在急性呼吸困难，利用 PaO_2、pH 值等指标大概了解病情的严重程度至关重要	AR 发展到失代偿时则出现低 PaO_2。失代偿可能引起高碳酸血症或酸中毒
血压	AR 经常出现特征性的血压改变	AR：脉压差大，舒张压降低
心电图	AR 可出现非特异性的心电图改变	参见框 14.22

框 14.22　AR 患者的心电图表现

1. 左室肥厚伴继发性改变
2. 电轴左偏
3. 侧壁导联 Q 波（由于间隔去极化明显）

血液学检查

参见表 14.25。

影像学检查

参见表 14.26。

特殊检查

参见表 14.27。

表 14.25　疑似 AR 患者的血液学检查

检查项目	意义	预期结果
全血细胞计数	贫血可能产生血流杂音或使已有杂音加重	低血红蛋白定义为贫血
甲状腺功能检测	甲状腺功能亢进可能产生血流杂音或使已有杂音加重	甲状腺功能亢进：TSH 低
尿素氮和电解质	肾功能可以指导治疗方案的适用性	肾脏疾病：肌酐升高
血糖和胆固醇	用于筛选潜在的心血管疾病的危险因素	如果患者有糖尿病或高胆固醇血症则会升高

表 14.26　疑似 AR 患者的影像学检查

检查项目	意义	预期结果
胸部 X 线片	发现终末期器官损害的证据 发现失代偿的证据	肺水肿的征象（参见框 11.5） 心脏肥大
经胸廓超声心动图	评估反流的严重程度及是否存在伴随的狭窄	评估二尖瓣孔径面积

表 14.27　疑似 AR 患者的特殊检查

检查项目	意义	预期结果
心导管置入术	冠状动脉疾病可以在瓣膜修补/置换手术过程中进行处理	对冠状动脉及可能的瓣膜压力梯度的精确评估

治疗选择

保守治疗

- 对患者进行口腔卫生方面的教育。
- 对无症状的患者进行超声心动图监测。

药物治疗

药物治疗的目的在于治疗由主动脉瓣关闭不全引起的并发症。

- 酌情考虑给予长期的心力衰竭治疗(参见第 11 章)。
- 避免应用 β-受体阻滞剂,因为其抑制代偿性的心动过速,尤其是在急性 AR 时。

侵入性治疗

侵入性治疗的目的在于修补或置换受累的瓣膜(表 14.28)。

表 14.28　主动脉瓣关闭不全的侵入性治疗选择

	主动脉瓣修复	主动脉瓣/根部置换
手术方法	胸骨正中切开术	胸骨正中切开术
技术	可能包括二叶主动脉瓣修复(通过一个小的 J 形切口)或修补扩大的根部	生物瓣或人工瓣
优点	只在有经验的中心实施	生物瓣:无需华法林 人工瓣:长期维持
缺点	仅适用于某些患者	生物瓣:维持 5~10 年 人工瓣:需要抗凝

框 14.23　AR 的侵入性治疗适应证

1. 急性有症状的 AR
2. 严重的 AR+正在接受伴随的 CABG/瓣膜手术
3. 无症状+LVEF<50%/LVESD>50mm

14.8　需要注意的其他杂音

肥厚型(梗阻性)心肌病[HO(C)M]

- 第 15 章已详细讨论了 HCM。
- 在近 1/3 的病例中,存在少许流出道梗阻。
- 可闻及收缩期喷射样杂音。
- 当进行 Valsalva 动作时杂音更响亮(如 AS),其减少了左室灌注,导致心脏收缩期流出口更狭窄。
- 患者可能很年轻。

肺动脉瓣和三尖瓣疾病

1. 反流:
- 两者通常都是肺动脉高压的继发性损伤。
- 关闭不全比狭窄更为常见。
- 杂音特点与主动脉瓣和二尖瓣关闭不全类似。
- 肺动脉瓣关闭不全的最佳听诊位置是胸骨左缘第二肋间。
- 三尖瓣关闭不全的最佳听诊位置是胸骨左下缘;它很少引起肝震颤。
- "轻微的三尖瓣反流(TR)"在超声报告中很常见且经常在正常人中发现。
- 症状和体征通常与原发病灶相关(例如,左心瓣膜疾病),它们是根本原因,而非直接的肺动脉瓣或三尖瓣病变。

2. 肺动脉瓣狭窄一般是先天性病变,通常伴随法洛四联症。

3. 三尖瓣狭窄通常继发于累及多个瓣膜的心内膜炎或风湿性心脏病。

人工心脏瓣膜杂音

1. 相关的胸骨正中切口/外侧切口瘢痕。
2. 金属瓣膜可引起可闻及的咔嗒声。
   - 第一心音＝二尖瓣。
   - 第二心音＝主动脉。
3. 生物瓣膜：通常为正常心音。
4. 可能相关的血流杂音
   - 主动脉血流杂音：收缩期喷射性。
   - 二尖瓣血流杂音：舒张晚期。
5. 异常发现包括反流杂音及机械性心音的消失（提示瓣膜衰竭）。

生理性杂音

参见框 14.24。

1. 由于通过瓣膜（一般是主动脉瓣）的血流增加所致。
2. 高输出状态（如贫血、妊娠、运动后）可使杂音加重。

框 14.24　生理性/血流杂音的特点

1. 射血期或收缩中期
2. 杂音没有放射
3. 第一心音和第二心音强度相等
4. 无额外心音
5. 心尖搏动正常

（参见音频 14.6 和音频 14.7，网址 www.wiley.com/go/camm/cardiology）

14.9　重要临床试验

重要试验 1

试验名称：接受二尖瓣修补和置换术患者的长期存活率。

受试者：47 279 例年龄>65 岁的接受单独的二尖瓣手术的患者。

试验组：二尖瓣修补术。

对照组：二尖瓣置换术。

结果：行修补术组的手术死亡率＝3.9%，行置换术组的手术死亡率＝8.9%。

入选原因：在有孤立的二尖瓣关闭不全的老年患者中，行修补术比置换术更能获益。

参考文献：Vassileva CM，Mishkel G，McNeely C，et al. Long-term survival of patients undergoing mitral valve repair and replacement. A longitudinal analysis of medicare fee-for-service beneficiaries. Circulation.2013；127：1870–1876. http://circ.ahajournals.org/content/127/18/1870.

重要试验 2

试验名称：经皮二尖瓣联合处分离术后 20 年的长期随访中再干预：重复的经皮二尖瓣联合处分离术的作用。

受试者：912 例经皮二尖瓣联合处分离术（PMC）直接术后效果良好的患者；20 年随访期。

试验组：对患者是否需要进一步干预措施的分析以及对生存的影响。

对照组：N/A。

结果：38%的患者需要对二尖瓣的后续干预治疗。中位时间是 117 个月（重复 PMC）和 95 个月（二尖瓣手术）。未接受再干预的二尖瓣组的 20 年生存率是 38%；未接受手术的二尖瓣患者的生存率则为 46%。

入选原因：这项研究显示在进行成功的 PMC 后，经常需要再干预（38%），但是有近一半的患者在 20 年内不需要手术。

参考文献：Bouleti C，Lung B，Himbert D，et al. Reinterventions after percutaneous mitral commissurotomy during long-term follow-up，up to 20 years：the role of repeat percutaneous mitral commissurotomy.Eur Heart J.2013；34：19231929. http://eurheartj.oxfordjournals.org.

重要试验 3

试验名称：PARTNER。

受试者：358 例认为不适合行主动脉手术的 AS 高危患者。

试验组：经导管主动脉瓣植入术（TAVI）。

对照组：标准疗法——药物疗法、球囊主动脉瓣成形术（83.8% 的患者进行）。

结果：1 年时，TAVI 的死亡率为 30.7%，标准疗法的死亡率为 50.7%（$P<0.001$）。在 30 天时，卒中和血管性并发症的发生率较高（5% 比 1.1%，$P=0.06$）。

入选原因：这项研究显示，在特定亚型的 AS 患者的治疗方案中，经 TAVI 治疗的死亡率及发病率比标准疗法效果更好。

参考文献：Leon MB，Smith CR，Mack M，et al. Transcatheter aortic-valve implantation for aortic stenosis in patients who cannot undergo surgery. N Engl J Med. 2010；363：1597–1607. http://www.nejm.org/doi/full/10.1056/NEJMoa1008232.

重要试验 4

试验名称：无症状的非常严重的主动脉瓣狭窄患者的早期手术与常规性治疗比较。

受试者：197 例有严重主动脉瓣狭窄的无症状患者。

试验组：当患者无症状时行早期手术。

对照：常规治疗策略：一旦出现症状应谨慎监测并进行手术。

结果：6 年时的全因死亡率：手术组为 2%，常规治疗组为 32%。

入选原因：早期手术可显著降低年轻患者的全因死亡率。

参考文献：Kang DH，Park SJ，Rim JH，et al. Early surgery versus conventional treatment in asymptomatic very severe aortic stenosis. Circulation.2010；121：1502–1509. http://circ.ahajournals.org/content/121/13/1502.

重要试验 5

试验名称：主动脉瓣关闭不全修补术是瓣膜置换术安全的替代方法吗？

受试者：160 例接受主动脉瓣修补术的患者。

试验组：主动脉瓣修复术。

对照组：N/A。

结果：4 年死亡率为 10%。5 年再手术率为 11%。

入选原因：主动脉瓣修复术是入选患者的一个好的选择。其手术死亡率低，似乎更适合希望避免长期抗凝治疗的年轻患者。

参考文献：Minakata K，Schaff HV，Zehr KJ，et al. Is repair of aortic valve regurgitation a safe alternative to valve replacement？ J Thorac Cardiovasc Surg. 2004；127：645–653. http://www.jtcvsonline.org/article/S0022–5223(03)01712–4/abstract。

（马作旺　杨亚娟　译）

指南

European Society of Cardiology. Guidelines on the management of valvular heart disease. 2012. http://www.escardio.org/guidelines-surveys/esc-guidelines/Pages/valvular-heart-disease.aspx

扩展阅读

Prodromo J, D'Ancona G, Amaducci A, Pilato M. Aortic valve repair for aortic insufficiency: a review. J Cardiothorac Vasc Anesth. 2012;26(5):923–932. http://www.jcvaonline.com/article/S1053-0770(11)00534-9/abstract
A thorough discussion of the potential role aortic valve repair plays in the treatment of aortic regurgitation.
Rosenhek R, Zilberszac R, Schemper M, et al. Natural history of very severe aortic stenosis. Circulation. 2010;121(1):151–156.
An examination of the natural history of aortic stenosis over a period of 4 years.

第 15 章 心肌病

Anneline te Riele

15.1 定义

一种除外其他因素（如高血压、瓣膜病）引起的心肌异常，包括心肌结构和功能障碍。

15.2 基本概念

- 心室功能障碍：心肌病的主要特征。可能为收缩性、舒张性或两者都有。
- 代偿机制（例如，心室扩大）：以维持心排血量；但最终这些代偿机制会衰退，导致心力衰竭。
- 收缩功能障碍：心肌收缩力降低，通常用心室射血分数估计。
- 舒张功能障碍：心室异常的舒张及充盈状态。

15.3 临床类型（图 15.1 和表 15.1）

1. 肥厚型心肌病（HCM）：以除外其他因素引起的心室壁增厚（≥15mm）为特征。
2. 扩张型心肌病（DCM）：以除外其他因素引起的心室收缩功能障碍及心室腔扩大为特征。
3. 限制型心肌病（RCM）：以心室舒张功能障碍为特征。

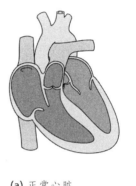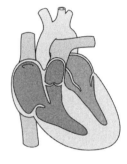

(a) 正常心脏　　　　　　　(b) HCM

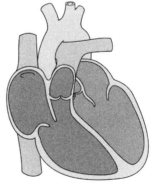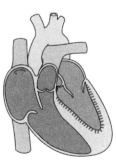

(c) DCM　　　　　　　　(d) RCM

图 15.1 心肌病的临床类型。(a)正常心脏。(b)HCM 时典型增厚的心室壁。(c)DCM 以心室腔扩大为特征，目的是代偿心室功能障碍。(d)RCM 以浸润为特征，可使心室壁变僵硬导致舒张功能障碍。

表 15.1　各类心肌病鉴别要点

	HCM	DCM	RCM
主要机制	舒张功能障碍	收缩功能障碍	舒张功能障碍
心室容积	↓	↑ ↑	↑
射血分数	=/↑	↓ ↓	↓
室壁厚度	↑ ↑	↓	=/↑
心房内径	↑	↑ ↑	↑
充血症状 *	罕见	首先出现左心衰竭,然后出现右心衰竭	常见
室性心律失常	常见,经常发生在运动过程中	常见	不常见(结节病除外)
房性心律失常	常见	常见	常见
传导异常	少见	偶有心脏传导阻滞	偶有心脏传导阻滞

* 左心充血症状:(劳力性)呼吸困难,端坐呼吸,夜间阵发性呼吸困难。右心充血症状:外周水肿,恶心,腹部不适。

15.4　表现

尽管每种心肌病的病理生理学不同,但是都可表现为心力衰竭和心律失常。另外,对所有患者的治疗方法都相似(表 15.2)。

表 15.2　心肌病患者的关注要点

病史	家族史
	饮酒史,放、化疗史 *
	对执行日常行动能力的评估
体格检查	综合体格检查
	对容量状态(volume status)的评估
其他检查	ECG
	胸部 X 线片
	血液检查:BNP,肾/肝功能,肌钙蛋白
	24 小时动态心电图监测
	超声心动图
	+/-MRI

* 这些可能造成心脏损伤,导致心肌病。

15.5　肥厚型心肌病

主要数据

定义

以除外其他因素(如高血压、瓣膜疾病)引起的心室壁增厚(≥15mm)为特征的心肌疾病。

亚型

• 梗阻性:由于严重的室间隔肥厚导致左室流出道(LVOT)梗阻;也称为肥厚型梗阻性心肌病(HOCM)。

• 非梗阻性:无左室流出道梗阻。

病因学

1. 家族性(70%):

　　a. 肌小节蛋白基因突变(框 15.1)。

　　b. 代谢紊乱(例如 Pompe 征、Anderson-Fabry 综合征)。

2. 非家族性(30%)：

　　a. 先天性。

　　b. 肥胖。

框 15.1　HCM 相关肌小节蛋白基因突变

1. β–肌球蛋白重链

2. 肌球蛋白结合蛋白 C

3. 心肌肌钙蛋白 T

发病率

- 尚不明确(许多 HCM 患者未被注意)。

患病率

- $20/10^4$。

死亡率

- 在确诊病例中每年 1%(框 15.2)。

框 15.2　HCM 预后不良的相关因素

1. 多个致病的(肌节)基因突变

2. 猝死家族史

3. 严重的心室肥厚(≥30mm)

4. 严重的 LVOT 梗阻(≥60mmHg)

5. MRI 显示钆强化广泛而弥漫的延迟

6. 运动后血压异常

7. 既往(非持续性的)VT 或 VF

8. LV 射血分数下降(<50%)

病理生理学概述

参见图 15.2。

临床表现(表 15.3)

1. 充血的一般表现/体征：

　　a. 呼吸困难。

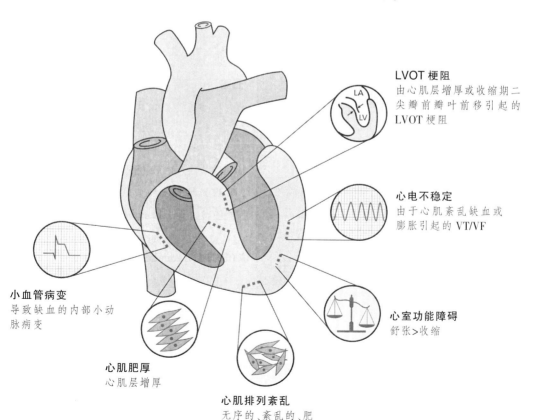

LVOT 梗阻
由心肌层增厚或收缩期二尖瓣前瓣叶前移引起的 LVOT 梗阻

心电不稳定
由于心肌紊乱缺血或膨胀引起的 VT/VF

心室功能障碍
舒张>收缩

小血管病变
导致缺血的内部小动脉病变

心肌肥厚
心肌层增厚

心肌排列紊乱
无序的、紊乱的、肥厚的心肌纤维

图 15.2　HCM 的病理生理学。

表 15.3 肥厚型心肌病的临床表现

	急性表现	慢性表现
LVOT 梗阻	晕厥	晕厥
	意识障碍	先兆晕厥
		阵发性眩晕
		(短暂性)意识障碍
小血管病变	典型/非典型心绞痛	典型/非典型心绞痛
心室功能障碍	呼吸困难	(劳力性)呼吸困难
	端坐呼吸	端坐呼吸
	外周水肿	夜间阵发性呼吸困难
		运动耐量减少
		疲劳
		外周水肿
心电不稳定性	心悸	心悸
	晕厥	晕厥
	心脏停搏	先兆晕厥
	死亡	

b. 端坐呼吸。

c. 外周水肿。

d. 颈静脉搏动(JVP)增强。

2. 心脏表现:

a. 明显的心尖搏动。

b. S4。

c. 全收缩期杂音——二尖瓣反流。

d. 收缩中期开始的收缩性杂音——LVOT 梗阻。

3. 呼吸系统表现:

双肺底捻发音。

鉴别诊断

常见疾病

1. 运动诱导的心肌肥厚。

2. 高血压诱导的心肌肥厚。

3. 主动脉瓣狭窄。

4. 缺血性心脏病。

危重疾病

1. 急性冠脉综合征。

2. 充血性心力衰竭。

3. 由其他原因导致的室性心律失常。

主要检查

床旁检查

参见表 15.4、框 15.3 和图 15.3。

表 15.4 疑似肥厚型心肌病的床旁检查

检查项目	意义	预期结果
ECG	左心室肥厚引起的特征性改变	ECG 改变在框 15.3 中概述
血压	排除高血压引起的心肌肥厚	血压升高表明是高血压引起的

框 15.3 HCM 的 ECG 改变

1. QRS 高电压 (例如,Sokolow 标准:SV1+RV5 或 SV1+RV6≥35mm)

2. 复极异常(深且倒置的 T 波,ST-T 段压低)

3. 室性或房性心律失常(例如,室性心动过速、房颤)

4. 可能正常(占 HCM 患者的 10%)

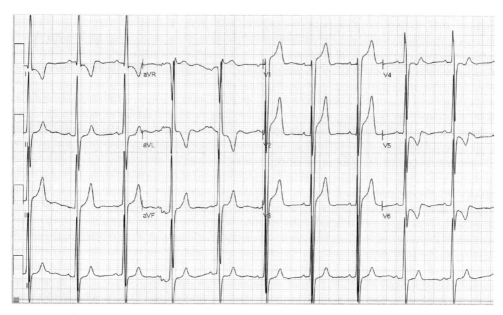

图 15.3 HCM 患者 12 导联窦性心律心电图显示明显的左心室肥厚（Sokolow 标准）。（Source：TP Mast，MD and Cramer，MD，University Medical Center Utrecht，the Netherlands.）

血液学检查

参见表 15.5。

表 15.5 疑似肥厚型心肌病的血液学检查

检查项目	意义	预期结果
肌钙蛋白	ACS 是心律失常的常见原因	ACS——肌钙蛋白升高
尿素氮和电解质	排除电解质紊乱引起的心律失常	低钾血症——室性心律失常的常见原因
	评价肾功能以评估远期心力衰竭	心力衰竭——尿素升高提示肾功能不全
BNP	心力衰竭的评价指标	心力衰竭——BNP 升高（见第 11 章）
肝功能检查	右心衰竭时肝功能可能受影响	心力衰竭——右心衰竭时总蛋白和白蛋白可能下降
甲状腺功能检查	引起房颤的潜在内分泌原因	房颤——如果甲状腺功能不全是潜在原因，则可能升高

影像学检查

参见表 15.6、框 15.4 和图 15.4。

表 15.6 疑似肥厚型心肌病的影像学检查

检查项目	意义	预期结果
胸片	评估心脏的大小	心脏大小可能正常，可能有心房扩大
经胸超声心动图	检出灵敏度高	心室壁厚度增加（框 15.4）

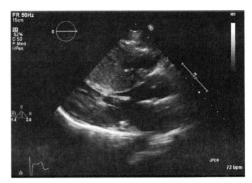

图 15.4　HCM 经胸超声心动图(TTE)。HCM 患者胸骨旁长轴 TTE 显示明显的室间隔肥厚(A,B),而且二尖瓣前瓣叶前移（在收缩期二尖瓣前叶接触到室间隔,B）。(Source: TP Mast, MD, and Cramer, MD, University Medical Center Utrecht, the Netherlands.)

框 15.4　HCM 的超声心动图表现

1. 心室肥厚≥15mm(常常室间隔>外侧壁)
2. LVOT 梯度或二尖瓣前叶前移（二尖瓣叶阻塞 LVOT)
3. 舒张功能异常
4. 房室瓣关闭不全
5. 心房扩大
6. 收缩功能异常(严重患者)

特殊检查

参见表 15.7。

治疗

保守治疗

1. 中度或重度肥厚型心肌病患者不应进行剧烈运动。
2. 严格管理心血管危险因素。

药物治疗

药物治疗的目的是减少肾上腺素的释放以及降低心室的收缩能力。以下药物可以起效：

1. β-受体阻滞剂。
2. 非二氢吡啶类钙离子通道阻滞剂。

侵入性治疗

侵入性治疗的目的是减小肥大的室间隔,减轻左心室流出道的阻力,以此预防心脏性猝死。

1. 肥厚型梗阻性心肌病患者经皮酒精室间隔消融术。
2. 室间隔切除术/二尖瓣成形术。
3. 高危病例选择心脏电复律除颤器(ICD)(框 15.5)。

框 15.5　HCM 患者植入 ICD 指征

1. 不明原因的晕厥
2. 既往 VT/VF
3. Holter 检查示反复非持续室性心动过速
4. 家族性猝死
5. 严重的左心室肥大(≥30mm)
6. 运动时出现低血压

（参见音频 15.1,网址 www.wiley.com/go/camm/cardiology）

如果以上治疗方案失败,某些患者可以考虑进行心脏移植。

表 15.7 疑似肥厚型心肌病的特殊检查

检查项目	意义	预期结果
心脏磁共振成像术	高灵敏度的检查	心室壁增厚
心导管插入术	冠心病可能引起心律失常和心力衰竭	缺血性心脏病(IHD)——一支主要的冠状动脉完全或部分堵塞
运动试验	LVOT 可能只发生于肾上腺素能作用下	LVOT——血压下降/运动过程不能升高(猝死的危险因素)
	心律失常可能只发生于肾上腺素能作用下	室速(见第 13 章)
24 小时动态心电图	可能只有在长期监测中才能发现心律失常	房颤,室速(见第 13 章)

合并症状

1. 心力衰竭:症状明显加重时可以使用祥利尿剂。如果心力衰竭是主要原因,可以考虑全心衰竭的治疗方案(见第 11 章)。

2. 房颤:在危险人群中使用维生素 K 拮抗剂或新型口服抗凝药治疗(见第 36 章)。

3. 心律失常:除了使用 β-受体阻滞剂或钙离子通道阻滞剂外,如果出现室性或室上性心律失常,可以考虑其他治疗(见第 13 章)。

(参见音频 15.2,网址 www.wiley.com/go/camm/cardiology)

15.6 扩张型心肌病

主要数据

定义

是以左心室收缩和舒张功能障碍为特征的心肌病,不存在异常的高负荷状态(例如,高血压)或冠状血管疾病。

病因学(框 15.6)

1. 获得性(60%):

  a. 心肌炎。

  b. 中毒。

  c. 心动过速性心肌病。

2. 家族性(40%)。

框 15.6 DCM 的病因

- 滥用酒精
- 脚气病
- B 型柯萨奇病毒
- 长期使用可卡因
- Chagas 病
- 阿霉素中毒(和其他蒽环霉素)

发病率

- 每年 0.5~1.0/10^4。

患病率

- 3~4/10^4。

病死率

- 5%~8%/年(框 15.7)。

框 15.7 与 DCM 不良预后相关的因素

1. 男性
2. 黑人
3. 贫血
4. 左心室射血分数<35%
5. NYHA 心功能分级≥Ⅱ
6. 肾功能不全
7. QRS 波宽度>120ms
8. 持续的左房高压
9. 持续的室性心律失常

病理生理学概述

参见图 15.5。

临床表现（表 15.8）

1. 一般表现/体征：

   a. 呼吸困难。

   b. 端坐呼吸。

   c. 外周水肿。

   d. 颈静脉搏动增强。

2. 心脏表现：

   a. 心脏肥大（心尖搏动横移）。

   b. S3。

   c. 全收缩期杂音——房室瓣膜反流。

3. 呼吸系统症状：

   双肺底捻发音。

鉴别诊断

常见疾病

1. 缺血性心肌病。

2. 心脏瓣膜病。

3. 肥厚型/限制型心肌病。

危重疾病

1. 充血性心力衰竭。

2. 其他原因所致的室性心律失常。

3. 急性冠脉综合征。

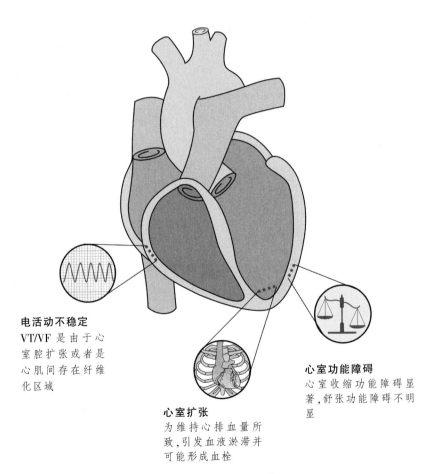

电活动不稳定
VT/VF 是由于心室腔扩张或者是心肌间存在纤维化区域

心室扩张
为维持心排血量所致，引发血液淤滞并可能形成血栓

心室功能障碍
心室收缩功能障碍显著，舒张功能障碍不明显

图 15.5　DCM 的病理生理学。

表 15.8 DCM 的临床表现

	急性期表现	慢性期表现
心室功能障碍	呼吸困难 端坐呼吸 外周水肿	(劳力性)呼吸困难 端坐呼吸 夜间阵发性呼吸困难 运动耐量减少 疲劳 外周水肿 呼吸困难 活动耐量减少
(房室)瓣关闭不全 血栓形成	— 急性呼吸困难(右侧栓塞) 神经系统症状(左侧栓塞)	—
电活动不稳定	心悸 晕厥 心脏停搏 死亡	心悸 晕厥 晕厥前兆

主要检查

床旁检查
参见表 15.9 和框 15.8。

血液学检查
参见表 15.10。

影像学检查
参见表 15.11、框 15.9、图 15.6 和图 15.7。

框 15.8 DCM 的心电图表现

1. 心室内传导阻滞(例如,左束支传导阻滞)
2. 高电压(心室肥大)或低电压(肌纤维减少)
3. P 波双峰-左房增大

表 15.9 DCM 的床旁检查

检查项目	意义	预期结果
ECG 血压	DCM 导致的特征性改变 排除高血压所致的心室扩张	ECG 改变见框 15.8 血压升高提示高血压

表 15.10 DCM 的血液学检查

检查项目	意义	预期结果
肌钙蛋白 尿素和电解质 BNP 肝功能检查 甲状腺功能检查 血红蛋白	ACS 是心律失常的常见原因 排除电解质紊乱引起的心律失常 监测肾功能,评价肾前性心力衰竭 评价心力衰竭 右心衰竭时肝功能可能受影响 引起房颤的潜在内分泌原因 贫血预示 DCM 预后不良	肌钙蛋白升高提示 ACS 低钾血症——室性心律失常的常见原因 心力衰竭——尿素升高提示肾功能不全 心力衰竭——BNP 升高(见第 11 章) 心力衰竭——右心衰竭——总蛋白和白蛋白降低 房颤——如果甲状腺功能是潜在原因,则可能高升 贫血——血红蛋白减少

表 15.11 DCM 的影像学检查

检查项目	意义	预期结果
胸片	评估心脏大小	心脏扩大/球形心脏的影像
经胸超声心动图	检出灵敏度高	见框 15.9

框 15.9 DCM 的超声心动图表现

1. 心室扩大伴随收缩功能降低
2. 室壁正常或者变薄
3. 心房扩大
4. 瓣膜关闭不全
5. 心腔内或者心尖部血栓形成

特殊检查

参见表 15.12。

治疗

保守治疗

告诫患者尽量不要接触毒性物质(例如,酒精)。

药物治疗

药物治疗主要为改善心力衰竭患者的症状和预后,主要药物为:

1. ACEI/ARB。
2. β-受体阻滞剂。
3. 利尿剂(例如,髓袢或噻嗪类利尿剂)。
4. 醛固酮受体拮抗剂。

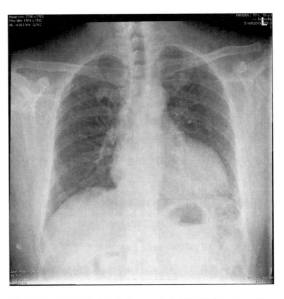

图 15.6 DCM 患者的胸片表现为心胸比增大(CTR>0.5)。(Source: BK Velthuis, MD, University Medical Center Utrecht, the Netherlands.)

侵入性治疗

侵入性治疗目的是改善心力衰竭症状和预防心源性猝死(框 15.10 和框 15.11)。

1. 心脏再同步化治疗(CRT)。

表 15.12 DCM 的特殊检查

检查项目	意义	预期结果
心脏 MRI	检出灵敏度高	左室扩张伴随收缩功能下降
心脏导管检查	冠状动脉病变可导致心律失常和心力衰竭	缺血性心肌病——主要冠状动脉完全或部分阻塞
运动试验	心功能状态的评价	运动耐力下降提示早期心力衰竭
24 小时动态心电图	长时间监测可发现心律失常	房颤、室性心动过速(见第 13 章)

2. 植入心脏电复律除颤器(ICD)。

3. 心脏移植。

框 15.10　CRT 指征

1. QRS≥130ms,LBBB

2. 左室射血分数≤35%

3. 足量药物治疗下心功能 NYHA Ⅲ 级

框 15.11　ICD 适应证

1. 二级预防——VT/VF 前期

2. 一级预防——NYHA≥Ⅱ级且有症状且左室射血分数≤40%

并发症

与 HCM 相似(见 15.5 节)。

15.7 限制型心肌病(框 15.12)

主要数据

定义

是以心室舒张功能异常，而室壁厚度和心脏收缩/舒张容积正常为特点的一类心肌病。

病因学

1. 淀粉样变性(家族性或非家族性)。

2. 结节病。

3. 遗传性血色病。

4. 硬皮病。

5. 辐射损害。

发病率

流行病学数据目前还不是很明确：不常见(大约占心肌病的 5%)。

患病率

流行病学数据目前还不是很明确：不常见(大约占心肌病的 5%)。

死亡率

- 10%~15%/年。

框 15.12　与 RCM 不良预后相关的因素

1. 男性

2. 年龄≥70 岁

3. 左室壁增厚

4. NYHA 心功能分级≥Ⅱ级

5. 左房内径>60mm

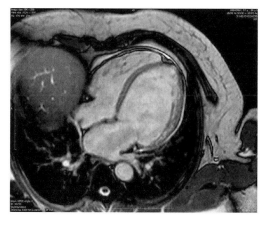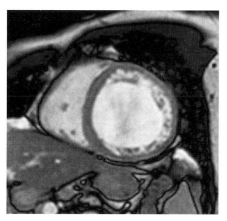

图 15.7 DCM 的 MRI 表现。DCM 患者心脏 MRI 在四腔(A)和短轴(B)平面显示为左室扩大(舒张末期容量 330mL)，室壁变薄，射血能力下降 (射血分数 28%)。(Source: BK Velthuis, MD, University Medical Center Utrecht, the Netherlands.)

病理生理学概述

参见图 15.8。

临床表现

1. 一般表现：

　　a. 呼吸困难。

　　b. 端坐呼吸。

　　c. 外周水肿。

　　d. Kussmaul 征(吸气时颈静脉压反常性升高)。

2. 心脏表现：

　　a. 心脏扩大(可见心脏搏动向外侧移位)。

　　b. 出现第三和(或)第四心音。

　　c. 全收缩期杂音——房室瓣膜反流。

3. 呼吸系统表现：

　　双肺底捻发音。

鉴别诊断

常见疾病

1. 缩窄性心包炎。

2. 肥厚型心肌病。

3. 长期高血压。

危重疾病

1. 由其他心肌病或其他原因引起的充血性心力衰竭。

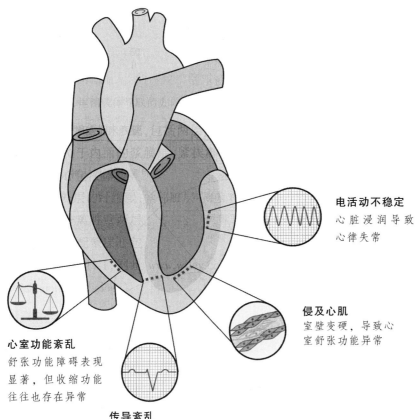

电活动不稳定
心脏浸润导致
心律失常

侵及心肌
室壁变硬，导致心
室舒张功能异常

心室功能紊乱
舒张功能障碍表现
显著，但收缩功能
往往也存在异常

传导紊乱
病变侵及传导系统将会导致房
室传导阻滞、心脏阻滞或束支传
导阻滞

图 15.8　RCM 的病理生理学改变。(见彩图)

2. 其他原因所致的室性心律失常。

3. 急性冠脉综合征。

4. 肥厚型梗阻性心肌病。

主要检查

床旁检查

参见表 15.13 和框 15.13。

血液学检查

参见表 15.14。

影像学检查

参见表 15.15 和框 15.14。

框 15.13　RCM 的心电图表现

1. QRS 波低电压

2. 传导紊乱（Ⅰ度房室传导阻滞、完全性心脏阻滞、束支传导阻滞）

框 15.14　RCM 的超声心动图表现

1. 舒张功能下降

2. 收缩功能下降

3. 室壁增厚

4. 心房增大

5. 房室瓣反流

6. 内部见散在的高回声（淀粉样变）

表 15.13　RCM 的床旁检查

检查项目	意义	预期结果
ECG	RCM 导致的无特殊改变	ECG 改变见框 15.13
血压	排除高血压所致的心室扩张	血压升高提示高血压

表 15.14　RCM 的血液学检查

检查项目	意义	预期结果
肌钙蛋白	ACS 是心律失常的常见病因	肌钙蛋白升高提示 ACS
尿素和电解质	排除因电解质紊乱引起的心律失常	低钾血症——室性心律失常的常见原因
	监测肾功能，评价肾前性心力衰竭	心力衰竭——尿素升高提示肾功能不全
BNP	评价心力衰竭	心力衰竭——BNP 升高（见第 11 章）
肝功能检查	右心衰竭时肝功能可能受影响	右心衰竭——总蛋白和白蛋白降低
甲状腺功能检查	引起房颤的潜在内分泌原因	房颤——如果甲状腺功能是潜在原因，则可能升高
血清 ACE	结节病的非特异性标记物	结节病——升高

表 15.15　RCM 的影像学检查

检查项目	意义	预期结果
胸片	评估心脏大小	心脏扩大/心房增大
经胸超声心动图	检出灵敏度高	见框 15.14

特殊检查

参见表 15.16。

治疗

RCM 的治疗手段有限。

药物治疗

主要是改善心力衰竭的症状和提高预后（见第 11 章）。

侵入性治疗

侵入性治疗的目的是治疗传导阻滞或减少心力衰竭的症状。

1. 双腔起搏器（用于传导阻滞）。

2. 心脏移植。

其他考虑

与 HCM 相似（见 15.5 节）。

15.8 其他类型的心肌病

其他类型的心肌病很罕见，且在临床中不易遇到。然而，为了完整起见，本书包含了这部分内容。

心肌致密化不全性心肌病

自胚胎形成时期起，疏松的相互交织成网状的心肌纤维未能发生致密化，导致某个心肌区域致密化不全。最终导致心力衰竭（收缩性和舒张性）、体循环栓子形成和室性心律失常。

(右心室)心律失常性心肌病

是一种罕见的由纤维脂肪组织取代正常的心肌纤维为特点的心肌病，尤以右心室最为显著。本病特征性表现是引起室性心律失常、猝死和右心衰竭。

Takotsubo 心肌病

是以左室心尖部和（或）中部区域性心室收缩功能障碍为特点的一种罕见心肌病（短暂的心尖球囊综合征）。其症状受情绪或压力的影响。左室功能通常在数天或数周后可恢复正常，复发罕见。

（参见音频 15.3，网址 www.wiley.com/go/camm/cardiology）

表 15.16 RCM 的特殊检查

检查项目	意义	预期结果
心脏 MRI	诊断 RCM 灵敏度高	肉芽肿，钆延迟增强
心脏活检	可以诊断淀粉样变、结节病、血色病	典型的组织性改变
PET	可以诊断结节病	结节病——心外的肉芽肿
24 小时动态心电图	长时间监测可发现心律失常	房颤、室性心动过速（见第 13 章）

（杨亚娟 闫燕 译）

指南

European Society of Cardiology. Classification of the cardiomyopathies: a position statement from the European Society of Cardiology working group on myocardial and pericardial diseases. 2008. Eur Heart J. 2008;29:270–276.

American Heart Association. Contemporary definitions and classification of the cardiomyopathies. An American Heart Association Scientific Statement From the Council on Clinical Cardiology, Heart Failure and Transplantation Committee; Quality of Care and Outcomes Research and Functional Genomics and Translational Biology Interdisciplinary Working Groups; and Council on Epidemiology and Prevention. 2006. Circulation. 2006;113:1807–1816.

American College of Cardiology/American Heart Association. 2011 ACCF/AHA Guideline for the diagnosis and treatment of hypertrophic cardiomyopathy. 2011. JACC. 2011;58:e212–260.

扩展阅读

Maron BJ, Maron MS. Hypertrophic cardiomyopathy. Lancet. 2013;381:242–255.
Comprehensive review of HCM by two experts.
Jefferies JL, Towbin JA. Dilated cardiomyopathy. Lancet. 2010;375:752–762.
Comprehensive review of DCM by two experts.
Dickstein K, Vardas PE, Auricchio A, et al. 2010 Focused update of ESC Guidelines on device therapy in heart failure: an update of the 2008 ESC Guidelines for the diagnosis and treatment of acute and chronic heart failure and the 2007 ESC Guidelines for cardiac and resynchronization therapy. Developed with the special contribution of the Heart Failure Association and the European Heart Rhythm Association. Eur Heart J. 2010;31:2677–2687.
ESC guideline for ICD and CRT therapy in heart failure. Important for management decisions in end-stage cardiomyopathy associated with heart failure.

第 **16** 章 高血压

James Cranley

16.1 定义

高血压是指动脉收缩压 ≥140mmHg 和（或）舒张压 ≥90mmHg。

16.2 基本概念

高血压定义

- 正常分布：正常血压是呈偏态分布的，高血压是心血管病的持续危险因子。
- 临界点：高血压定义为血压升高，可增加患心血管病的风险，治疗可使预后显著获益。

病理生理学

- 血容量：动脉血压依靠中心血管和大动脉的血容量来维持。
- 系统阻力：动脉（主要是小动脉）收缩能力增加会降低跨壁压、增加阻力和升高血压。血流阻力由 Poiseuille 定律决定（框 16.1）。

框 16.1 Poiseuille 定律

$$\Delta P = \frac{8\mu LQ}{\pi r^4}$$

- ΔP：压力差
- L：长度
- μ：动力黏度
- Q：流速
- r：血管半径

- 心排出量（CO）：高输出量能增加大动脉的血流量，使血压升高。
- 肾功能不全：血压维持需要靠肾对血容量和渗透压的调节，肾功能不全可使液体潴留并升高血压。
- 平均动脉压（MAP）：由心排血量和外周血管阻力（SVR）决定（框 16.2）。

框 16.2 平均动脉压

平均动脉压=（心排血量×外周血管阻力）+中心静脉压

中心静脉压可以约等于 0mmHg，所以公式可调整为：

平均动脉压=心排血量×外周血管阻力

在实际工作中，我们并不用 CO 和 SVR 来计算平均动脉压，而是用收缩压和舒张压计算：

MAP=2/3 舒张压+1/3 收缩压

- 自身调节（图 16.1）：器官具有内在的在血压波动时维持血流连续性的调节能力，这可使血压波动时组织灌注保持相对稳定（慢性高血压会使二者关系曲线右移）。

高血压主要的并发症

- 动脉硬化：高血压是其主要危险因素，危及的血管包括冠状动脉、外周大动脉和脑血管，高血压使卒中发生率增加了 7 倍。

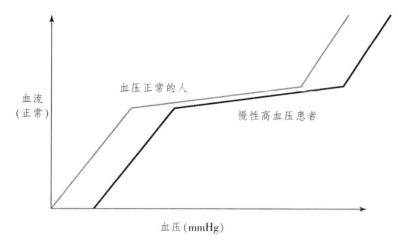

图 16.1　自身调节。尽管由于肌源性和代谢的机制使得血压会有所波动,但是器官的血流可以保持持续。在慢性高血压的患者,会使二者关系曲线右移,使得其对血压降低造成的低灌注更为敏感。

- 动脉夹层(框 16.3):在动脉中膜形成的假腔。

> **框 16.3　高血压增加主动脉夹层形成风险的机制**
> - 直接因素:高剪切力加速中膜层的变性(故称为"囊性中央坏死")
> - 间接因素:动脉粥样硬化疾病影响血管滋养管

- 左室压力过大:血压升高加重左室后负荷,长期的左室高压使舒张功能紊乱,最终致左室增大,收缩功能紊乱。
- 高血压肾病(框 16.4):会引起10%~30%的终末期肾衰竭,组织学检查以肾小球硬化为特点。

> **框 16.4　高血压肾病**
> - 高血压会直接导致肾血管损害
> - 高血压使肾血管发生玻璃样
> - 缺血使肾小管萎缩和肾小球改变
> - 最终进展为肾衰竭

- 高血压视网膜病变:像其他血管一样,视网膜的血管变厚并发生硬化(小动脉硬化)。在检眼镜检查中可见一系列的变化(框 16.5),但很少会影响视力。

> **框 16.5　高血压视网膜病变分级**
> - Ⅰ级:动脉变细,反光增强(银线)
> - Ⅱ级:动脉狭窄,动静脉交叉压迫(动静脉钳夹)
> - Ⅲ级:毛细血管小动脉或静脉破裂出血(火焰状出血),神经纤维层缺血导致轴突损伤,导致棉絮状物质沉积(棉绒斑)
> - Ⅳ级("视盘水肿"):视盘模糊,静脉扩张且无静脉搏动,出血毗邻视盘

- 高血压脑病(框 16.6):头痛、意识不清、癫痫,最终导致意识下降(中枢系统损伤并不常见,提示卒中)。
- 缺血性卒中:高血压是缺血性卒中的危险因素。注意,卒中常常以血压升高作为保护性生理机制,在急性期要注意降低血压。
- 脑内出血:出血性卒中占10%~15%;高血压使其发生率增加了6倍。

框 16.6 高血压脑病
- 大脑动脉自身调节丧失致大脑动脉扩张
- 依靠大脑血管对血压升高的反应,正常大脑血流能够保持连续性
  - 非高血压:平均血压在 60~120mmHg 时,血流保持连续
  - 高血压:平均血压在 110~180mmHg 时,血流保持连续(由于动脉壁增厚)
- 当血压升高到自身调节值的上限时,动脉会扩张
- 血管扩张致过度灌注和脑水肿

16.3 主要数据

病因学(框 16.7 和框 16.8)

- 原发性(特发性)高血压占 95%。
- 继发性高血压占 5%。
  - a. 肾脏疾病:先天性肾病,包括肾病综合征。
  - b. 肾血管性疾病。
  - c. 内分泌疾病。
  - d. 大动脉狭窄。
  - e. 妊娠/子痫。
  - f. 药物。

发病率

- 每年 78/10⁴。

框 16.7 引起继发性高血压的内分泌疾病
1. 克罗恩综合征
2. 库欣综合征
3. 肢端肥大症
4. 嗜铬细胞瘤
5. 甲状旁腺功能亢进

框 16.8 药物所致的继发性高血压
1. 类固醇
2. 口服避孕药
3. 单胺氧化酶抑制剂
4. 非甾体消炎药
5. 可卡因
6. 鼻充血减轻剂(例如,麻黄碱)

患病率

参见表 16.1

表 16.1 根据年龄和性别分层的高血压患病率

年龄(岁)	男性	女性
45~55	33%	25%
≥75	66%	78%

死亡率

- 每年 1.85/10⁴。

16.4 临床类型

原发性和继发性高血压

- 原发性:无确切的病因,即特发性。
- 继发性:由肾或内分泌疾病等引起。

高血压急症

- 血压升高:近期血压快速升高[例如,收缩压>180mmHg 和(或)舒张压>100mmHg]造成急性靶器官损害。
- 对各系统的影响:会影响神经、肾和心血管系统。
- 患病率:只有 1% 的原发性高血压会发展为高血压急症,但是继发性高血压发生急症的概率更大。因此,在出现高血压急症时,密切关注继发性高血压的病因很重要。

- 进展性和恶性高血压(框 16.9):高血压急症的两种类型(应避免使用这两个术语,因其已经过时且本身存在缺陷)。
- 治疗:需要在几分钟至几小时内降低血压,以防靶器官损害。

框 16.9　进展性和恶性高血压

1. 进展性高血压:高血压急症的一种类型,在做眼底检查时可以发现血管损害(例如,火焰状出血或者软性分泌物),但没有视盘水肿
2. 恶性高血压:与进展性高血压相似,但眼底检查时有视盘水肿,也定义为急性严重性高血压脑病

注意:应避免使用上述术语。

高血压亚急症

- 无害:近期和严重的血压升高,但没有靶器官损害的证据。
- 治疗:没有证据表明血压急速升高时,快速降低血压对患者有益。侵入性治疗可能会对患者有害,导致心脏、肾和脑的低灌注。

16.5　临床表现

高血压急症

与慢性高血压的隐性、无症状表现相比,急性和重度升高的高血压常常有症状 (表 16.2 和框 16.10)。

框 16.10　高血压急症的一般症状

1. 缺血性脑卒中(24.5%)
2. 肺水肿(22.5%)
3. 高血压脑病(16.3%)
4. 充血性心力衰竭(12%)

表 16.2　高血压急症的症状

系统	临床表现
神经系统	脑病:头痛、癫痫、视力障碍、局限性神经系统损害、昏迷
	出血:脑出血、蛛网膜下腔出血
	视网膜病:眼底改变
心血管系统	后负荷加重:急性左心衰竭(造成肺水肿)、急性右心衰竭(继发于左心衰竭)
	冠状动脉病变:急性心肌梗死
	脑血管病变:缺血性卒中
	外周血管:腹主动脉瘤(AAA)破裂、急性主动脉夹层
	微血管病性溶血性贫血(MAHA)
肾脏系统	急性肾小球性肾炎

(参见音频 16.1,网址:www.wiley.com/go/camm/cardiology)

慢性高血压

- 慢性血压升高的临床表现可分为两类:一类是由靶器官损害引起的,另一类是继发于其他原因(表 16.3)。
- 慢性高血压的症状和体征不同于高血压急症,患者会有靶器官损害相关的症状和体征, 也有可能只有潜在继发性原因的表现(表 16.4)。

16.6　鉴别诊断

高血压无特殊鉴别诊断, 主要考虑继发性因素。

表 16.3 慢性高血压靶器官损害的临床表现

系统	临床表现
神经系统	头痛
	视网膜:眼底改变
心血管系统	冠状动脉:心绞痛、急性冠状动脉综合征、心力衰竭
	脑血管:TIA/卒中(乏力、感觉变化、视力降低等)
	外周血管:明显的 AAA、跛行、杂音
	左心衰竭相关的症状:心律失常(心悸、晕厥)、劳力性呼吸困难
	动脉夹层病史
肾脏系统	肾病:肾前性少尿(蛋白尿)、血尿、多尿、不适、瘙痒

表 16.4 继发性高血压的临床特点(注意大多数高血压是原发性的,因此不存在以下症状)

系统	病因	临床表现
肾源性	多囊肾	肾病
		猝死(蛛网膜下腔出血)
		腰痛(囊肿出血)
		可触及肿大的肾脏
	肾实质病变	肾病病史
		近期尿路感染
		药物史(特别是肾毒素)
		系统性疾病(例如,SLE 或者系统性硬化)
	肾血管疾病	肾脏杂音
		高心血管病史/已患心血管病(动脉粥样硬化)
		年轻患者无危险因素(肌纤维发育不良)
内分泌	嗜铬细胞瘤	头痛、心悸、苍白多汗
	克罗恩病	肌肉无力、易怒(低钾血症)
	库欣综合征	躯干肥胖、皮肤薄伴瘀斑和皮肤紫纹、水牛背、近端肌病、痤疮
	肢端肥大症	肢端肥大、前额突出、颞侧偏盲、巨舌、凸颌、油性皮肤
	甲状旁腺功能亢进	高钙表现:骨痛、多尿、多饮、脱水(肾源性糖尿病)、便秘、意识不清、尿路结石
其他	药物	见 16.8 节
	妊娠/子痫	蛋白尿
		询问性生活史和月经周期
	搏动	胫桡延迟或胫股延迟
		股动脉脉搏弱
		喷射性收缩期杂音

16.7 主要检查

高血压检查的目的

1. 评估靶器官损害。
2. 评估继发性高血压的可能病因。
3. 评估心血管危险因素。

继发性高血压病因的检查取决于临床情况，例如一位血压很高的年轻人比老年患者应该给予更多的检查，老年人更倾向于特发性高血压。

床旁检查

参见表 16.5。

血液学检查

参见表 16.6。

影像学检查

大多数情况下并不需要行影像学检查，但是，在一些情况下可能会用到此类检查，具体见表 16.7。

表 16.5　高血压患者的床旁检查

检查项目	意义	预期结果
心电图	检查左室肥大或既往/现有心肌缺血的情况	左室肥大:SV1+RV5 或 V6≥35mm 陈旧性心肌梗死:Q 波 现有心肌缺血:T 波或 ST 段改变
尿常规	可能有靶器官损害或提示继发性高血压的原因	靶器官损害:蛋白尿 肾小球肾炎:蛋白尿和血尿
尿 β-HCG	妊娠是继发性高血压的一个原因	
动态血压监测	提供诊所外的多次血压监测	见表 16.9

表 16.6　高血压患者的血液学检查

检查项目	意义	预期结果
尿和电解质	评估靶器官损害情况 电解质紊乱可能提示继发性高血压	肾衰竭:多尿和肌酐升高 克罗恩综合征:低钾和高钠血症
随机皮质醇	库欣综合征会引起继发性高血压	随机皮质醇不能诊断库欣综合征,但是其正常可排除此病
血脂	心血管病的危险因素	高 LDL 和甘油三酯会增加罹患心血管病的风险
血糖和糖化血红蛋白	心血管病的危险因素	血糖和糖化血红蛋白升高,提示糖尿病
血钙	甲状旁腺功能亢进可能引起继发性高血压	甲状旁腺功能亢进:高钙

特殊检查

参见表 16.8。

16.8 治疗选择

参见表 16.9。

诊断

• 分级：依据收缩压和舒张压将高血压分级，见表 16.10 和表 16.11。

• 动态监测：诊室发现高血压，应进一步做 24 小时动态血压监测(ABPM)，以判断是持续性高血压还是白大衣性高血压(框 16.11)。

表 16.7 高血压的影像学检查

检查项目	意义	预期结果
动脉超声	评价颈动脉、腹部(肾)和外周血管的硬化情况(靶器官损害)——如有指征应该进行检查(例如，杂音或者跛行)	动脉硬化
肾脏超声	评估肾损害，如有肾衰竭表现应该进行检查	慢性疾病：肾脏萎缩 其他原因引起的肾衰竭：梗阻、肾盂积水等
肾脏 MRI/CT 血管造影	评估肾血管硬化情况，发现继发性高血压的潜在病因	肾血管硬化：肌纤维发育不良典型的串珠样改变

表 16.8 高血压的特殊检查

检查项目	意义	预期结果
超声心动图	如果心电图显示左室肥大，可以行此检查以评估心脏的结构和功能	心肌细胞肥大提示有长期持续的高血压
24 小时尿甲氧基肾上腺素测定	嗜铬细胞瘤是引起继发性高血压的罕见因素	嗜铬细胞瘤：尿中甲氧基肾上腺素升高

表 16.9 高血压的诊断基于诊室和家庭/动态监测

		家庭/动态监测	
		升高	正常
临床表现	升高	持续性高血压	白大衣性高血压
	正常	假性高血压	血压正常

表 16.10　依据血压(mmHg)高血压的 ESC 分级

分级	收缩压		舒张压
最佳	<120	和	<80
正常	120~129	和(或)	80~84
正常高压	130~139	和(或)	85~89
高血压Ⅰ级/轻度	140~159	和(或)	90~99
高血压Ⅱ级/中度	160~179	和(或)	100~109
高血压Ⅲ级/重度	≥180	和(或)	≥110

表 16.11　高血压的 NICE 分级和相应的治疗方案

分级	收缩压	治疗方案
1 级	诊室血压 140/90mmHg 或更高 和 ABPM/HBPM 135/85mmHg 或更高	保守治疗,心血管风险较高时使用药物治疗
2 级	诊室血压 160/100mmHg 或更高 和 ABPM/HBPM 150/95mmHg 或更高	保守和药物治疗
3 级	诊室血压 180/110mmHg 或更高 不需监测 ABPM/HBPM	即刻使用药物治疗和保守治疗

ABPM,动态血压监测;HBPM,家庭血压监测。

框 16.11　如何测血压

1. 允许患者休息 3~5 分钟后开始

2. 至少测 2 次坐位血压,每次间隔 1~2 分钟

3. 如果血压合适,考虑平均动脉压

4. 心律不齐的患者应多测几次,提高准确率

5. 使用适合患者臂围的血压计(袖袋应该至少可以包裹 80% 的手臂,但不超过 100%)

6. 无论患者处于何种体位,使血压计和心脏齐平

7. 使用听诊器正确判断舒张压和收缩压

8. 测定老年患者平卧和直立时的血压(评估直立性低血压)

何时需要进行治疗

• 不同组织(NICE、ESC、AMA 等)治疗阈值有轻微的差别。

• 心血管危险因素(框 16.12):治疗依据患者患心血管疾病的风险,而不仅仅是血压。

• 评估:心血管危险因素可以"精确"评估或使用上表进行分级。

• 保守治疗:适于任何高血压患者。

• 一级:以下情况需要药物治疗。

框 16.12　心血管危险因素

1. 人口学(年龄、性别、种族等)和已存在的危险因素

2. 查阅网站 (例如,Q-risk, http://www.qrisk.org)

3. 评估 10 年心血管死亡风险

4. 患者分级:低危(0%~10%),轻危(10%~20%),高危(20%~30%)和极高危(>30%)

a. 靶器官损害。

b. 患有心血管病。

c. 患有肾病。

d. 患有糖尿病。

e. 10 年心血管病风险>20%。

• 二级或三级：所有患者初始均应接受药物治疗。

• 临床：当开始治疗时，老年患者和有基础疾病易发生副作用的患者需要多注意。

血压控制目标

• <80 岁：<140/90mmHg。

• >80 岁：<150/90mmHg。

• 有糖尿病和靶器官损害：<130/80mmHg。

• CKD 伴蛋白/肌酐(PCR)>100mg/mmol：<130/80mmHg。

治疗

参见框 16.13。

框 16.13　一旦诊断为高血压，考虑以下事宜

1. 初始治疗

2. 检查有无靶器官损害

3. 检查是否为继发性高血压

4. 评价心血管危险因素，指导进一步治疗

5. 优化心血管危险因素

保守治疗

1. 限盐(5~6g/天)。

2. 适当摄入酒精(男性：<21 单位/周；女性：<14 单位/周)。

3. 多吃水果、蔬菜，低脂饮食。

4. 控制体重(BMI≤25kg/m²)。

5. 规律运动(每周进行适宜的运动：150分钟)。

6. 戒烟。

7. 少食含咖啡因的食物。

药物治疗(图 16.2)

需分步治疗。如果血压不能达到适当的水平，应循序渐进治疗。

第一步：

• <55 岁：ACEI/ARB(如果 ACEI 不能耐受)。

• >55 岁或者具有黑人血统（不考虑年龄）：钙通道阻滞剂(CCB)。

• 如果 CCB 不适宜或有心力衰竭的表现，给予噻嗪类利尿剂。

第二步：

• CCB 联合 ACEI/ARB。

• 如果 CCB 不适宜或有心力衰竭的表现，给予噻嗪类利尿剂。

• 黑人：考虑 ARB 来代替 ACEI，联合 CCB。

第三步：

• 联合 ACEI/ARB、CCB 和噻嗪类利尿剂。

第四步：

• 寻求专家的意见。

• 钾 ≤4.5mmol/L：给予低剂量(25mg，OD)螺内酯。

• 钾 ≥4.5mmol/L：给予高剂量噻嗪类利尿剂。

• 利尿剂无效：给予 α-受体阻滞剂或 β-受体阻滞剂。

• 仍无效：如果给予四种药物血压仍难以控制，寻求专家的意见。

降脂治疗

• 降脂治疗应基于心血管病的风险评估，而不是单纯地根据胆固醇水平(表 16.12)。

• 降脂目标为总胆固醇<4mmol/L，LDL<2mmol/L。

• 他汀类药物为一线的降脂药物。

侵入性治疗

高血压侵入性治疗(框 16.14)比较少见，

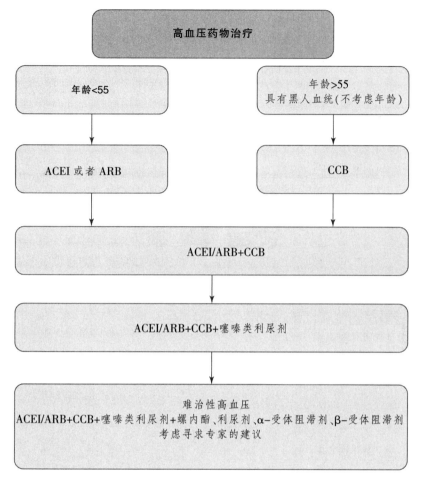

图 16.2　高血压药物治疗。(Source: NICE 2011. Reproduced with permission of NICE.)

见于：

1. 内分泌手术：克罗恩病、嗜铬细胞瘤、库欣综合征。

2. 肾血管成形术：所有肾血管病患者。

3. 肾去神经治疗：一种导管术，疗效不确切。

表 16.12　降脂药物应用指南

预防阶段	适应人群
一级	10 年 CVR>20%
	糖尿病患者>40 岁
	患者年龄>75 岁
二级	罹患任何动脉粥样硬化性疾病[CAD、外周血管疾病(PAD)或 CVD]

框 16.14　高血压急症的处理

1. 严重的高血压(3 级)在临床患者比较常见

2. 紧急治疗仅限于存在靶器官损害者

3. 如果没有靶器官损害，门诊患者常规治疗即可

4. 有靶器官损害的患者，应进一步治疗，并在数分钟至数小时降低血压

5. 可以通过静脉注射快速降压

6. 治疗选择依赖于靶器官损害情况，且应该由上级医生决定

（参见音频 16.2 至音频 16.5，网址 www.wiley.com/go/camm/cardiology）

16.9　重要临床试验

重要试验 1

试验名称：ALLHAT，2003。

受试者：33 000 名年龄大于 55 岁的高血压 1 级或 2 级患者，至少合并一个冠状动脉疾病危险因素。

试验组：ACEI（赖诺普利）或 CCB（氨氯地平）。

对照组：噻嗪类利尿剂（氯噻酮）。

结果：在主要终点事件（致命性心脏疾病、非致死性心肌梗死）组间没有差异，但是利尿剂组有更低的心力衰竭发生率，但是血糖水平较高。

入选原因：试验证实这三种药物在预防冠心病事件方面具有同等效力，而在心力衰竭方面利尿剂具有独特的优势。

参考文献：ALLHAT Offcers and Coordinators for the ALLHAT Collaborative Research Group. Major outcomes in high-risk hypertensive patients randomized to angiotensin-converting enzyme inhibitor or calcium channel blocker vs diuretic: The Antihypertensive and Lipid-Lowering Treatment to Prevent Heart Attack Tr ial (ALLHAT). JAMA. 2002;288 (23):2981 –2997.doi: 10.1001/jama.288. 23.2981. http://jama.jamanetwork. com/article.aspx?articleid=195626.

重要试验 2

试验名称：ASCOT。

受试者：19 000 名高血压中高危患者，至少合并三个心血管疾病危险因素。

试验组：初始钙通道阻滞剂（氨氯地平），必要时加用 ACEI（培哚普利）。

对照组：初始 β-受体阻滞剂（阿替洛尔），必要时加用噻嗪类利尿剂（苄氟噻嗪）。

结果：在预防卒中、心血管事件以及全因死亡率上试验组明显优于对照组。由于显著降低全因死亡率，使得实验提前终止，但在主要终点事件上（非致死性心肌梗死和致死性心血管病）与对照组间相比无明显差异。两组间降压效果类似（收缩压仅相差 2.7mmHg）。

入选原因：大型临床试验表明，ACEI 联合 CCB 治疗高血压是不错的选择。试验结果使得 β-受体阻滞剂由指南的一线药物降为二三线药物。

参考文献：Dahlof B, et al. Prevention of cardiovascular events with an antihypertensive regimen of amlodipine adding perindopril as required versus atenolol adding bendrofumethiazide as required, in the Anglo-Scandinavian Cardiac Outcomes Trial-Blood Pressure Lowering Arm (ASCOT-BPLA): a multicentre randomised controlled trial. Lancet. 2005;366:895–906.

重要试验 3

试验名称：ACCOMPLISH。

受试者：11 000 名年龄大于 60 岁的高风险高血压患者，收缩压>160mmHg 或者正在进行抗高血压治疗，合并靶器官损害的证据，但是既往没有心血管事件发生。

试验组：贝那普利联合氨氯地平。

对照组：贝那普利联合氢氯噻嗪。

结果：与氢氯噻嗪相比，氨氯地平能显著减少心血管事件和心血管死亡的复合主要终点。在降压方面，两种药物联合方案都同样有效，两种方案间血压差别很小。

入选原因：指南推荐在加用利尿剂前，ACEI 或者 CCB 单独或者联合作为一线药物的主要试验证据。

参考文献：Jamerson K, et al. Benazepril plus amlodipine or hydrochlorothiazide for hypertension in high-risk patients. N Engl J Med.2008;359:2417 –2428.http://www.nejm.org/doi/full/10.1056/NEJMoa080 6182.

（闫燕　译）

指南

National Institute for Health and Clinical Excellence. CG127: Clinical management of primary hypertension in adults. 2011. http://www.nice.org.uk/guidance/CG127

European Society of Cardiology, European Society of Hypertension. 2013 ESH/ESC Guidelines for the management of arterial hypertension. 2013. http://www.escardio.org/guidelines-surveys/esc-guidelines/Pages/arterial-hypertension.aspx

扩展阅读

Marik PE, Varon J. Hypertensive crises: challenges and management. Chest. 2007;132(5):1721. http://www.ncbi.nlm.nih.gov/pubmed/17565029
  Excellent overview of the management of hypertensive emergencies
Krause T, et al. Management of hypertension: summary of NICE guidance. BMJ 2011;343:d4891.
  Clear summary of management and assessment of chronic hypertension.

第**17**章 心包疾病

Laura Ah-Kye

17.1 定义

- 心包炎：包裹心脏的脏壁层心包膜的炎症。
- 心包积液：心脏脏壁两层膜之间有过多的液体积聚。

17.2 基本概念

解剖学

1. 心包：保护和限制心脏，包括两层。
   - 脏层：位于内面的浆膜层，紧挨心肌组织，可以分泌心包液体。
   - 壁层：外层的纤维膜，紧邻脏层心包。
2. 心包液：分离脏壁两层。
3. 膈神经：支配壁层心包。

（参见音频 17.1，网址 www.wiley.com/go/camm/cardiology）

病理生理学

1. 炎症反应：包括脏层和(或)壁层。可分为：
   - 时间：急性、亚急性、慢性。
   - 病理：纤维性(干性)、渗出性、限制性。
2. 心包积液：细胞因子触发炎症反应，导致脏层心包分泌液体。

3. 心脏压塞：心包内渗出液增多，影响心脏的舒张，心排出量下降。
4. 粘连性心包炎：纤维渗出，使脏壁两层心包发生粘连，并与心脏或周围组织发生粘连。
5. 缩窄性心包炎：慢性炎症使得心包纤维化增厚，是心包炎迟发的一种并发症。

（参见音频 17.2，网址 www.wiley.com/go/camm/cardiology）

17.3 临床类型

形态学分类

1. 纤维素性：以纤维渗出为主的炎症。
2. 渗出性：少量炎性液体渗出。
3. 脓性：含有脓性细胞和微生物的炎症，见于细菌性感染。
4. 肉芽肿性：以大量的纤维蛋白沉积联合肉芽肿性反应和大量渗出为特点；多由肺结核引起，少数情况下由真菌或寄生虫感染引起。
5. 血性：血细胞渗出；见于急性心肌梗死、心室破裂和主动脉夹层、心脏手术、药物(抗凝剂、结核病)和肿瘤。

按时间分类

参见表 17.1。

表 17.1 心包炎的分类

	时间	类型
急性	<6 周	纤维素性
		渗出性
亚急性	6 周至 6 个月	缩窄性
		渗出—缩窄性
慢性	>6 个月	缩窄性
		渗出性
		粘连性(非缩窄性)
复发性	N/A	间歇性(无症状期未治疗)
		连续型(停用抗感染治疗后复发)

17.4 急性心包炎

病理生理学

- 机制:心包组织的炎症所致。
- 类型:纤维素性(干性)或渗出性炎症。
- 疼痛:沿膈神经分布的持续性疼痛。

主要数据

病因(框 17.1 至框 17.4)

1. 特发性。
2. 感染。
3. 免疫。
4. 心肌梗死。
5. 代谢紊乱。
6. 纵隔放疗。
7. 肿瘤。

> **框 17.1 急性心包炎常见的病毒性原因**
> 1. B 型柯萨奇病毒
> 2. 艾克病毒 8 型
> 3. 腮腺炎病毒
> 4. EBV
> 5. 巨细胞病毒

> 6. HIV
> 7. 帕尔沃病毒

> **框 17.2 急性心包炎的细菌性原因**
> 1. 结核
> 2. 革兰阳性菌
>   - 金黄色葡萄球菌
>   - 葡萄球菌
>   - 肺炎链球菌
> 3. 革兰阴性菌
>   - 奈瑟菌
>   - 流感嗜血杆菌

> **框 17.3 急性心包炎的免疫性原因**
> 1. 系统性红斑狼疮
> 2. 类风湿关节炎
> 3. 强直性脊柱炎
> 4. 系统性硬皮病
> 5. 风湿热
> 6. 心肌梗死后综合征(Dressler 综合征)

> **框 17.4 心包炎的代谢性原因**
> 1. 尿毒症
> 2. 黏液性水肿
> 3. 高胆固醇血症

发病率

- 真实的发病率和患病率目前尚未知。
- 5%的胸痛患者有急性症状。
- 0.1%的患者入院治疗。

死亡率

死亡率取决于以下因素:

- 病毒性心包炎为良性。
- 经治疗的细菌性心包炎病（框 17.5)死率为 40%。
- 未经治疗的结核性心包炎的病死率为 85%。

框 17.5　细菌性心包炎致死的原因

1. 心脏压塞
2. 败血症
3. 缩窄

临床表现

1. 胸骨后胸痛：见表 17.2(常见)。
2. 心包摩擦音：见框 17.6(常见)。
3. 发热：常见，源于炎症。
4. 渗出/压塞症状：见 17.5 节。

框 17.6　心包摩擦音的特点

1. 听诊
- 包含 3 种成分，随心脏搏动而出现
- 一个收缩期杂音(介于 S1 和 S2 间)：心室收缩产生的声音
- 两个舒张期杂音：心室舒张和心房收缩产生的声音

- 并不是所有的患者都可闻及 3 种成分
2. 位置：广泛，左侧胸骨下缘最响
3. 体位：前倾时明显
4. 呼吸时的变化：吸气或者用力呼气时增强
5. 声音特点：高频，摩擦音

危险因素

1. 男性：病毒性心包炎，男女比为 3:1。
2. 年龄：好发于 20~50 岁。
3. 透壁性心肌梗死：见框 17.7。
4. 心脏手术：心包切开术后综合征，在心脏旁路术后 1 个月内≤20%的患者可发生。
5. 肿瘤：通常是由于肿瘤转移，心包原发性肿瘤罕见。
6. 尿毒症：见框 17.8。

框 17.7　透壁性心肌梗死所致心包炎

1. 早期(心绞痛性心包炎)：
- 心外膜心肌梗死边缘部位局限性炎症渗出
- 透壁性心肌梗死患者发生率为 5%~20%
2. 晚期(Dressler 综合征)：
- 梗死后 1 周至数月

表 17.2　心包炎胸痛与其他疾病所致胸痛的鉴别

	心包炎	心肌梗死	肺栓塞
部位	胸骨后	胸骨后	多变
特点	锐痛	压榨性	锐痛
发病情况	突发	突发	突发
呼吸改变	随吸气加重	无	可能随吸气加重
体位	平卧时加重	无	无
放射	下颌、颈、肩、上臂	下颌、颈、肩、上臂	肩
持续时间	数小时至数天	数分钟至数小时	数小时至数天
服硝酸甘油后反应	无改变	减轻	无改变

- 梗死后发生率 0.5%~5%
- 使用溶栓剂治疗的患者发生率<0.5%

3. 发生率:梗死相关性心包炎,由于心脏血管重建术治疗而有所下降

框 17.8　心包炎与肾衰竭

1. 尿毒症性心包炎:
   - 报道称 6%~10% 的肾衰竭患者会发生
   - 源于氮质血症(血尿素氮>21.4mmol/L)
2. 透析相关性心包炎:
   - 报道称有 13% 的接受慢性血透的患者会发生

鉴别诊断

常见疾病

1. 心肌梗死或局部缺血。
2. 肺炎。
3. 肋软骨炎。

罕见的危重疾病

1. 气胸。
2. 肺栓塞。
3. 主动脉夹层。

主要检查

床旁检查
参见表 17.3 和图 17.1。

血液学检查
参见表 17.4。

影像学检查
参见表 17.5。

特殊检查
参见表 17.6。

表 17.3　急性心包炎患者的床旁检查

检查项目	意义	预期结果
心电图	心包炎可致急性心肌损伤	广泛的 ST 段弓背向上抬高和 PR 段压低

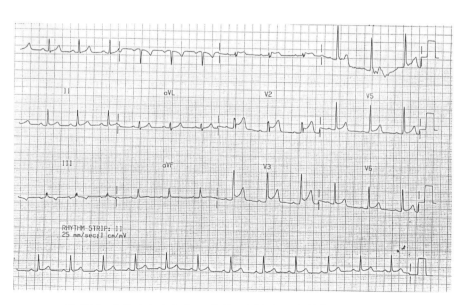

图 17.1　急性心包炎患者 12 导联心电图示 ST 段抬高和 PR 段压低。

治疗选择

治疗应针对特定的心包炎病因（表17.7）。

保守治疗

- 运动:4~6周内需限制运动。

药物治疗(图17.2)

所有患者均需考虑应用非甾体抗炎药(NSAID)。

表 17.4　急性心包炎患者的血液学检查

检查项目	意义	预期结果
FBC	感染的证据(WCC) 慢性病的证据	WCC 升高 血红蛋白下降
血清肌钙蛋白	升高提示累及心肌	心包炎时 35%~50%的患者升高(轻度升高),提示可能存在心肌–心包炎
ESR	升高提示炎症	升高
CRP	升高提示炎症	升高
尿素氮	升高提示尿毒症	肾衰竭时升高
血培养	感染的证据	依据病因可为阳性
病毒血清	感染的证据	依据病因可为阳性
自身抗体、补体、风湿因子	自身免疫或感染的证据	依据病因可为阳性

表 17.5　急性心包炎患者的影像学检查

检查项目	意义	预期结果
TTE	怀疑心包积液/心脏压塞 与急性冠脉综合征相鉴别	可显示心包积液和节段性室壁运动异常
胸片	鉴别结核、真菌病、肺炎或肿瘤所致	正常或心影增大呈水杯状

表 17.6　急性心包炎患者的特殊检查

检查项目	意义	预期结果
胸部 CT	显示并发症:积液或缩窄	心包增厚、钙化、心室变形、上腔静脉扩张、室间隔弯曲
心脏 MRI	对发现心脏改变以及心包结构和存在的液体情况具有很高的灵敏度	感染性心包增厚;评估心肌组织、积液位置
心包活检	从心包液和心包活检中找到病原体	取决于病因

表 17.7 不同病因急性心包炎的治疗

病因	治疗
病毒性/特发性	非甾体抗炎药/阿司匹林
细菌性/结核性	抗生素+心包穿刺+非甾体抗炎药
急性心肌梗死	阿司匹林(避免使用其他非甾体抗炎药)
自身免疫性	非甾体抗炎药+糖皮质激素
尿毒症性	透析(开始或加强)

- 持续时间:4 周,用于缓解胸痛或其他炎性症状。
- 并发症:无须 NSAID 预防(压塞、缩窄或复发性心包炎)。
- 布洛芬:400mg,每日一次;一线药物,副作用少。
- 阿司匹林:心肌梗死患者优先使用——其他非甾体抗炎药影响瘢痕形成;2~4g/天,口服,每天 3 次。
- 秋水仙碱:复发性心包炎患者优先使用。

 (参见音频 17.3,网址 www.wiley.com/go/camm/cardiology)

17.5 缩窄性心包炎

缩窄性心包炎是心包慢性炎症和纤维化增厚的结果,相对罕见,但是可致残。缩窄性心包炎会使心室充盈减少,每搏输出量和心排血量降低,也常导致心律失常。大多在心包损伤后 3~12 个月内发生。

病理生理学

- 肉芽组织形成:在心包愈合或慢性积液吸收时形成。
- 纤维化形成:炎症持续导致心包层、壁层间粘连,心包顺应性降低。
- 心室充盈减少:心包僵硬导致心室舒张受阻。
- 静脉淤血:由心室回流压力升高导致;引起液体从毛细血管漏出并导致水肿。

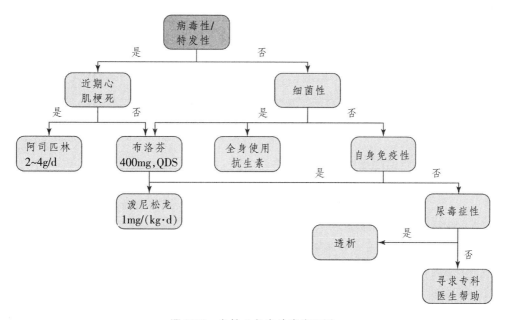

图 17.2 急性心包炎治疗流程图。

主要数据

病因

可以由多种原因导致的进展性心包炎引起,通常为(框 17.9):

1. 感染。

2. 特发性。

3. 心脏手术史。

4. 纵隔放射治疗。

5. 慢性肾衰竭。

发病率

- 急性心包炎病例的 9%。

死亡率

- 5 年死亡率为 30%。

临床表现

1. 心力衰竭的症状和体征:见第 11 章。

2. 颈静脉压升高:吸气时升高明显(Kussmaul 征),在颈静脉波上可见明显的 Y 倾斜。

3. 心尖冲动减弱:由于心包纤维化导致。

4. 舒张期心包叩击音:由于心脏被僵硬的心包所束缚,舒张期心室充盈突然中断产生的声音。

5. 有心包疾病病史或心包损伤诱因:可能早于临床表现数年。

鉴别诊断

1. 限制性心肌病。

2. 心力衰竭(由任何其他原因导致)。

3. 心脏压塞。

框 17.9　可引起缩窄性心包炎的常见感染

1. 结核

2. 真菌(如组织胞浆菌病)

3. 寄生虫(如弓形虫)

---

4. 右心瓣膜病。

5. 肺栓塞。

6. 慢性阻塞性肺疾病。

主要检查

床旁检查

参见表 17.8。

血液学检查

参见表 17.9。

影像学检查

参见表 17.10。

特殊检查

参见表 17.11。

治疗

药物治疗

应针对特定的心包炎的病因进行治疗:

- 非甾体抗炎药:炎症反应严重时可以考虑使用(见 17.4 节"急性心包炎")。

- 糖皮质激素:亚急性缩窄性心包炎和纤维化未形成时有效。

- 利尿药:可以减轻充血症状,但是心脏前负荷快速下降会降低心排血量。

侵入性治疗

- 心包切除术 (框 17.10 和框 17.11):心包永久性缩窄的确定治疗。

- 心肺转流术:因全身肝素化时出血风险明显升高而不建议使用。

- 死亡率:6%~12%。

表 17.8　缩窄性心包炎患者的床旁检查

检查项目	意义	预期结果
ECG	适用于任何有心脏疾病表现的患者	QRS 低电压 非特异性 ST 段 或 T 波改变

表 17.9　缩窄性心包炎患者的血液检查

检查项目	意义	预期结果
全血细胞检查	慢性心力衰竭表现为稀释性贫血 感染性时白细胞计数升高	心力衰竭/慢性感染:Hb 减少 感染:白细胞计数增加
尿素和电解质	肾衰竭是导致缩窄性心包炎的常见病因	肾衰竭时肌酐和尿素升高
C 反应蛋白	炎症时升高	缩窄性心包炎时升高
抗核抗体	全身炎症反应是导致缩窄性心包炎的常见病因	系统性红斑狼疮时升高

表 17.10　缩窄性心包炎患者的影像学检查

检查项目	意义	预期结果
胸片	纤维组织常钙化	心包钙化 心脏扩大
TTE	可直接观察心脏和其周围血管的情况 经食管超声心动图可测量心包厚度	心包增厚 舒张早期充盈增加,室间隔突然移位(室间隔抖动征) 体循环静脉扩张 心室容量减少
CT/MRI	精确测量心包厚度 提供手术指征	心包增厚(>2mm)和(或)钙化 (右)心房增大 单或双心室管状形态 腔静脉扩张

框 17.10　心包切除术标准方法选择
1. 前外侧开胸术(第五肋间隙)
2. 胸骨正中切开术

框 17.11　心包切除术的主要并发症
1. 急性围术期心功能不全(术中心肌损伤)
2. 心室壁破裂
3. 大量出血
4. 室性心律失常(术中心肌受到刺激)

17.6 心包积液

病理生理学

积液成分

• 心包积血:多见于心脏介入治疗后,也可为心肌梗死后心室破裂。

• 浆液性:多见于充血性心力衰竭或尿毒症。

表 17.11　缩窄性心包炎患者的特殊检查

检查项目	意义	预期结果
心导管检查	测量舒张末期压力	LV/RV 舒张末期压力升高或不变(+/−5mmHg)
		右心室收缩压< 55mmHg
		平均肺动脉压> 15mmHg
		右心室舒张末期压力>1/3 收缩期压力(脉压窄)
冠状动脉造影	35 岁以上患者和有纵隔放射治疗史的患者	放射治疗被认为会导致缩窄性心包炎和冠状动脉疾病
		幸存者中冠状动脉疾病患病率很高且往往在致命性冠状动脉疾病中也可以是无症状的
心包活检	当其他检查不能确诊时,心包活检可以提供明确的诊断	纤维化增厚
		慢性炎症
		肉芽肿
		钙化

- 血性浆液:由创伤或心肺复苏导致。
- 乳糜性:由于淋巴阻塞或胸导管损伤(少见)导致。
- 胆固醇性:见于黏液水肿(甲状腺功能减退症)。

积液类型

- 大量积液(框 17.12):缓慢形成的大量积液可以是无症状的,并且不会造成心脏压塞。
- 包裹性积液:见框 17.13 和图 17.3。
- 心脏压塞:积液逐渐增多会使舒张期充盈量减少,导致心排血量下降、休克甚至死亡。

框 17.12　大量心包积液的常见病因

1. 肿瘤
2. 结核
3. 尿毒症性心包炎
4. 黏液水肿
5. 寄生虫病

框 17.13　包裹性积液的常见病因

1. 心脏外科手术
2. 创伤
3. 脓性心包炎

 (参见音频 17.4,网址 www.wiley.com/go/camm/cardiology)

主要数据

病因

任何引起心包炎的病因都可导致心包积液,常见的病因包括:

1. 主动脉夹层:Stanford A 型。
2. 感染:如结核。
3. 肿瘤:尤其为肺癌或乳腺癌。
4. 结缔组织病:如系统性红斑狼疮。
5. 纵隔放射性治疗。
6. 心脏介入治疗/手术治疗。

发病率

具体的发病率和患病率还不清楚，但是医源性心包积液的患病率是已知的：

- 间隔穿刺：1%~3%。
- 二尖瓣成形术：1%~3%。
- 起搏器电极导线：0.3%~3.1%。

心包积液在主动脉夹层中的发生率为48%（尸检结果）和17%~45%（临床结果）。

死亡率

医源性心包积液的死亡率：

- 间隔穿刺 < 1%。
- 二尖瓣成形术 < 1%。
- 起搏器电极导线 0.1%。

未经治疗的主动脉夹层是致命的。

临床表现

少量、缓慢增加的积液可以是无症状的，或者临床征象很轻微（框 17.14）。

框 17.14 积液的影响

- 心包积液的临床表现取决于积液量和积液形成速度
- 缓慢积聚的大量心包积液可以是无症状的

- 迅速积聚的积液即使量小也可以导致严重的临床症状

---

1. 局部受压症状：
   - 呼吸困难：肺受压。
   - 吞咽困难：食管受压。
   - 声音嘶哑：喉返神经受压。
   - 呃逆：膈神经受压。
   - 恶心：膈受压。
   - Ewart 征：大量心包积液压迫左肺下叶，临床检查时可发现明显的肺不张体征。
2. 心脏压塞体征：
   - Beck 三联征：低血压，颈静脉压升高，心音低弱。
   - 奇脉：吸气时由于血压下降导致动脉搏动减弱。
   - Kussmaul 征：吸气时颈静脉压升高。
   - 意识丧失。

鉴别诊断

1. 限制性心肌病。
2. 急性心包炎。
3. 缩窄性心包炎。

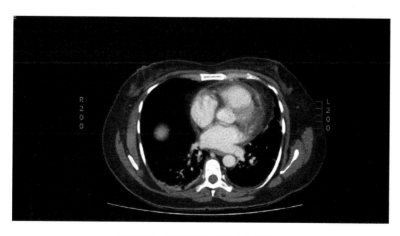

图 17.3 胸部 CT 显示心包积液。

主要检查

床旁检查
参见表 17.12。

血液学检查
参见表 17.13。

影像学检查
参见表 17.14、图 17.4 和图 17.5。

特殊检查
参见表 17.15。

心包积液的成分分析

初步评估时没有明显病因，只为诊断目的实施的液体或组织检查，其诊断率很低。

积液引流适应证：

1. 心脏压塞。

2. 持续 3 个月的大量心包积液（>20mm）且没有心脏压塞征象（框 17.15 和框 17.16）。

3. 怀疑结核性或细菌性心包炎。

积液可为漏出液或渗出液。积液种类是否为有价值的生物化学特征这一点还在争论

表 17.12　心包积液患者的床旁检查

检查项目	意义	预期结果
心电图	有心脏病表现的患者都应做心电图检查	QRS 和 T 波低电压 PR 段压低，ST-T 改变，束支传导阻滞，电交替现象（非心脏压塞时少见）

表 17.13　心包积液患者的血液学检查

检查项目	意义	预期结果
全血细胞计数	慢性心力衰竭时有稀释性贫血 感染时白细胞计数增加	血红蛋白减少 白细胞计数增加说明细菌性心包积液
尿素和电解质	肾衰竭是导致心包炎的常见病因	肾衰竭时肌酐和尿素升高，提示可能为尿毒症所致
C 反应蛋白	炎症时升高	感染或炎症性心包积液时升高
促甲状腺素	甲状腺功能减退可以导致心包积液	甲状腺功能减退时促甲状腺素增高
抗核抗体	全身炎症反应是导致心包炎的常见病因	系统性红斑狼疮时升高
血培养	怀疑为细菌性心包炎和心包积液	血培养阳性：脓性心包积液

表 17.14　心包积液患者的影像学检查

检查项目	意义	预期结果
胸片	可以显示大量心包积液的征象	心脏增大呈球形，边缘锐利（"水瓶"状轮廓） 心—心包影中可见透明线（心外膜晕轮征）
经胸超声心电图	证实心包积液的首选检查	当心包积液量超过 15~35mL 时，超声心电图可以显示心包壁层与脏层分离
CT	可以发现心包增厚或心包积液	排除缩窄性心包炎

表 17.15　心包积液患者的特殊检查

检查项目	意义	预期结果
心包穿刺	心包积液和心包组织检查	揭示病因,指导进一步的病因性治疗
心包活检	积液检查不能确诊时	最适用于疑似肿瘤性或结核性积液时

中,因为有研究表明不同病因的积液,其绝对或相对 LDH 和蛋白质含量是没有差异的。

框 17.15　渗出性心包积液的标准
- LDH>2000U/L
- 总蛋白量>30g/L
- 积液/血清 LDH 比值>0.6
- 积液/血清蛋白质比值>0.5

框 17.16　心包积液的其他分析方法
1. 病毒和细菌培养
2. 病毒基因 PCR

3. 心包腺苷脱氨酶活性>667nkat/L：结核性心包炎
4. 心包干扰素-γ>200pg/L：结核性心包炎
5. 细胞学检查：转移性或原发性恶性肿瘤

治疗

应尽可能针对基本病因进行治疗，而不是针对积液本身。

药物治疗

少量积液或残存积液只需使用抗炎药治疗(见 17.4 节)。

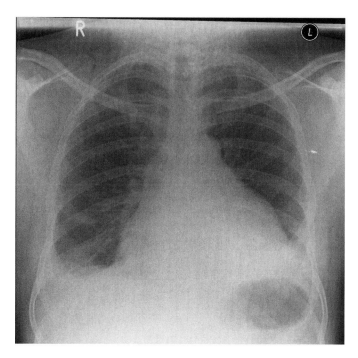

图 17.4　胸部 X 线片显示大量心包积液。

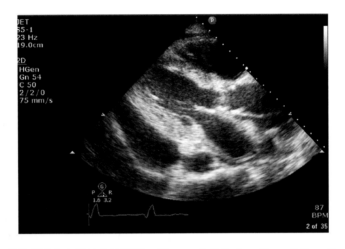

图 17.5　经胸超声心电图示心包积液。(Source: Fadi Jouhra, Kings College Hospital.)

侵入性治疗

心包穿刺适应证：

1. 血流动力学改变和心脏压塞。

2. 无血流动力学改变但超声心动图显示舒张期积液>20mm。

3. 用于诊断。

手术引流适应证：

· 大量慢性心包积液替代治疗（包括心包穿刺）无效。

· 心包穿刺禁忌证(框 17.17)。

框 17.17　心包穿刺的禁忌证

1. 绝对禁忌证：

· 创伤

· 室壁瘤破裂

· 主动脉夹层

2. 相对禁忌证：

· 未纠正的凝血障碍

· 抗凝治疗

· 血小板减少症

· 小的室性积液

17.7　重要临床试验

重要试验

试验名称：COPE。

受试者：120 名首次患急性心包炎患者。

试验组：阿司匹林 800mg 透皮给药 7~10 天，在 3~4 周内逐渐减量停药，联合使用秋水仙碱 3 个月。

对照组：阿司匹林 800mg 透皮给药 7~10 天，在 3~4 周内逐渐减量停药。

结果：秋水仙碱可预防心包炎复发，复发风险比为 0.17（95% 置信区间 0.05~0.53，$P=$ 0.003）。

入选原因：心包炎复发是最严重的并发症，发生率为 15%~50%。预防心包炎复发的最佳管理方法还未建立。

参考文献：Imazio M, et al. Colchicine in addition to conventional therapy for acute pericarditis: results of the COlchicine for acute PEricarditis (COPE) trial. Circulation. 2005;112: 2012–2016. http://circ.ahajournals. org/content/112/13/2012.full.pdf+html.

（闫燕　张凤环　译）

指南

European Society of Cardiology. Guidelines on the diagnosis and management of pericardial diseases. 2004. http://www.ncbi.nlm.nih.gov/pubmed/15120056/

扩展阅读

Lange RA, Hillis LD. Clinical practice: acute pericarditis. N Engl J Med. 2004;351:2195–2202. http://www.nejm.org/doi/full/10.1056/NEJMcp041997.

A comprehensive review of acute pericarditis published in the New England Journal of Medicine.

Shabetai R. Pericardial effusion: haemodynamic spectrum. Heart. 2004;90:255–256.

Description and explanation of haemodynamic abnormalities caused by effusive pericarditis and cardiac tamponade.

第 18 章　先天性心脏病

Rahul K. Mukherjee

18.1　定义

心脏及大血管在胎儿期发育异常引起出生时即已存在的疾病。

18.2　基本概念

非发绀型

定义:没有额外的含氧量低的血混入体循环的类型(框 18.1)。

- 病理学:主要分为左向右分流或梗阻性病变。
- 分流:由于右心压力与阻力低,左向右分流时,富含氧的血液进入右心。
- 梗阻:瓣膜或血管的显著狭窄导致压力梯度产生,从而推动血液流过狭窄部位。

框 18.1　非发绀型先天性心脏病的亚型

1. 左向右分流:
   a. 房间隔缺损(ASD)
   b. 室间隔缺损(VSD)
   c. 动脉导管未闭(PDA)
   d. 卵圆孔未闭(PFO)
2. 梗阻性病变:
   a. 主动脉缩窄
   b. 肺动脉狭窄

发绀型

- 定义:含氧量低的血绕过肺进入体循环的类型(框 18.2)。
- 发绀:由于输送到组织的血液中含氧量减少导致皮肤呈青紫色改变。
- 病理生理学:心脏结构缺损导致右向左分流。

框 18.2　发绀型先天性心脏病的亚型

1. 法洛四联症
2. 大动脉转位
3. Eisenmenger 综合征

18.3　房间隔缺损

定义

心房间隔缺损导致两心房间有血流通过(图 18.1)。

病理生理学和解剖学

- 原发性房间隔:初始长入心房腔的组织。
- 继发性房间隔:位于原发隔右侧,从心房上壁长入的半月形组织。
- 心脏分隔:发育异常导致原发隔再吸收

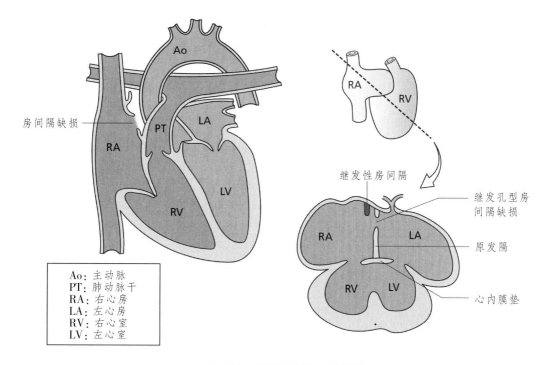

Ao：主动脉
PT：肺动脉干
RA：右心房
LA：左心房
RV：右心室
LV：左心室

图 18.1　房间隔缺损。（见彩图）

过多或继发隔生长缺陷。

• 分流：左向右分流的程度取决于缺损大小和心室充盈情况。

主要数据

病因学

与房间隔缺损或房室间隔缺损（AVD）有关的综合征（框 18.3）。

1. Holt-Oram 综合征：手臂桡骨缺失、房间隔缺损和 I 度心脏传导阻滞。

2. Down 综合征：21 号染色体三倍体。

3. Noonan 综合征：常染色体显性遗传病，临床表现包括肺动脉狭窄、心脏间隔缺损、心肌病、学习能力差、身材矮小。

4. Alagille 综合征：常染色体显性遗传病，可导致心、肾、肝等器官的多种缺陷。

5. Patau 综合征：13 号染色体三倍体。

框 18.3　致房间隔缺损的产妇危险因素

1. 使用 β-受体阻滞剂

2. 酗酒

3. 吸烟

4. 高龄产妇

5. 孕前肥胖

发病率

• $6/10^4$ 活产儿。

死亡率

• 20% 的房间隔缺损会在出生后一年内自发闭合。

• 30% 的患者在 30 岁时会出现呼吸困难。

• 10% 的患者在 40 岁时会发展成室上性心动过速和右心衰竭。

• 25% 的患者由于未修补的房间隔缺损将终生面临死亡威胁。

临床类型

1. 继发孔型 ASD:(70%) 缺损位于卵圆孔处。

2. 原发孔型 ASD:(15%) 缺损位于房间隔的前下部,累及二尖瓣和三尖瓣。

3. 静脉窦型 ASD:(14%) 缺损位于卵圆窝后部,上腔静脉进入右心房开口之下。

4. 冠状动脉窦型 ASD:(1%)缺损累及冠状动脉窦。

临床表现

参见表 18.1 和表 18.2。

鉴别诊断

儿童收缩期喷射性杂音的鉴别诊断

1. 肺动脉狭窄。
2. 主动脉狭窄。
3. 正常血流杂音。

表 18.1　房间隔缺损的听诊特点

部位	胸骨左缘上部
传导方向	背部
时相	收缩期
性质	喷射性
其他因素影响	吸气时增强
额外心音	增宽的 S2 固定分裂(不随呼吸改变)
	喷射性喀喇音
其他严重性特征	Eisenmenger 综合征(右心室隆起、发绀、杵状指、颈静脉压升高、外周水肿)

第二心音分裂的鉴别诊断

1. 生理性分裂(吸气时)。
2. 吸气时病理性分裂。
   - 右束支传导阻滞。
   - 肺动脉狭窄。
3. S2 固定分裂(S2 分裂不随呼吸变化)。

表 18.2　房间隔缺损的临床表现

	急性表现	慢性表现
神经系统表现(卒中):反常栓塞所致	肢体无力 语言和视觉障碍 面部下垂	残留的肢体无力
心(右)功能障碍	呼吸困难 外周水肿	(劳力性)呼吸困难 端坐呼吸/夜间阵发性呼吸困难 疲劳 外周水肿 颈静脉压升高 杵状指 发绀
心电不稳定性	心悸(房颤或房扑) 晕厥	心悸 晕厥 晕厥前期

- 房间隔缺损。

4. 逆分裂(呼气时 S2 分裂增宽)。

- 左束支传导阻滞。
- 主动脉狭窄。

不应漏诊的疾病

- 感染性心内膜炎:对于所有患者,如果有新的杂音出现,一定要警惕感染性心内膜炎。

主要检查

对于疑为房间隔缺损的患者, 常规行心电图和经胸超声心动图检查(框 18.4)。如果临床需要,下列检查也可考虑使用。

床旁检查

参见表 18.3。

框 18.4　房间隔缺损的心电图特点

1. 右束支传导阻滞(通常为不完全性)
2. 心电轴左偏(原发孔型缺损)
3. 心电轴右偏(继发孔型缺损)
4. 下壁导联 P 波倒置(静脉窦型缺损)
5. 右室肥厚
6. 右房肥厚(肺型 P 波)

血液学检查

参见表 18.4。

影像学检查

参见表 18.5。

特殊检查

参见表 18.6。

表 18.3　疑似房间隔缺损患者的床旁检查

检查项目	意义	预期结果
动脉血气分析	房间隔缺损患者可能由于肺动脉高压而呼吸困难	如果出现肺动脉高压, 表现为 1 型呼吸衰竭
心电图	房间隔缺损患者会出现非特征性的心电图改变	见框 18.4
血压	高血压由于增加了后负荷可以加重左向右分流	正常或升高

表 18.4　疑似房间隔缺损患者的血液学检查

检查项目	意义	预期结果
全血细胞计数	结构性心脏病患心内膜炎的风险极高(单纯 ASD 的风险很小);如果患者发展成 Eisenmenger 综合征会出现红细胞增多症	心内膜炎时白细胞计数升高;Eisenmenger 综合征时血红蛋白升高
C 反应蛋白	结构性心脏病患心内膜炎的风险极高(单纯 ASD 的风险很小)	心内膜炎时 C 反应蛋白升高
血培养	用于疑有心内膜炎(出现任何新的杂音)鉴别病原体	心内膜炎时血培养阳性

表 18.5　诊断房间隔缺损的影像学检查

检查项目	意义	预期结果
胸部 X 线检查	识别肺动脉高压的表现	肺动脉凸出,肺血管增多。左心房增大使右心缘出现双房影
经胸超声心动图	确定分流的部位和方向	可见血流通过缺损的房间隔

表 18.6　诊断房间隔缺损的特殊检查

检查项目	意义	预期结果
心脏导管检查	测定肺动脉高压的严重程度和心排血量	右/左心血氧饱和度降低,可用于评估分流的程度

治疗

保守治疗

消除疑虑和心脏监测:适用于缺损小(<5mm)和肺动脉压力正常者。

药物治疗

利尿剂用于缓解充血症状。如果发展成肺动脉高压,可以考虑:

- 钙通道阻滞剂(如硝苯地平)。
- 内皮素受体拮抗剂(如波生坦)。
- 前列环素类似物(如依前列醇/曲前列环素)。

侵入性治疗

- 房间隔缺损封堵术 (经皮或外科手术)(框 18.5)。

框 18.5　房间隔缺损封堵术的适应证[源于欧洲心脏病学会成人先天性心脏病管理指南(2010)]

1. 分流量大(>10mm)和(或)有右心室容量超负荷体征的患者
2. 出现反常栓塞
3. 肺血管阻力增加,但<2/3 的体循环血管阻力
4. 已发展为 Eisenmenger 综合征的患者禁用

18.4 室间隔缺损

定义

分隔左右心室的组织出现缺损(图 18.2)。

病理生理学和解剖学

- 室间隔的组成:室间隔的大部分由厚的肌肉组织组成(肌部间隔),上/后部由薄的纤维组织(膜部间隔)组成。
- 胚胎学:怀孕 4~8 周后,室间隔出现将单心室分隔开。室间隔由室间隔膜部、心内膜垫和心球(动脉干近端)组成。
- 心室分隔失败:导致室间隔缺损,使体循环和肺循环血液相沟通。

主要数据

病因学(框 18.6)

室间隔缺损可以是先天性和获得性的。

先天性的病因包括:

1. Di George 综合征:22q11 缺失。
2. Down 综合征:21 号染色体三倍体。
3. Edward 综合征:18 号染色体三倍体。
4. Patau 综合征:13 号染色体三倍体。
5. Wolf-Hirschhorn 综合征(4p 缺失):导致多种颅面部异常、神经系统疾病和先天性心脏病。

获得性(儿童罕见)病因包括:

1. 心肌梗死。
2. 医源性(如右室起博时室间隔穿刺)。

框 18.6　致室间隔缺损的产妇危险因素

1. 糖尿病
2. 饮酒(胎儿酒精综合征)
3. 苯丙酮尿症

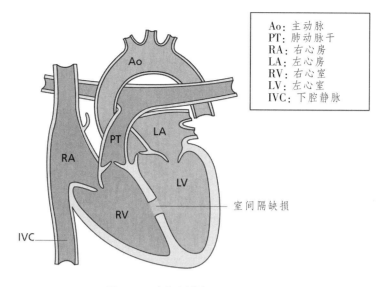

Ao: 主动脉
PT: 肺动脉干
RA: 右心房
LA: 左心房
RV: 右心室
LV: 左心室
IVC: 下腔静脉

——室间隔缺损

图 18.2 室间隔缺损。

发病率

• 4/10⁴ 活产儿。

死亡率

• 小缺损:不影响生存。

• 大缺损:若缺损未修补,可导致并发症的发生和早期死亡。

• 已修补缺损:手术死亡率 3%,修补成功后可良好的生存。

临床类型(框 18.7)

1. 膜周部室间隔缺损:(80%) 缺损发生于室间隔膜部,位于主动脉瓣下左室流出道。

2. 室上嵴上室间隔缺损:(5%~8%)缺损位于室上嵴上方,肺动脉瓣下方,与右室流出道相通。

3. 肌部(小梁部)室间隔缺损:(5%~20%)发生于肌性室间隔。

4. 隔瓣后室间隔缺损:(8%~10%) 缺损位于三尖瓣的隔瓣后方。

框 18.7　Gerbode 缺损

膜周部室间隔缺损致使左室–右房相通。

临床表现

参见表 18.7 和表 18.8。

（参见音频 18.1,网址 www.wiley.com/go/camm/cardiology）

表 18.7　室间隔缺损的听诊表现

部位	胸骨左缘下部
传导方向	遍布心前区
时相	全收缩期
性质	粗糙
其他因素影响	呼气时增强
其他严重性特征	Eisenmenger 综合征的体征(右室隆起、发绀、杵状指、颈静脉压升高、外周水肿、无杂音)

表 18.8 室间隔缺损的临床表现

	急性表现	慢性表现
感染性心内膜炎	呼吸困难	
	发热	
	嗜睡	
	不适	
心室功能障碍	呼吸困难	(劳力性)呼吸困难
	端坐呼吸	端坐呼吸
	外周水肿	夜间阵发性呼吸困难
		运动耐量下降
		疲劳
		外周水肿
心电不稳定性	心悸	心悸
	晕厥	晕厥
	心源性猝死(室性心律失常)	晕厥前期

鉴别诊断

儿童全收缩期杂音的鉴别诊断:

1. 三尖瓣反流。

2. 二尖瓣反流。

3. 动脉导管未闭 (连续性杂音,见 18.6 节)。

不应漏诊的疾病

• 感染性心内膜炎:所有患者如果出现疑似新发杂音都应考虑到感染性心内膜炎。

主要检查

床旁检查

参见表 18.9。

血液学检查

参见表 18.10。

影像学检查

参见表 18.11。

特殊检查

参见表 18.12。

表 18.9 疑似室间隔缺损患者的床旁检查

检查项目	意义	预期结果
动脉血气分析	室间隔缺损患者可能由于肺动脉高压而呼吸困难	若肺动脉高压存在表现为 1 型呼吸衰竭容量超负荷导致左心室肥厚。
心电图	室间隔缺损可以出现非特异性心电图改变	已发展为 Eisenmenger 综合征的患者由于左右心室压力相同而出现右心室肥厚
24 小时动态心电图	室间隔缺损可能会出现心脏节律紊乱	室性心律失常

表 18.10　疑似室间隔缺损的血液学检查

检查项目	意义	预期结果
全血细胞检查	结构性心脏病患者患心内膜炎的风险高 Eisenmenger 综合征会出现血细胞增多症	心内膜炎时白细胞计数升高；若发展 为 Eisenmenger 综合征会出现血红 蛋白升高
C 反应蛋白 血培养	结构性心脏病患者患心内膜炎的风险高 疑有心内膜炎时(出现新的杂音)鉴定病原体 种类	心内膜炎时 C 反应蛋白升高 心内膜炎时血培养阳性

表 18.11　室间隔缺损的影像学检查

检查项目	意义	预期结果
胸片	识别肺动脉高压的表现	肺动脉凸出伴肺血管增多；由于左房扩 大导致右心缘出现双房影；缺损大 者会导致心脏扩大
经胸超声心动图	用于确定缺损的部位、大小和分流方 向；评估心室功能	可见血流通过室间隔缺损处；若已修 补，可见残留的分流

表 18.12　室间隔缺损的特殊检查

检查项目	意义	预期结果
心脏导管检查	测定肺动脉高压的严重程度和心排血量； 评估肺动脉高压的可逆性	右/左心血氧饱和度降低

治疗

保守治疗

消除患者疑虑（缺损小和肺动脉压力正常者）。

药物治疗

利尿药可以减轻充血性症状。若已发展为肺动脉高压，可考虑：

- 钙通道阻滞剂(如硝苯地平)。
- 内皮素受体拮抗剂(如波生坦)。
- 前列环素类似物(如依前列醇/曲前列环素)。

侵入性治疗

- 室间隔缺损封堵术（经皮或外科手术）(框 18.8)。

框 18.8　室间隔缺损封堵术的适应证[源于欧洲心脏病学会成人先天性心脏病的管理指南(2010)]

1. 存在室间隔缺损左向右分流的症状，但没有严重的肺血管疾病
2. 没有症状但存在左室容量超负荷的证据
3. 有心内膜炎病史
4. 室间隔缺损相关的主动脉瓣尖端脱垂

5. 已发展为肺动脉高压但仍为单纯的左向右分流

6. 禁用于已发展为 Eisenmenger 综合征的患者

18.5 主动脉缩窄

定义

主动脉在与动脉导管连接处发生缩窄。

病理生理学和解剖学

• 后负荷：管腔梗阻使流入下部躯干和肢体的血液减少，导致左心室后负荷增加。

• 血压：缩窄部位近端的主动脉和动脉分支血压升高(上肢)，远端降低(下肢)。

• 侧支循环：随病情发展侧支循环形成，多位于内乳动脉、锁骨下动脉、肋间动脉和脊髓动脉。

主要数据

病因学

主动脉缩窄的病因不明，但是有多种与之有关联的情况：

1. 二叶主动脉瓣(占病例的 50%~85%)。

2. Turner 综合征 (35%的病例有主动脉缩窄)。

3. 颅内小动脉瘤。

4. 二尖瓣病变。

5. 室间隔缺损。

6. 动脉导管未闭。

7. 三尖瓣闭锁。

8. 主动脉弓发育不全。

9. 左心发育不全综合征。

发病率

• $4/10^4$ 活产儿。

死亡率(框 18.9)

• 经手术纠正后，20 年死亡率 15%。

框 18.9 主动脉缩窄患者的死因

1. 冠状动脉疾病

2. 室性心律失常

3. 心力衰竭

4. 卒中

5. 主动脉瘤破裂

临床类型

1. 婴儿型(导管前型)：缩窄接近左锁骨下动脉起始部。

2. 成人型(导管后或导管旁型)：缩窄远离左锁骨下动脉起始处。

临床表现

参见表 18.13 和表 18.14。

鉴别诊断

常见疾病

1. 主动脉狭窄。

2. 主动脉硬化。

3. 肺动脉狭窄。

表 18.13 主动脉缩窄的听诊特点

部位	主动脉区域
传导方向	向背部放射
时相	喷射性收缩期杂音
性质	持续性
额外心音	喷射性喀喇音
	可于腋窝前部、肩胛骨和左胸骨边缘听到侧支循环的杂音
其他严重性特征	肢体发育不良

表 18.14　主动脉缩窄的临床表现

	急性表现	慢性表现
感染性心内膜炎	呼吸困难 发热 嗜睡 不适	
大/小血管疾病	修补术后近期的撕裂样胸痛向背部放射 （如主动脉夹层或主动脉瘤破裂）	不明原因的高血压（特别是年轻患者）
形态学改变		肢体发育不良（由于远端血液灌注减少）

危重疾病

● 主动脉瘤破裂。

不应漏诊的疾病

1. Turner 综合征。
2. 主动脉弓发育不全。

主要检查

床旁检查

参见表 18.15。

血液学检查

参见表 18.16。

影像学检查

参见表 18.17。

特殊检查

参见表 18.18。

表 18.15　疑似主动脉缩窄患者的床旁检查

检查项目	意义	预期结果
双上肢血压	主动脉缩窄可能导致血压不同，这取决于狭窄部位	双上肢血压不同
心电图	后负荷升高可能会导致左心室肥厚	左心室肥厚，双相 P 波

表 18.16　疑似主动脉缩窄患者的血液学检查

检查项目	意义	预期结果
全血细胞学计数	结构性心脏病患者患心内膜炎的风险高；术前检查血红蛋白含量	心内膜炎时白细胞计数升高；术前需查血红蛋白量
C 反应蛋白	结构性心脏病患者患心内膜炎的风险高	心内膜炎时 C 反应蛋白升高
尿素和电解质	远端血液灌注减少可能导致肾功能异常 由于主动脉缩窄导致的高血压也可能造成高血压性肾病	肾功能异常（由于主动脉缩窄的影响或高血压性肾病）
血型和备血/交叉配血	术前或经皮介入治疗前必须检查	每个个体结果不同

表 18.17　诊断主动脉缩窄的影像学检查

检查项目	意义	预期结果
胸部 X 线检查	为评估主动脉弓结,说明侧支循环是否存在	肋骨切迹,主动脉弓结突出,肺充血,心脏扩大
经胸超声心动图	在二维超声心动图上可偶然见到主动脉缩窄可用于评估相关的心脏缺损,如二叶主动脉瓣	存在二叶主动脉瓣

表 18.18　诊断主动脉狭窄的特殊检查

检查项目	意义	预期结果
右心和左心导管检查主动脉造影	为测量狭窄段两端的峰值压力阶差明确是否存在侧支循环	峰值压力阶差增加侧支循环形成,包括内乳动脉、锁骨下动脉、肋间动脉和脊髓动脉
磁共振成像	判断毗邻血管有无受累监测动脉瘤和再狭窄的发生	可以判断其他大动脉有无受累

治疗

保守治疗

- 定期复查。

药物治疗

与主动脉缩窄有关的高血压患者可使用抗高血压药物:

1. ACEI 类药。

2. 钙通道阻滞剂。

3. 利尿药。

侵入性治疗(框 18.10)

1. 经导管介入治疗:球囊血管成形术和支架植入术。

2. 外科手术修补:主动脉缩窄段切除端端吻合。

3. 人工补片主动脉成形术。

4. 左锁骨下动脉瓣翻转血管成形术。

框 18.10　主动脉缩窄侵入治疗的适应证

1. 上下肢压力差>20mmHg

2. 高血压患者,主动脉缩窄程度>膈水平主动脉直径的 50%

3. 运动时出现病理性血压反应

4. 严重的左心室肥厚

18.6 先天性心脏病的其他类型

动脉导管未闭

- 动脉导管衍生于第 6 主动脉弓,连接左肺动脉近端和降主动脉。

- 动脉导管使血液绕过未膨胀的肺进入主动脉,在胎盘处进行氧合。

- 出生后,动脉血氧分压升高使肌肉突

然收缩导致导管关闭。

- 在有些人中导管保持开放，导致左向右分流。

- 大的动脉导管未闭，左心容量必然增加，因其既供应心排血量又供应左向右分流。

- 发病率：每 10 000 名活产儿发生 80 例。

- 死亡率：未经治疗,60 年死亡率为 60%。

- 表现为全收缩期和舒张期的连续性杂音。

法洛四联症(框 18.11 和图 18.3)

- 发绀：表现为儿童采取蹲踞姿态来增加肺循环血量(增加体循环阻力)。

  - 四个明确的组成：
    - 室间隔缺损。
    - 肺动脉狭窄。
    - 右心室流出道梗阻。
    - 主动脉弓骑跨。

- 初始症状取决于右心室肥厚的严重程度。

- 发病率：每 10 000 名活产儿发生 3 例。

- 死亡率：未经治疗,1 年死亡率为25%。

> **框 18.11　与法洛四联症有关的综合征**
>
> 1. Di George 综合征(染色体 22q 11 缺失)
> 2. Alagille 综合征
> 3. 胎儿酒精综合征
> 4. 母体苯丙酮尿症

大动脉转位(图 18.4、框 18.12 和框 18.13)

- 主动脉起自右心室，肺动脉起自左心室。

- 未氧合的体循环静脉血经异常的主动脉连接绕过肺又进入体循环进行再循环。

- 除非有分流存在使氧合血和未氧合血混合,否则不能维持生命。

- 发病率:每 10 000 名活产儿发生 2~3 例。

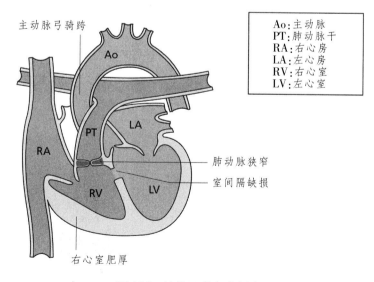

Ao:	主动脉
PT:	肺动脉干
RA:	右心房
LA:	左心房
RV:	右心室
LV:	左心室

图 18.3　法洛四联症示意图。

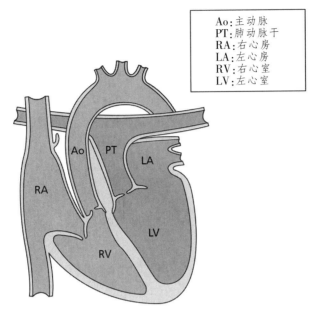

Ao：主动脉
PT：肺动脉干
RA：右心房
LA：左心房
RV：右心室
LV：左心室

图 18.4 大动脉转位的示意图。

• 死亡率：未经治疗，1 年死亡率为 90%。

框 18.12　Eisenmenger 综合征的病因

1. 房间隔缺损
2. 房室间隔缺损
3. 室间隔缺损
4. 动脉导管未闭
5. 主肺动脉窗

框 18.13　Eisenmenger 综合征

1. 发生于长期存在左向右分流的患者
2. 肺动脉血流量增多导致肺血管重塑和肺动脉高压
3. 肺动脉高压导致分流逆转
4. 发展成发绀和右心衰竭

（参见音频 18.2 和音频 18.3，网址 www.wiley.com/go/camm/cardiolgy）

18.7 重要临床试验

重要试验 1

试验名称：PC 试验。

受试者：卵圆孔未闭且已证实有血栓栓塞事件的患者。

试验组：经皮卵圆孔未闭封堵器修补缺损。

对照组：药物治疗。

结果：栓塞事件/死亡的风险没有下降。

入选原因：针对使用经皮介入方式治疗并已存在并发症的动脉导管未闭患者的一项大型临床试验，结果为阴性。

参考文献：Meier B, Kalesan B, Mattle HP, et al. Percutaneous closure of patent foramen ovale in cryptogenic embolism. N Engl J Med. 2013;368 (12): 1083–1091.

重要试验 2

试验名称：BREATHE-5。

受试者：WHO 功能分级 Ⅲ 级的 Eisenmenger 综合征患者（心力衰竭分级——与 NYHA 分级方法不同）。

试验组：波生坦治疗（内皮素受体拮抗剂）。

对照组：安慰剂。

结果：试验组的运动耐量和血流动力学均有所提高。

入选原因：Eisenmenger 综合征患者使用药物治疗可获得明显的益处。

参考文献：Galie N, Beghetti M, Gatzoulis MA, et al. Bosentan therapy in patients with Eisenmenger syndrome: a multicenter, double-blind, randomised, placebo-controlled study. Circulation. 2006;114:48–54.

重要试验 3

试验名称：继发孔型房间隔缺损的手术治疗。

受试者：>40 岁的继发孔型房间隔缺损患者。

试验组：手术修补房间隔缺损。

对照组：药物治疗。

结果：手术修补在减少心血管事件和总死亡率方面优于药物治疗。

入选原因：说明房间隔缺损采用手术修补的明确益处。

参考文献：Attie F, Rosas M, Granados N, et al. Surgical treatment for secundum atrial septal defects in patients ≥40 years old. A randomized clinical trial. J Am Coll Cardiol. 2001;38(7):2035–2042.

（张凤环　译）

指南

American College of Cardiology and American Heart Association. Guidelines for the Management of Adults with Congenital Heart Disease. 2008. http://circ.ahajournals.org/content/118/23/e714

European Society of Cardiology. Guidelines for the management of grown-up congenital heart disease. 2010. http://eurheartj.oxfordjournals.org/content/31/23/2915.full.pdf

扩展阅读

Briggs LE, Kakarla J, Wessels A. The pathogenesis of atrial and atrioventricular septal defects with special emphasis on the role of dorsal mesenchymal protrusion. Differentiation. 2012;84:117–130.
Excellent explanations of the embryological abnormalities resulting in the development of atrial septal defects.

Therrien, J and Webb, G. Clinical update on adults with congenital heart disease. Lancet. 2003;362:1305–1313.
Good coverage of a range of congenital heart defects – targeted at a general audience.

Penny, DJ and Wesley Vick, G. Ventricular septal defect. Lancet. 2011;377:1103–1112.
Recent clinical update on the pathophysiology and management of VSDs.

Rosenthal, E. Coarctation of the aorta from fetus to adult: curable condition or lifelong disease process? Heart. 2005;91(11):1495–1502.
Good review on coarctation of the aorta.

第 4 部分

影像学

第 19 章 心电图

Christian F. Camm

19.1 定义

心电图是应用皮肤电极实时记录心脏电活动的图形(图 19.1)。

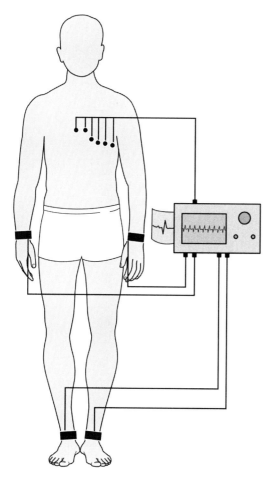

图 19.1 肢体导联和胸导联放置位置示意图。

19.2 操作过程概述

- 将 10 个电极放置于皮肤的特定部位。
- 电极和与连接心电图机的导线相连。
- 多个电极以不同的方式组合形成"导联"(框 19.1)。

框 19.1 名词解释
- 电极:由导线和皮肤电极组成,可以检测心脏的电活动
- 导联:可以产生电图像的电极的组合

19.3 适应证

对于没有心脏病的危险因素或提示症状的患者,不建议将心电图作为常规的筛查工具。有下列症状时提示需要做心电图检查:

1. 心悸。
2. 胸痛。
3. 心脏杂音。
4. 晕厥/跌倒。
5. 呼吸困难。
6. 外周水肿。
7. 心力衰竭。
8. 脉律不规则。

19.4 围检查期管理

没有特定的围检查期管理问题，因为心电图是非侵入性检查。

19.5 主要特点

导联(图 19.2 和图 19.3)

- 导联是通过组合两个或三个电极的信号而产生的(表 19.1)。

表 19.1　由电极组成的心电图肢体导联

导联	正极	负极	导联轴
I	左臂	右臂	0°
II	左腿	右臂	60°
III	左腿	左臂	120°
aVL	左臂	左腿+右臂	30°
aVR	右臂	左腿+左臂	150°
aVF	左腿	左臂+右臂	90°

- 胸导联(V1~V6)是由相应的胸导联作为正极产生的。
- 胸导联的负极是 Wilson 中心电端(框 19.2)。

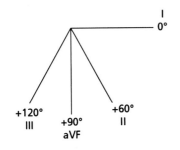

图 19.2　心电图肢体导联的方向。

框 19.2　Wilson 中心电端
- 是由多个电极的信号组成的复合极
- 作为 V1~V6 的负极

$$V_W = \frac{1}{3}(RA + LA + LL)$$

波形(框 19.3)

波形定义为等电点正向或者负向的偏

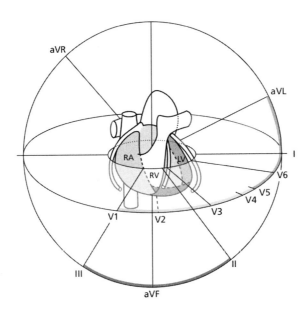

图 19.3　心脏每一个导联的视图。注意两个独立的轴(冠状及矢状轴)。(见彩图)

移,可以是正常的或者病理性的(表 19.2 和表 19.3)。

表 19.2 正常 ECG 波形

波形	意义	正常范围
P 波	心房除极	时长<120ms
		高度<2.5mm
QRS 波	心室除极	时长<120ms
T 波	心室复极	时长<160ms
U 波	室间隔复极	不明确

 (参见音频 19.1,网址 www.wiley.com/go/camm/cardiology)

表 19.3 异常 ECG 波形

波形	意义	定位
J 波/Osborne	低温/高钙血症	QRS-ST 连接处
Δ 波	辅助旁路	QRS 波前端
ε 波	致心律失常性右心室发育不良	QRS 波尾端

框 19.3　Q 波

- 小(<1mm):代表间隔除极;在胸前导联常见
- 大(>1mm):代表陈旧性心肌梗死(透壁性)

段和间期(框 19.4、图 19.4 和表 19.4)

- 段:一个波结束到下一个波开始的一段时间。
- 间期:包含至少一个波和段的时间。

框 19.4　如何测量校正的 QT 间期

Bazzett 公式较为简便,但是,Fridericia 更为精确。

$$QT/\sqrt{RR}$$
Bazzett

$$QT/\sqrt[3]{RR}$$
Fridericia

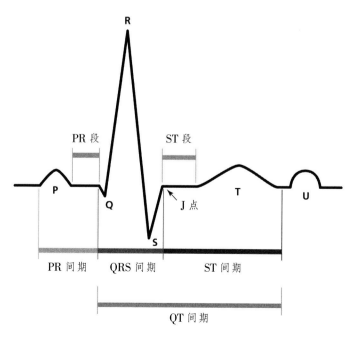

图 19.4　心电图波形及间期。

表 19.4　ECG 中包含的段和间期

段/间期	意义	正常范围
PR 间期	窦房结发出的冲动,经过房室结抵达心室的时间	120~200ms
PR 段	心房激动结束到心室激动开始的时间	50~120ms
ST 段	心室除极的时间	80~100ms
QT 间期	心室除极和复极的时间	取决于心率(见框 19.4)

19.6　检查报告

信息的说明

这里提供的信息在分析任何 ECG 时都应该使用。它涵盖了所有的主要方面,防止有些情况被遗漏。

临床资料

参见表 19.5。

技术方面(图 19.5)

- 高度表示电压(10mm=1mV)。
- 长度表示时间(5mm=200ms)。

表 19.5　做 ECG 时需参考的重要临床资料

项目	重要性
人口信息特征	年龄和性别对于特定的 ECG 发现具有特殊意义
症状	症状可以为潜在的发现提供线索 • 心悸:节律异常 • 胸痛:缺血性改变 • 晕厥:节律异常/肥大

心率(表 19.6)

心室率计算可以使用以下两种常见方法之一。

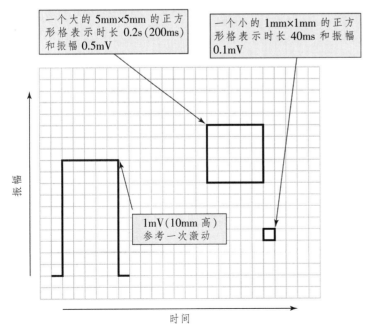

一个大的 5mm×5mm 的正方形格表示时长 0.2s(200ms)和振幅 0.5mV

一个小的 1mm×1mm 的正方形格表示时长 40ms 和振幅 0.1mV

1mV(10mm 高)参考一次激动

振幅

时间

图 19.5　心电图技术方面的描述。

表 19.6　ECG 心室率计算的方法

方法	解释	特点
RR 间期	心电图记录纸上描记 1 分钟的大格数为 300,用 300 除以两个连续 R 波之间的格子数	快速
R 波计数	12 导联心电图记录 10 秒,其RR 间期数乘以 6	较慢,但考虑到节律变化

节律(框 19.5)

• 节律与心室去极化的规律有关。

• 分为规则,规律的不规则,或不规律的不规则。

> **框 19.5　如何描记到规则的节律**
> 1. 在记录时保持描记纸平整
> 2. 标记 R 波的位置
> 3. 如果标记的节律是规则的,继续描记

电轴

• 代表心室去极化的总方向(图 19.6)。

• 正常范围−30°~+90°(框 19.6 和框 19.7)。

• 通常由 ECG 机器计算得出,并且显示在 ECG 图上。

• 根据导联 I 、Ⅱ 和 aVF 的去极化波可估算出心电轴(图 19.7)。

> **框 19.6　电轴左偏的原因**
> 1. 左心室肥厚
> 2. 左前分支传导阻滞
> 3. 下壁心肌梗死
> 4. 预激综合征(右侧旁道)
> 5. 原发孔型房间隔缺损
> 6. 正常变异

> **框 19.7　电轴右偏的原因**
> 1. 正常变异(体形消瘦的成年人或者儿童)
> 2. 右心室肥厚
> 3. 慢性肺部疾病
> 4. 前侧壁心肌梗死
> 5. 左后分支传导阻滞
> 6. 肺栓塞
> 7. 预激综合征(左侧旁道)

波型和间期

P 波(框 19.8 和图 19.8):

• 在 Ⅱ 导联显示最佳。

• 位于每一个 QRS 波前。

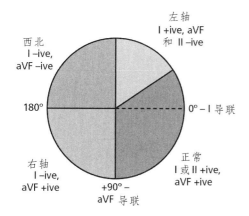

图 19.6　心室整体去极化轴。(见彩图)

P/PR:	102/148 ms
QRS:	88 ms
QT/QTc:	454/473 ms
P/QRS/T 轴:	72/61/88 deg
心率:	71 BPM

图 19.7　大多数 ECG 显示的标准信息。第四项显示的是心房(P)和心室(QRS)去极化电轴。

框 19.8 异常 P 波

- 二尖瓣型 P 波:P 波增宽(>120ms),见于左房肥大
- 肺型 P 波:P 波时间延长(>2.5mm),见于右房肥大

PR 间期:

- 时间应一致。
- 时间缩短(<120ms)提示房室间存在旁路。
- 时间延长 (>200ms) 提示房室传导阻滞。

QRS 波群:

- 导联间振幅通常一致。
- 时间延长(>120ms)提示希氏束内或者 Purkinjie 纤维内传导阻滞(框 19.9)。
- 振幅增高提示心室肥厚或者心室传导异常框 19.10。

框 19.9 QRS 波群>120ms 的原因

1. 左束支传导阻滞
2. 右束支传导阻滞
3. 心室起源
4. 特发性室内传导阻滞
5. 高钾血症
6. 室性心律
7. 心室预先激动(WPW 模式)

框 19.10 左心室肥厚

- 左心室肌体积增大,引起 QRS 波群去极化增幅增高
- V1(背离左心室)导联负向极化波(S 波)增加
- V6(朝向左心室)导联正向极化波(R 波)增加
- 如果 V1 导联 S 波加深,同时 V6 导联 R 波增高,二者相加大于 35mm,提示左心室肥厚

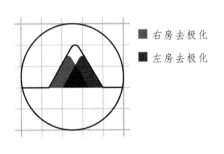 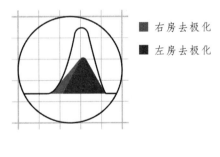

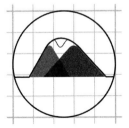

图 19.8 P 波形态。(A)正常 P 波。(B)右房肥大所致"肺型"P 波。(C)左房肥大所致"二尖瓣型"P 波。(见彩图)

ST 段(框 19.11)：

• 应该位于等电点，抬高或者压低均提示异常。

• 心肌缺血/梗死是引起变化的常见原因，异常导联的位置与供应血管的范围相关。

• 相邻导联的变化通常提示病理性改化(表 19.7)。

框 19.11　ST 段抬高的原因

1. 心肌梗死
2. 心包炎
3. 束支传导阻滞
4. 左心室动脉瘤
5. Brugada 综合征
6. 早期复极

T 波(框 19.12)：

• 在多数导联为正向。

• 在 V1 导联和 aVR 导联通常为负向(偶尔 V2 也是)。

正常 ECG

窦性心律

参见表 19.8、框 19.13 和图 19.9。

表 19.7　ECG 导联相对应的冠状动脉供血

导联	定位	血管供应
Ⅱ、Ⅲ、aVF	下壁	右冠状动脉
V1、V2	间隔	左冠状动脉
V3、V4	前壁	左前降支
V5、V6、Ⅰ	侧壁	左回旋支

表 19.8　正常窦性心律心电图典型表现

项目	描述
心率	60~100 次/分
节律	规则
电轴	正常
P 波	存在
PR 间期	120~200ms
QRS 波群	窄 (<100ms)，正常振幅
ST 段	等电点
T 波	正常形态

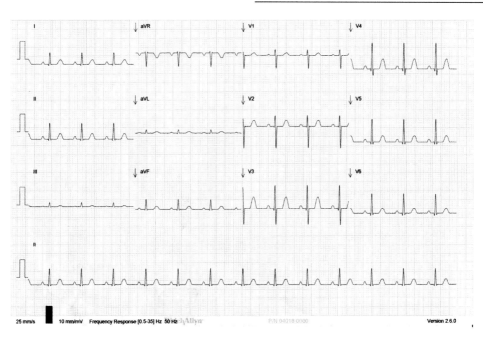

图 19.9　窦性心律心电图。

框 19.12　T 波倒置的原因

1. 缺血
2. 梗死
3. 束支传导阻滞
4. 肺栓塞
5. 服用地高辛
6. 低钾血症
7. 心肌病
8. 正常变异
9. 左心室肥厚

框 19.13　窦性心律定义

- 窦性心律：任何由窦房结发起的心律
- 正常窦性心律：窦房结发起的心律，并且所有的组分都在正常范围内

窦性心律不齐

参见表 19.9、框 19.14 和图 19.10。

框 19.14　呼吸所致窦性心律不齐的机制

- 吸气降低迷走神经张力，增加心率
- 呼气增加迷走神经张力，减慢心率

心房颤动

参见图 13.2 和表 19.10。

室上性心动过速

参见图 19.11 和表 19.11。

心肌梗死

参见表 19.12 和图 2.3。

左束支传导阻滞

参见表 19.13 和图 19.12。

表 19.9　窦性心律不齐心电图典型表现

项目	描述
心率	60~100 次/分
节律	规律的不规则(受呼吸影响)
电轴	正常
P 波	存在
PR 间期	120~200ms
QRS 波群	窄 (<100ms)，正常振幅
ST 段	等电点
T 波	正常形态

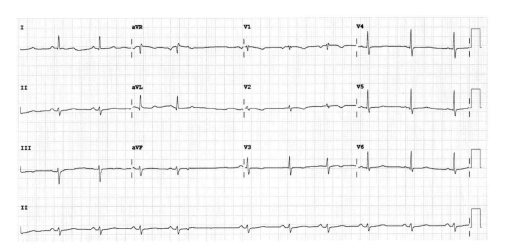

图 19.10　窦性心律不齐心电图。

表 19.10　心房颤动的心电图典型表现

项目	描述
心率	多变
节律	绝对不规则
电轴	正常
P 波	消失
PR 间期	不适用
QRS 波群	窄,正常振幅
ST 段	等电点
T 波	正常形态

表 19.11　室上性心动过速的心电图典型表现

项目	描述
心率	>100 次/分
节律	规则
电轴	正常
P 波	通常消失
PR 间期	不适用
QRS 波群	窄,正常振幅
ST 段	等电点
T 波	正常形态

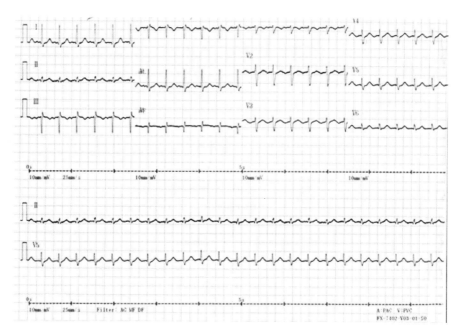

图 19.11　室上性心动过速心电图。

右束支传导阻滞

参见图 19.13 和表 19.14。

室性心动过速

参见表 19.15 和图 13.6。

室颤

节律特点是缺乏典型的 QRS 波,需要紧急呼叫心脏救助(图 19.14)。

表 19.12　心肌梗死典型的心电图典型表现	
项目	描述
心率	60~100 次/分
节律	规则
电轴	多变
P 波	存在
PR 间期	120~200ms
QRS 波群	窄,正常振幅
ST 段	抬高或倒置
	肢体导联>1mm
	胸前导联>2mm
T 波	多变:倒置,高尖

表 19.13　左束支传导阻滞典型的心电图典型表现	
项目	描述
心率	60~100 次/分
节律	规则
电轴	正常或左偏
P 波	存在
PR 间期	120~200ms
QRS 波群	>120ms
	V1-W 形
	V6-M 形
ST 段	等电点
T 波	多变:倒置

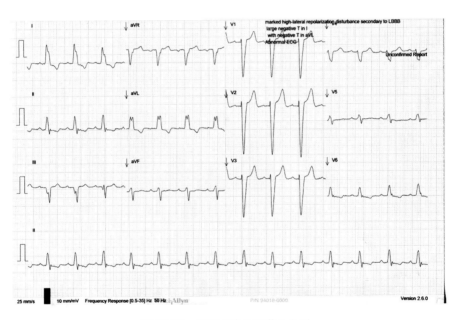

图 19.12　左束支传导阻滞心电图。

19.7　并发症

心电图检查是安全的,无严重并发症。

常见

- 皮肤对电极敏感。

危险

没有。

表 19.14　右束支传导阻滞的心电图典型表现

项目	描述
心率	60~100 次/分
节律	规则
电轴	正常或右偏
P 波	存在
PR 间期	120~200ms
QRS 波群	>120ms
	V1-M 形
	V6-W 形
ST 段	等电点
T 波	多变:倒置

表 19.15　室性心动过速的心电图典型表现

项目	描述
心率	>100 次/分
节律	规则
电轴	多变
P 波	消失
PR 间期	不适用
QRS 波群	增宽(>120ms)
ST 段	多变
T 波	多变:常常没有

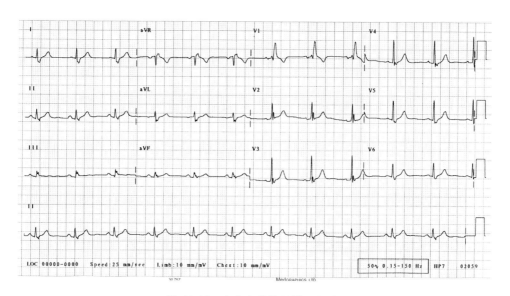

图 19.13　右束支传导阻滞心电图。

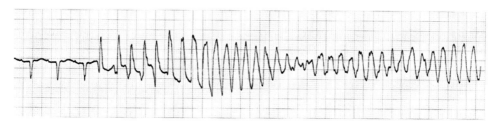

图 19.14　多形性室性心动过速(尖端扭转型室性心动过速)心电图。

(张跃　译)

指南

Society for Cardiological Science and Technology. Recording a standard 12-lead electrocardiogram, an approved methodology. 2010.
http://www.scst.org.uk/resources/consensus_guideline_for_recording_a_12_lead_ecg_Rev_072010b.pdf

扩展阅读

Corrado D, et al. Recommendations for interpretation of 12-lead electrocardiogram in the athlete. Eur Heart J. 2009;31(2):243–259.
Extensive athletic training leads to cardiac remodelling which can appear pathological if not interpreted correctly. This review explores this challenge.
Moyer VA, et al. Screening for coronary heart disease with electrocardiography: U.S. Preventive Services Task Force recommendation statement. Ann Intern Med. 2012;157(7):512–518.
This statement of recommendation discusses the balance of evidence for using ECGs to screen for coronary heart disease.

第 **20** 章　经食管超声心动图

Stephanie Hicks

20.1 定义

超声诊断设备通过口腔进入食管，到达心脏水平，用于观察心脏房室、瓣膜及周围结构(图 20.1)。

20.2 操作过程概述

参见表 20.1 和图 20.2。

20.3 适应证

• 用于评价心脏和主动脉结构和功能。

• 由于结构限制导致检查结果有可能改变，同时经胸超声心动图未能诊断。

主要的适应证包括：

1. 怀疑感染性心内膜炎/识别心脏瓣膜赘生物。

2. 栓子来源的鉴别(框 20.1)。

3. 间隔缺损的鉴别。

4. 人工心脏瓣膜功能评价。

5. 疑似主动脉夹层(图 20.3)。

6. 术中(框 20.2)。

7. 心脏介入术前评估(如经导管瓣膜植入)。

8. 指引经导管植入过程(如间隔缺损修补)。

9. 危重症患者(框 20.3 至框 20.5)。

框 20.1　心脏栓子的来源

1. 左房血栓

2. 心房肿瘤

3. 三尖瓣周脓肿

4. 左室心尖部或动脉瘤

5. 卵圆孔未闭/房间隔缺损

6. 房间隔瘤

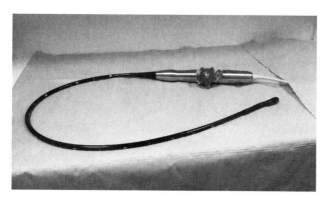

图 20.1　经食管超声心动图(TOE)探头。

表 20.1　经食管超声心动图(TOE)检查过程

患者体位	左侧卧位
平均检查时间	20~25 分钟
操作者	心脏病学专家
其他人员要求	麻醉师(如果在手术室)
地点	多处(可在心脏检查室、ICU 和手术室)
所需药物	局部麻醉喷雾(麻木口腔)
	短效类苯二氮䓬类(如咪达唑仑,操作时镇静)
其他设备	口腔保护(保护牙齿)
操作过程	超声探头经口腔进入食管
	为获得所需的结构影像(见后文),医生操纵探头一直深入
	超声影像实时显示,指导检查者定位
结构性图像	左右室
	左右房
	心脏瓣膜
	房间隔
	左心耳
	主动脉(上腹部水平)

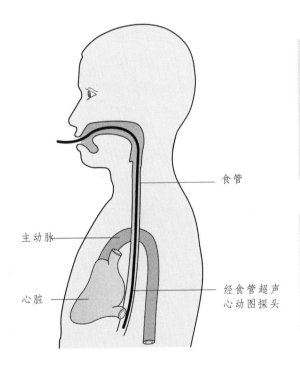

食管

主动脉

心脏

经食管超声
心动图探头

框 20.2　术中行 TOE 检查的适应证

1. 心脏瓣膜置换术
2. 胸主动脉外科手术
3. 冠状动脉旁路移植术
4. 实施已经确定或者怀疑患者存在可能影响预后的心血管疾病的非心脏手术

框 20.3　危重患者行 TOE 的适应证

1. 持续不明原因低氧血症
2. 持续不明原因低血压
3. 心肌梗死疑似并发症评估(如急性二尖瓣反流、游离壁破裂、心脏压塞或累及右室)

图 20.2　TOE 探头位置。

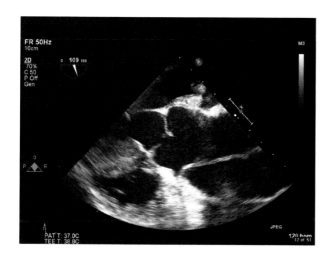

图 20.3　主动脉夹层 TOE 图像。

框 20.4　TOE 的绝对禁忌证

1. 内脏穿孔
2. 食管狭窄
3. 食管肿瘤
4. 食管穿孔或撕裂
5. 食管憩室
6. 活动性上消化道出血

框 20.5　TOE 的相对禁忌证

1. 胃肠手术史
2. 近期发生过上消化道出血
3. Barrett 食管
4. 有吞咽困难史
5. 重度颈椎关节炎
6. 有症状的食管裂孔疝
7. 食管静脉曲张
8. 凝血功能障碍,血小板减少
9. 活动性食管炎、消化性溃疡

（参见音频 20.1,网址 www.wiley.com/go/camm/cardiology）

20.4　围检查期管理

检查前(框 20.6)

- 血液学检查:常规不需行血液学检查。如果正在应用华法林,需查 INR(国际标准化比值)。
- 影像学检查:经胸超声心动图(对于择期或者非急诊患者)。
- 禁食:术前 6 小时(4 小时禁水)。
- 置管:需要(用于静脉镇静药的注入)。
- 护理要求:通常不要求护理陪护。
- 低分子肝素：行 TOE 前可以继续应用。
- 其他建议:去除义齿(否则可被损坏)。

框 20.6　当置入探头困难时可救助

1. 其他同事
2. 上级医生
3. 护士
4. 当上级医生也失败后,电话求助麻醉师

检查后

- 恢复:转移到恢复区直到清醒。
- 监护:常规需要实施监护,项目包括心率、血压和血氧饱和度。
- 血液学检查:通常不要求。
- 患者宣教:检查后 24 小时内不宜开车或操作重型机械;2 小时内不宜进食水;需要在伴侣的陪同下返回家中。

20.5　检查报告

对于低年资医生来说,不要求能够解释 TOE 的超声图像。应由执行医生提供书面报告(图 20.4)。

主要的结果如下:

左心室

- 大小:扩张或者肥厚。
- 收缩功能：射血分数（正常=50%~65%),室壁运动异常(提示陈旧性心肌梗死)。

右心室

- 大小:正常为左室大小的 2/3。
- 压力:右心室收缩压(RVSP)可以反映肺动脉高压(正常范围为 15~30mmHg)。

概述

操作前应行二维经胸超声检查。检查过程中患者可能出现心动过速,心率在 110~115 次/分

左心室大小正常。左室壁厚度正常。左心室呈高动力

少量心包积液。室壁后方大小约 5mm,左室旁和右室后方 8~10mm

呼吸对二尖瓣和三尖瓣血流无明显影响。没有明显的右心室舒张期塌陷。塌陷>50%时 IVC 大小正常

微量的三尖瓣反流。RVSP 测量为 27~32mmHg,估测 RAP 为 5~10mmHg

左心室

左心室大小正常。左心室室壁厚度正常。左心室呈高动力。无节段性室壁运动异常

右心室

右心室大小及功能正常

心房

左心房大小正常。右心房大小正常。彩色多普勒未见异常的过隔血流/分流

二尖瓣

二尖瓣结构及功能正常。可存在微量的二尖瓣反流

三尖瓣

三尖瓣叶薄而柔韧。有微量的三尖瓣反流。RVSP 测量为 27~32mmHg,估测 RAP 为 5~10mmHg

主动脉瓣

主动脉瓣是三叶瓣。主动脉瓣开放良好。无主动脉瓣反流

肺动脉瓣

肺动脉瓣结构及功能正常。可存在微量的肺动脉瓣反流

大血管

主动脉根部大小正常

心包

少量心包积液。室壁后方大小约 5mm,左室旁和右室后方 8~10mm

呼吸对二尖瓣和三尖瓣血流无明显影响

图 20.4　TOE 报告副本。

心房

- 大小：左房扩张可伴有房颤。
- 过隔血流：彩色多普勒可见过隔血流，提示房间隔缺损（ASD）。

瓣膜

- 狭窄：升高的跨瓣平均流速和减少瓣膜面积可提示狭窄。
- 反流：可以通过彩色多普勒反流分数判断。
- 赘生物：经常被描述为位于瓣膜上的"移动回声结节"。

主动脉

- 主动脉根部：增大提示主动脉根部动脉瘤。
- 假腔：提示主动脉夹层。

心包

- 积液：是否存在积液、任何呼吸相关的变化或增加的三尖瓣血流速度均提示心脏压塞。
- 厚度：心包厚度≥3mm，提示缩窄性心包炎。

20.6 并发症

常见

1. 口唇损伤（13%）。
2. 声音嘶哑（12%）。
3. 吞咽困难（1.8%）。
4. 咽部少量出血（0.2%）。

危险

1. 支气管痉挛（0.07%）（框 20.7）。
2. 心血管并发症，如心律失常（0.06%~0.3%）。
3. 食管穿孔（0.01%~0.04%）。
4. 死亡（<0.01%）。

> **框 20.7 支气管痉挛的症状**
> 1. 呼吸急促
> 2. 胸闷
> 3. 喘息

（参见音频 20.2，网址 www.wiley.com/go/camm/cardiology）

（张跃 译）

指南

European Society of Cardiology. Recommendations for transoesophageal echocardiography: update 2010. 2010. http://www.escardio.org/communities/EACVI/publications/Documents/eae-tee-recommendations-up2010.pdf

扩展阅读

Hilberath JN, Oakes DA, Shernan SK, et al. Safety of transesophageal echocardiography. J Am Soc Echocardiogr. 2010;23:1115–1127.
Outlines the key complications associated with TOE.
Evangelista A & Gonzalez-Alujas MT. Echocardiography in infective endocarditis. Heart. 2004;90(6):614–617.
Comparison of the sensitivity of TOE compared to TTE in detecting characteristic findings in infective endocarditis, as well as outlining the role of TOE in the diagnosis of infective endocarditis.
Hahn RT, Abraham T, Adams MS, et al. Guidelines for performing a comprehensive transoesophageal echocardiographic examination: recommendations from the American Society of Echocardiography and the Society of Cardiovascular Anesthesiologists. J Am Soc Echocardiogr. 2013;26:921–964.
Outlines the key indications for use of TOE.

第**21**章 经胸超声心动图

Fritz-Patrick Jahns

21.1 定义

经胸超声心动图(TTE)是一种无创性影像诊断技术,采用高频超声波观察心脏。

21.2 操作过程概述

参见表 21.1 和图 21.1。

（参见音频 21.1,网址:www.wiley.com/go/camm/cardiology）

21.3 适应证

用于心脏疾病的诊断,对已知的疾病进行评估和监控,对一些治疗技术进行指引。

心脏瓣膜疾病的评估和诊断

- 新出现的杂音。
- 怀疑感染性心内膜炎(诊断能力与经食管超声心动图相比较差)。
- 人工瓣膜的瓣膜评估。

表 21.1 经胸超声心动图检查过程

患者体位	左侧卧位,左手臂放置于头后,在检查过程中根据需要体位可变动
平均检查时间	20~30 分钟
操作者	心脏病学专家或者心脏超声检查师/技术员
其他人员要求	无
地点	通常是心脏检查室或床边(也可用于其他位置,例如 A & E、手术室等)
所需药物	无
其他设备	心电图
结构性图像	心房和心室,左心室(LV)尤为重要
	心脏瓣膜,主动脉瓣和二尖瓣尤为重要
	心包
	心脏室壁厚度和肌肉收缩情况,例如观察心室肥厚和节段性室壁运动异常
	升主动脉
	心内肿物(如果存在)

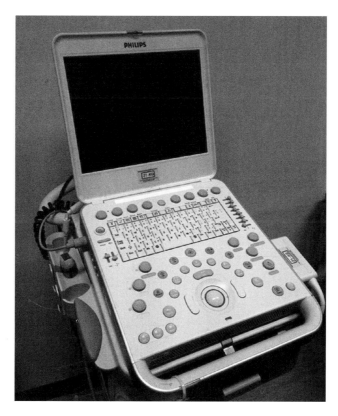

图 21.1　超声心动图设备。

- 已知瓣膜疾病的监测，如主动脉瓣狭窄的进展情况。

怀疑/已知的结构性心脏疾病[诊断和(或)监测]

- 缺血性心脏病。
- 心肌病。
- 心脏肿瘤。
- 室间隔缺损。

诊断心包疾病

- 心包炎。
- 心包积液。

操作指南

- 心包穿刺术。

- 射频消融术。
- 间隔穿孔的治疗。
- 设备的植入（例如间隔和左心耳封堵术）。

风险评估/分级（框 21.1 和框 21.2）

- 心房颤动患者血栓栓塞的风险评估。
- 患有缺血性心脏病或新发心脏杂音的患者术前评估。
- 负荷超声心动图评估心肌缺血。

框 21.1　影响经胸超声心动图成像的主要原因

1. 患有慢性肺部疾病的患者
2. 体形较大的患者
3. 近期曾接受过心脏手术的患者

框 21.2　经胸超声心动图的成像局限性(经食管超声心动图的适应证)

1. 结构:心脏较小或者较远的部分成像结果较差(例如,主动脉、左心耳、冠状动脉)
2. 病理:对于某些部分敏感性较低(例如,左心耳血栓)
3. 衰减:与经食管超声心动图相比较,衰减程度会增加(例如,图像质量较差)

 (参见音频 21.2 和音频 21.3,网址:www.wiley.com/go/camm/cardiology)

21.4　围检查期管理

检查前

- 血液学检查:不作为常规检查。
- 影像学检查:不作为常规检查。
- 禁食:检查前不需要。
- 置管:正常情况下不要求,但是如果用于指引或者负荷超声心动图则可能需要。
- 护理要求:正常情况下不要求,但是如果患者一般状况不好或血流动力学不稳定则可能需要。
- 低分子肝素(LMWH):在行经胸超声心动图前,与所有药物一样可持续给予。
- 其他建议:要求脱去外衣或穿着病号服,以确保适当的视野暴露。

检查后

- 恢复:不需要,检查结束后可以立即出院。
- 监测:不作为常规检查。
- 血液学检查:不作为常规检查。
- 抗生素:不作为常规检查。

- 患者宣教:检查后患者可以很快恢复正常活动。

21.5　检查报告(框 21.3 和框 21.4,图 21.2 至图 21.4)

执行操作内科医生或技师应该出具一份书面报告(图 21.5)。重要的内容包括以下:

左心室

- 内径:可能缩小、扩大或者肥厚。
- 心腔内肿物:例如左心室血栓。
- 收缩功能:射血分数(正常情况下 55%~65%),有关室壁运动异常的描述(例如无动力或低动力)。

右心室

- 同左心室相似的内容。
- 内径:最重要部分,通常通过与左心室相比而进行量化(正常情况下右心室内径是左心室的 2/3)。

心房

- 内径:正常或扩大(经常与舒张功能减退有关)。
- 间隔缺损:例如间隔动脉瘤(在多普勒超声心动图下可以清楚地看到)。

瓣膜功能(主要是主动脉瓣和二尖瓣)

- 狭窄或反流:根据压力阶差和瓣膜表面面积,判断轻度、中度和重度。
- 赘生物:例如感染性心内膜炎。

心包

- 心包腔:积液或压塞,心包增厚(心包炎)。

21.6　并发症

常见

- 操作过程中探头带来的轻度的胸部不适。

危险

无。

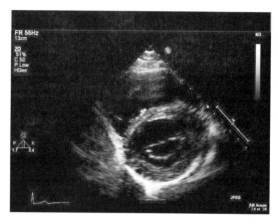

图 21.3　胸骨旁短轴切面(经胸超声心动图)示典型的二尖瓣"鱼嘴"形态。

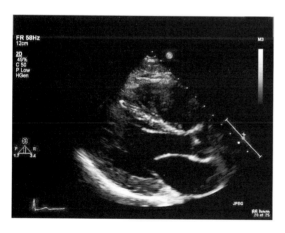

图 21.2　胸骨旁长轴切面(经胸超声心动图)示左心室(LV)、左心房(LA)和右心室(RV)。主动脉瓣及二尖瓣也可被观察到。

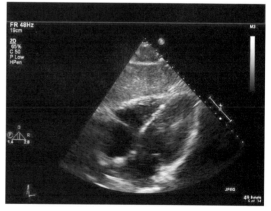

图 21.4　剑突下切面示:左心房(LA)和右心房(RA)及左心室(LV)和右心室(RV)。

成人经胸超声心动图报告

姓名：	日期：
登记号：	病区：
出生日期：	性别：
年龄：	种族：
用于研究的原因：	
病史：	

报告内容

进行了 2D 经胸超声心动图、M 型及多普勒超声检查

左心室内径正常,近端间隔增厚被标注,左室收缩功能正常,右室内径及功能正常

双房扩大

二尖瓣反流(轻-中度),三尖瓣反流(轻-中度)

严重的主动脉瓣狭窄,中度主动脉瓣反流

右心室收缩压估测为 33mmHg+右房压 5~10mmHg

左心室

左心室内径正常,近端间隔增厚被标注,左室收缩功能正常,射血分数≥55%

右心室

右心室内径及功能正常

心房

左心房内径增大(中度),右心房内径增大(轻-中度)

二尖瓣

二尖瓣瓣叶(轻度)增厚,二尖瓣环轻度钙化,二尖瓣反流(轻-中度)

三尖瓣

三尖瓣瓣叶增厚和(或)钙化,三尖瓣开放正常,三尖瓣反流(轻-中度),右心室收缩压估测为 33mmHg+ 右房压 5~10mmHg

主动脉瓣

主动脉瓣严重钙化,主动脉瓣重度狭窄,主动脉瓣反流(中度)

肺动脉瓣

肺动脉瓣显示不清,但大体上正常,肺动脉瓣反流(中度)

M 型或 2D 测量和计算

左心室舒张末期内径:4.5cm(3.9~5.3cm)　　舒张期室间隔厚度:1.1cm(0.8~1.1cm)　主动脉根部内径:3.1cm(2.0~3.8cm)

　　　　　　　　　　　　　　　舒张期左室后壁厚度:0.79cm(0.5~1.1cm)　主动脉瓣面积:0.70cm^2

舒张末期容积:91.2mL　　主动脉根部面积:7.5cm^2　　左室流出道面积:2.7cm^2　　左房面积:33.1cm^2

右房面积:26.6cm^2　　　三尖瓣环收缩期位移:1.9cm

多普勒测量和计量

二尖瓣回波峰值流速:154cm/s　　主动脉最大压力阶差:81mmHg　主动脉压力减半时间:740 ms　左室流速最大压力阶差:5mmHg

　　　　　　　　　　　　　　主动脉平均流速:319cm/s　　　　　　　　　　　　左室流速最大压力阶差:2mmHg

　　　　　　　　　　　　　　主动脉平均压力阶压:42mmHg　　　　　　　　　　左室最大流速:120cm/s

　　　　　　　　　　　　　　主动脉前向流速时间积分:94cm　　　　　　　　　左室平均流速:76cm/s

　　　　　　　　　　　　　　　　　　　　　　　　　　　　　　　　　　　　左室前向流速时间积分:24cm

每搏输出量(左室流出道):67mL　　三尖瓣口反流最大速度:289cm/s　主动脉瓣血流速度峰值:495cm/s

　　　　　　　　　　　　　　　DSI:0.24　　　　　　　　　　　　三尖瓣口反流最大压力阶差:33mmHg

E/E'_Lat:17

主动脉瓣口面积:0.71cm^2

图 21.5　TTE 报告示例。

(李虹敏 译)

指南

The British Society of Echocardiography Education Committee. A minimum dataset for a standard transthoracic echocardiogram. 2012. http://cdn1.cache.twofourdigital.net/u/bsecho/media/71250/tte_ds_sept_2012.pdf

第22章　心脏磁共振成像

Kristopher Bennett

22.1　定义

一种非侵入性的3D成像技术,其使用高强度的磁场和无线电波来评估心血管系统的结构和功能。

22.2　操作过程概述

参见表22.1和图22.1。

（参见音频22.1,网址 www.wiley.com/go/camm/cardiology）

表22.1　心脏磁共振成像(MRI)操作过程概述

患者体位	仰卧位
平均检查时间	60分钟
操作者	放射科技师
其他人员要求	影像学专家及心脏病学专家进行读片
地点	放射科
所需药物	对比剂(例如钆螯合物)
	应激剂(例如腺苷或双嘧达莫)
	镇静剂(如果存在幽闭恐惧症或焦虑的情况)
其他设备	无
结构性图像	心脏磁共振成像能拍摄大多数心血管系统结构,但是对于拍摄以下图像尤其有用:
	左右心室
	左右心房
	心脏瓣膜和相关的结构
	冠状动脉
	心包
	大血管

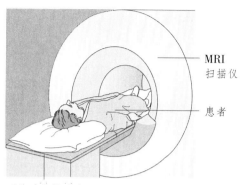

MRI
扫描仪

患者

可移动的检查床

图 22.1　典型的 MRI 扫描仪示意图。

操作

1. 患者仰卧位于检查床上。

2. 如果需要，连接心电图（电压门控图像）。

3. 技师远程控制检查床和扫描仪的移动。

4. 技师远程开启药物的注入及扫描。

5. 由影像学专家及心脏病学专家对图像进行整理和分析。

22.3　适应证

心脏 MRI 具有广泛的临床应用范围：

1. 定义心脏结构（框 22.1）。

2. 量化左右心室功能。

3. 评估心肌活力（包括瘢痕）。

4. 量化血流（例如，瓣膜疾病、分流术）。

5. 冠状动脉 MR 造影。

6. 其他检查不适宜的情况（例如，回声窗差，避免侵入性检查）。

22.4　围检查期管理

检查前

1. 血液学检查：如果计划应用对比剂，需

> **框 22.1　心脏 MRI 常见的结构性检查适应证**
>
> 1. 先天性心脏疾病（术前和术后）
>
> 2. 主动脉疾病（尤其是动脉瘤、夹层和壁内血栓）
>
> 3. 缩窄性心包炎或心包肿物
>
> 4. 区分心脏肿瘤和血栓
>
> 5. 卵圆孔未闭

要进行尿素氮与肾小球滤过率检查来评估肾功能 [对于应用轧作为对比剂，GFR<30mL/$(\text{min}\cdot1.73\text{m}^2)$ 是相对禁忌证]。

2. 影像学检查：不作为常规检查。

3. 禁食：通常不被要求。

4. 置管：需要，最小 20G（北美的一种关于直径的长度计量单位）。

5. 护理要求：常规情况下不需要护理人员陪同。

6. 低分子肝素：行 MRI 前可以继续使用。

7. 其他考虑：除怀孕的育龄期女性外，其他人群均要求排除绝对的禁忌证（框 22.2 至框 22.4）。

检查后

• 恢复：不作为常规要求。

• 监测：不作为常规检查，如果有植入设备可评估起搏器或 ICD。

• 血液学检查：常规血液学检查不被要求。

• 抗生素：不要求。

• 患者宣教：无（除非给予镇静剂，患者可迅速回到普通病房）。

框 22.2　行心脏 MRI 的植入异物禁忌证

1. 电子机械植入器：
   - 起搏器/ICD*
   - 起搏导线*
   - 脑积水分流术
   - 人工电子耳蜗
2. 铁磁性植入物和金属：
   - 脑动脉瘤术中植入夹子
   - Swan-Ganz 导管
   - 金属异物特别是在眼睛里或重要部位（例如，弹片）

*一些较新的起搏器和起搏导线是允许行MRI 查的。

框 22.3　通常情况下以下异物对于心脏 MRI 是安全的

1. 心脏的：
   - 胸骨电线
   - 冠状动脉支架
   - 心脏瓣膜和瓣环成形术
   - 心外膜电线
2. 整形外科植入物*
3. 牙科植入物
4. 避孕器械

*一些机构建议大概 6 周后植入物可以稳固地植入组织，可以进行扫描。

框 22.4　心脏 MRI 的相对禁忌证
- 病情急性恶化
- 幽闭恐惧症
- 怀孕

（参见音频 22.2，网址 www.wiley.com/go/camm/cardiology）

22.5　检查报告

检查的主要目标取决于适应证。

心脏解剖的定义

- 心包：区分血性和非血性心包渗出，心包肿物（例如，囊肿、脂肪瘤或肿瘤转移）也可能被观察到，心包厚度（>3mm）提示缩窄性心包炎。
- 心脏肿物：区分肿瘤、血栓和赘生物。
- 主动脉：假腔和内膜皮瓣提示动脉瓣夹层，扩张提示动脉瘤。
- 房间隔：识别房间隔缺损和卵圆孔未闭。
- 心肌层：形态学和组织表现可以确诊特殊心肌病，炎症部位的强化增强影提示心肌炎。

量化左右心室功能

- 内径：扩张或肥大。
- 收缩功能：射血功能评估，局部室壁运动异常（提示梗死心肌）。

评估心肌生存能力

- 正常的心肌：由于对比剂快速冲刷显示暗色（低密度信号）。
- 有存活能力的心肌：顿抑或冬眠心肌显示暗色（快速对比剂冲刷）但是伴有相应的局部室壁运动异常。
- 无存活能力的心肌：纤维化、瘢痕和急性梗死情况下，由于对比剂冲刷延迟，显示亮色（高密度信号或延迟增强）。

血流情况量化

- 瓣膜狭窄：瓣膜面积减少，通过狭窄区域时喷射速度和平均压力阶差上升体现。

• 瓣膜反流：由反流喷射速度提示，可测量计算反流分数。

冠状动脉磁共振血管造影(图 22.2 和图 22.3)

• 冠状动脉疾病：局部室壁运动异常(压力测量)，灌注缺损(灌注图像)。

• 异常冠状动脉：左右冠状动脉异常起源。

22.6 并发症

除已知的禁忌证外，心脏 MRI 是一种安全的非侵入性检查，无电离辐射且潜在的副作用最小，大多数并发症是由于使用对比剂或压力因素所致。

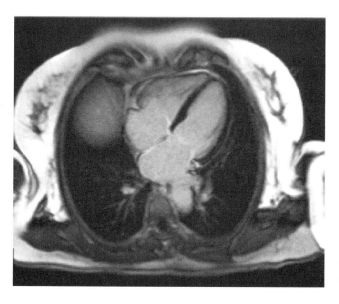

图 22.2 正常心脏 MRI。(Source：Reproduced with permission from Dr Michael Papadakis, Lecturer in Cardiology, St. George's University of London.)

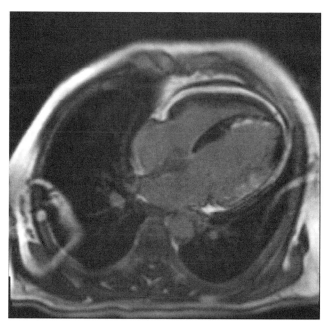

图 22.3 金属轧高强化延迟显像。(Source：Reproduced with permission from Dr Michael Papadakis, Lecturer in Cardiology, St. George's University of London.)

常见

1. 幽闭恐惧症(2%~3%)。

2. 金属轧对比剂的不良反应:

- 头痛,恶性,眩晕或味觉改变(1%~2%)。

- 荨麻疹或其他过敏性反应(0.5%)。

危险

1. 对金属轧对比剂的过敏性反应(<0.001%)。

2. 肾源性系统性纤维化(框 22.5)。

- eGFR>60mL/(min·1.73m²)的患者没有报道病例。

- 1%~7%的病例 eGFR<30mL/(min·1.73m²)。

框 22.5　肾源性系统纤维化

- 这是一种由金属轧对比导致的极少见但是严重的并发症 [但是未报道过 eGFR>60mL/(min·1.73m²)]

- 患有慢性肾脏病 (特别是行透析治疗)和急性肾损伤的患者处于高危

- 暴露和发病之间的潜伏期通常为 2~4 周

- 典型表现为对称的、两侧纤维化丘疹、斑块或结节;在向近端播散前通常首次出现在下肢远端

- 系统性受累可能引起肺、胸膜、心肌、心包和肌肉纤维化从而导致挛缩

22.7　重要临床试验

重要试验 1

试验名称:MR-IMPACT Ⅱ。

受试者:533 名患者被计划实行 X 线冠状动脉造影(CXA)或单光子发射计算机断层扫描(SPECT)。

试验组:在行 CXA 或 SPECT 的 4 周内行心脏 MRI。

对照组:所有患者在接受冠状动脉造影 4 周内行心脏 MRI 作为冠状动脉疾病的参考标准。

结果:与 SPECT 相比,心脏 MRI 对识别冠状动脉疾病的敏感性更高,但特异性较差。目前尚无与心脏 MRI 相关的不良事件发生。

入选原因:在诊断冠状动脉疾病时,心脏 MRI 可以作为一种替代 SPECT 的选择。这项试验证明在诊断冠状动脉疾病时, 心脏 MRI 是一种安全的替代 SPECT 的选择。

参考文献:Schwitter J, et al. MR-IMPACT Ⅱ: Magnetic Resonance Imaging for Myocardial Perfusion Assessment in Coronary artery disease Trial: perfusion-cardiac magnetic resonance vs. single-photon emission computed tomography for the detection of coronary artery disease: a comparative multicentre, multivendor trial. Eur Heart J. 2013;34 (10):775-781.http://circ.ahajournals.org/content/121/5/692.extract.

重要试验 2

试验名称:CE-MARC。

受试者:752 名患者被怀疑患有心绞痛并且具有至少一个心血管危险因素。

试验组:在诊断缺血性心脏病准确性上, 将心脏 MRI 与 X 线冠状动脉造影和单光子发射计算机断层扫描相比较。

对照组:X 线冠状动脉造影被作为冠状动脉疾病的参考标准。

结果:与 SPECT 相比较,心脏 MRI 在诊断冠状动脉疾病上, 相较于特异性和阳性预测值,显示出更高的敏感性和阴性预测值。

入选原因:CE-MARC 是目前最大的、前瞻性的、来自真实世界的评估心脏 MRI 试验,其表明心脏 MRI 在诊断冠状动脉疾病上具有较高的诊断准确性,相比 SPECT 更具有

优越性。

参考文献：Greenwood JP，Maredia N，Younger JF，et al. Cardiovascular magnetic resonance and single-photon emission computed tomography for diagnosis of coronary heart disease（CE-MARC）：a prospective trial. The Lancet. 2012；379（9814）：453 –460. http://www.ncbi.nlm.nih.gov/pubmed/22196944.

（李虹敏 译）

指南

European Society of Cardiology. Cardiovascular magnetic resonance pocket guide. 2013. http://www.escardio.org/communities/EACVI/publications/Pages/cmr-pocket-guide.aspx

扩展阅读

American College of Radiology. ACR Manual on Contrast Media. 2013. Available online at: http://www.acr.org/~/media/ACR/Documents/PDF/QualitySafety/Resources/Contrast%20Manual/2013_Contrast_Media.pdf (accessed 25/02/14)

This online manual published by the American College of Radiology provides guidelines on the safe use of imaging contrast media, such as gadolinium for cardiac MRI. This will be useful for clinicians for determining the suitability of patients for cardiac MRI.

Petersen SE, et al. On behalf of the Education Committee of the European Association of Cardiovascular Imaging Association (EACVI). Update of the European Association of Cardiovascular Imaging (EACVI) Core Syllabus for the European Cardiovascular Magnetic Resonance Certification Exam. Eur Heart J Cardiovasc Imaging. 2014;15(7):728–729. http://www.ncbi.nlm.nih.gov/pubmed/24855220

A detailed review of the key areas of knowledge for those interested in cardiac MRI.

Madeline Moore

第 23 章　心脏 CT

23.1 定义

多排螺旋计算机断层扫描（MDCT）是一种影像诊断工具，其使用 X 射线在多个方向建立断层图像，这些图像被整合为 2D 和 3D 放射学图像，以显示心脏及周围结构。

23.2 操作过程概述

参见表 23.1 和图 23.1。

表 23.1　心脏 CT 操作过程

患者体位	仰卧位
平均检查时间	20 分钟
操作者	放射科技师
其他人员需求	心脏病学医生监管药品
	影像学专家或心脏病学专家进行读片
地点	CT 室
所需药物	使用碘为基础成分的静脉造影剂使血管变得不透明（仅用于血管造影）
	β-受体阻滞剂或 CCB 用来减慢心率，目标心率<65 次/分
	舌下含服硝酸甘油用于扩张冠状血管
	苯二氮䓬类药物用于镇静剂缓解焦虑
其他设备	无
结构性图像	左右心房
	左右心室
	心脏瓣膜
	大血管
	冠状动脉
	胸腔

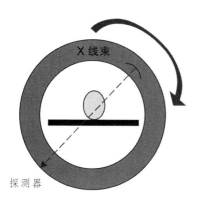

图 23.1 多排螺旋 CT 使用与 X 射线束相对的多排（通常≥64）探测器。探测器的排数越多，获取图像的速度越快。圆环被用作门架，当患者以一定的速度通过圆环时，圆环在患者周围旋转。

23.3 适应证(框 23.1 至框 23.3)

MDCT 冠状动脉造影

- 疑似冠状动脉疾病，特别是具有轻度到中度危险因素的患者。
- 冠状动脉异常现象：评估恶性或非恶性异常血管。
- 评估旁路移植：评估通畅、闭塞、动脉瘤、假性动脉瘤。
- 心脏手术的患者：术前评估。
- 支架：评估患者的再狭窄。
- 左室功能和心肌灌注。
- 非心脏部分的发现。

冠状动脉钙化积分

- 用于低度到中度危险因素的患者，评估冠状动脉疾病。
- 风险分层。

框 23.1 冠状动脉 CT 血管造影的禁忌证

1. 急性肾衰竭
2. 充血性心力衰竭(严重)
3. 未明原因发热或急性感染
4. 造影剂过敏
5. 怀孕
6. 甲状腺功能亢进(碘造影剂)

框 23.2 CT 血管造影在支架评估中的应用

1. 评估再狭窄
2. 准确性依赖于支架的型号、直径和位置
3. 直径小于 3mm 的支架无法测量
4. CT 伪影(光晕)会严重影响小支架的成像

框 23.3 既往行 CABG 的患者心脏 CT 的使用

1. 二次手术会有较高的死亡率和发病率
2. 纵隔解剖结构可能已发生改变，例如粘连
3. 对既往旁路手术及纵隔解剖结构的评估能帮助修正手术径路
4. 血管造影对术前评估非常重要，可以减少手术引起的并发症

23.4 围检查期管理

检查前

- 血液学检查：肾功能检查用于肾损伤的患者；造影剂具有肾毒性。
- 影像学检查：在做 CT 的同时连接心电图可以获得最小的运动伪影。

- 禁食:不要求。

- 置管:最小 20G,用于注射静脉造影剂、β-受体阻滞剂和镇静剂。

- 低分子肝素:继续使用。

- 其他建议:

○ 在行检查前 2 天或检查中服用 β-受体阻滞剂。

○ 为了获得更好的图像效果, 检查过程中患者需要屏住呼吸 10~30 秒。

○ 患者应该举起手臂通过扫描仪。

检查后

- 恢复:如果使用镇静剂或 β-受体阻滞剂, 需要休息几小时;如果既往有肾功能损伤,则需要静脉应用乙酰半胱氨酸(NAC)。

- 监测:密切观察。

- 血液学检查:在随后的几天内复查肾功能。

- 患者宣教:检查后可恢复到正常活动。

23.5 检查报告

- 进行操作的内科医生或放射科医生应该出具书面报告。

- CT 血管造影钙化积分将同时计算,在无造影剂情况下钙化积分也可被计算。

CT 对比冠状动脉血管造影

冠状动脉系统
- 冠状动脉闭塞的存在和范围。

其他心脏发现
- 发现瓣膜钙化。

- 心脏各腔的外观。

- 心包厚度和是否合并积液。

肺部影像(框 23.4)
- 显示肺内的局限或播散性异常表现。

- 胸腔积液。

框 23.4 非心脏发现

1. 应评估所有扫描的解剖结构

2. 大约 60% 的 CT 血管造影显示非心脏发现

3. 20% 的这些发现需要随访

钙化积分(表 23.2、图 23.2 至图 23.4)

钙化积分(例如,Agatston 积分)是在一个已知的冠状动脉内, 依据钙化的密度和面积计算。这些单独积分相加得出总积分。

表 23.2 冠状动脉钙化积分及意义

积分	判读
0	无钙化斑块
1~99	轻度斑块负荷
100~399	中度负荷
>400	重度负荷

(参见音频 23.1, 网址 www.wiley.com/go/camm/cardiology)

23.6 并发症(框 23.5)

1. 造影剂肾病 (3.7%,见于既往肌酐水平高于 200μmol/L 的患者)。

2. 造影剂过敏(0.6%)。

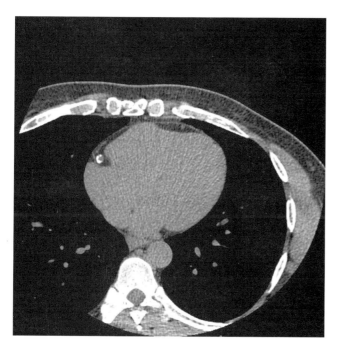

图 23.2　心脏 CT 的轴向切面,钙化积分结果显示在右冠状动脉的右侧中段发现钙化斑块。该血管 Agastson 积分为 115。

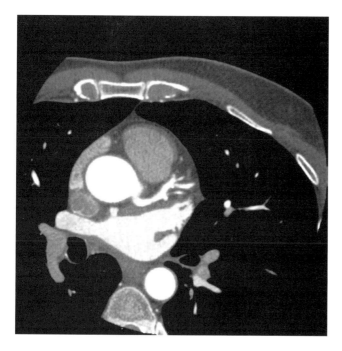

图 23.3　CT 冠状动脉造影轴向切面，显示左主干通畅。

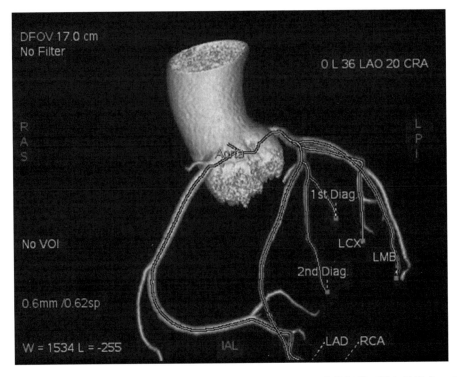

图23.4　CT冠状动脉造影的3D冠状动脉重建,可以为冠状动脉的解剖结构提供更详细的视角。(见彩图)

框23.5　碘造影剂过敏的常见症状和体征

1. 瘙痒
2. 周身皮疹或荨麻疹
3. 恶心和(或)呕吐
4. 头痛
5. 喘息
6. 舌或嘴唇的肿胀
7. 急性支气管痉挛
8. 全身过敏性反应

注意:MDCT需要较高的辐射剂量,CT冠状动脉血管造影是常规冠状动脉血管造影辐射量的3倍。

23.7　重要临床试验

重要试验1

试验名称:ROMICAT。

受试者:369名患有急性胸痛、初始的肌钙蛋白正常且心电图无缺血表现的患者。

试验组:64排CT冠状动脉血管造影术用于检查冠状动脉斑块和狭窄。终点事件包括住院期间ACS和随后6个月随访期内主要心脏不良事件(MACE)发生率。

结果:患有急性胸痛并且是低到中度ACS风险的患者中,50%的CT结果未发现冠状动脉粥样硬化疾病,并且没有发生ACS。对ACS和无CAD的敏感性和阴性预测值均为100%。

入选原因:证明冠状动脉CT造影在临床

应用的可行性。

参考文献：Hoffmann U, et al. Coronary computed tomography angiography for early triage of patients with acute chest pain-The Rule Out Myocardial Infarction Using Computer Assisted Tomography (ROMICAT) Trial. J Am Coll Cardiol. 2009;53(18):1642–1650.http://www.ncbi.nlm.nih.gov/pmc/articles/PMC 2747766/

重要试验 2

试验名称：CONFIRM。

受试者：10 000 名有症状的患者，均已行冠状动脉 CT 血管造影并且计算冠状动脉钙化积分。

试验组：通过冠状动脉 CT 血管造影和钙化积分，评估冠状动脉疾病的发病率和严重程度。

结果：冠状动脉 CT 血管造影显示钙化积分为 0 的患者中 84% 无冠状动脉疾病。钙化积分为 0 并且没有阻塞性冠状动脉疾病的患者中终点事件的发生率为 0.8%。然而，钙化积分为 0 但是冠状动脉 CT 血管造影显示血管狭窄大于 50%，终点事件发生率为 3.9%。

入选原因：这项研究证明了即使钙化积分为 0，冠状动脉阻塞仍有可能发生，并且和心血管事件相关。对于已行冠状动脉 CT 造影的患者，冠状动脉积分没有任何预测价值。

参考文献：Villines TC, et al. Prevalence and severity of coronary artery disease and adverse events among symptomatic patients with coronary artery calcification scores of zero undergoing coronary computed tomography angiography：results from the CONFIRM(Coronary CT Angiography Evaluation for Clinical Outcomes：An International Multicenter)registry. J Am Coll Cardiol. 2011;58(24):2533–2540. http://www.ncbi.nlm.nih.gov/pubmed/22079127?dopt=Abstract.

（李虹敏 译）

指南

National Institute for Health and Care Excellence (NICE). CG95: Chest pain of recent onset. 2010. http://www.nice.org.uk/guidance/CG95

European Society of Cardiology. ESC Guidelines on the management of stable coronary artery disease. 2012. http://eurheartj.oxfordjournals.org/content/34/38/2949.full.pdf

American College of Cardiology. Expert Consensus document on coronary computed tomographic angiography: a report of the American college of cardiology foundation task force on expert consensus documents. 2010. http://circ.ahajournals.org/content/121/22/2509.full.pdf

扩展阅读

Schoenhagen P, Hachamovitch R, Achenbach S. Coronary CT angiography and comparative effectiveness research. J Am Coll Cardiol Img. 2011;4(5):492–495. doi:10.1016/j.jcmg.2011.02.013
Reviews coronary CT angiography research.

Hou ZH et al. Prognostic value of coronary CT angiography and calcium score for major adverse cardiac events in outpatients. JACC Cardiovascular Imaging. 2012;5(10):990–999 doi: 10.1016/j.jcmg.2012.06.006.
Evaluates the prognostic value of calcium scoring and CT angiography for major cardiac events.

Moscariello A, et al. Coronary CT angiography versus conventional cardiac angiography for therapeutic decision making in patients with high likelihood of coronary artery disease. Radiology. 2012;265(2):385–392 doi: 10.1148/radiol.12112426. Epub 2012 Aug 8
Coronary CT angiography versus conventional cardiac angiography for therapeutic decision making in patients with high likelihood of coronary artery disease.

第 24 章 心导管检查

Fritz-Patrick Jahns

24.1 定义

心导管检查是一种侵入性成像过程，可以实时评估心脏结构和心脏功能，同时也可以对心腔内容量和压力的血流动力学和冠状动脉血液供给进行评估。

24.2 操作过程概述

参见表 24.1、框 24.1 和图 24.1。

表 24.1 心导管检查过程

患者体位	仰卧位
平均检查时间	30~60 分钟
操作者	介入心脏病学专家
其他人员需求	专业护理人员
	技师(例如，放射科技师、心脏电生理学专家)
地点	心脏导管室
所需药物	镇静药物，通常应用咪达唑仑或芬太尼
	局部麻醉，通常应用利多卡因
	造影剂
	维拉帕米或利多卡因或腺苷(用于控制节律)
	硝酸甘油(缓解痉挛和胸痛)
	罂粟碱(用于预防和缓解血管痉挛)
	肝素
其他设备	穿刺血管针头(长 2~5cm，18~21G)
	指引导丝(通常长 30~50cm)
	心脏导管
	心脏监护设备
	X 线透视设备
	血管缝合材料
	夹板(防止穿刺部位过度活动)
结构性图像	右心各腔及瓣膜
	左心各腔及瓣膜
	冠状动脉
	主动脉
	肺动脉

操作

1. 术前准备:确保手术区清洁(必要时可备皮),并采取最佳体位以充分暴露手术区。

2. 血管入路:中心静脉,中心动脉或外周动脉(框 24.2)。

3. 指引导丝:(经皮途径) 通过穿刺针进入并保留在血管中。

4. 导引导管:可经导丝进入血管(经皮途径)或直接置入血管(切开途径),进一步进入心腔。

5. 造影剂:注射到需要显像的心腔、血管和(或)冠状动脉。

6. 球囊漂浮式导管:可跨瓣膜进入肺动脉并扩张(用以平衡双侧的压力)。

7. 撤回:撤出导管,对入路部位实施按压(图 24.2 和表 24.2)。

8. 进一步显影(如果必要)。

24.3　适应证(框 24.3 和图 24.3)

- 心腔:评估各心排血量及压力。
- 瓣膜:评估大小、结构及功能。

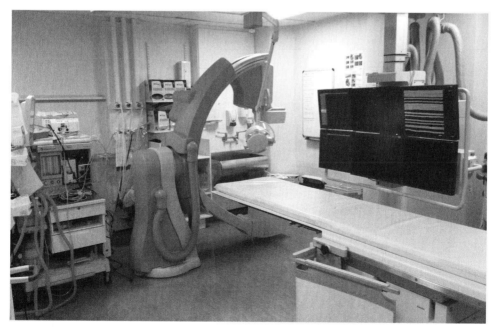

图 24.1　心脏导管室设备。

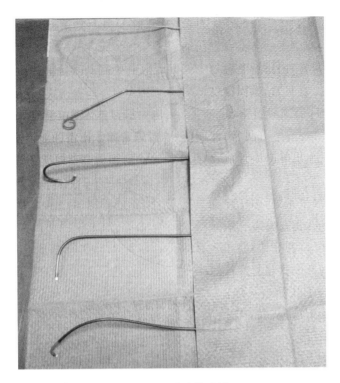

图 24.2　心脏导管示例。

表 24.2　左右心导管检查概述

	左心	右心
入路血管	外周动脉(如桡动脉、股动脉)	中心静脉(如颈内静脉、股静脉)
可视结构	主动脉,冠状动脉,左房,左室,主动脉瓣,二尖瓣	右房,右室,三尖瓣,肺动脉瓣,肺动脉
常见诊断/治疗用途	冠状动脉造影+/−支架 诊断性造影+/−活检 外科术前评估 心室造影 主动脉造影	血流动力学测量 诊断性造影+/−活检

- 肺疾病:测量肺阻力及肺动脉压。
- 冠状动脉:评估冠状动脉血流、病变范围及解剖结构,以决定是否进一步干预(如血管成形术或外科手术)。
- 先天性心脏病:诊断病变类型,评估严重程度(如间隔缺损、动脉导管未闭)。
- 诊断性活检:移植前后,心肌病,心肌炎和结节病。
- 心力衰竭:评估心肌收缩力及心力衰竭严重程度。
- 主动脉:评估主动脉大小及结构。
- 成像设备:例如血管内超声(IVUS)、血流储备分数(FFR)。

（参见音频 24.1 和音频 24.2，网址：www.wiley.com/go/camm/cardiology）

24.4 围检查期管理

检查前

- 血液学检查：
  - 肾功能及电解质：评估造影剂肾病风险。
  - 凝血检查：评估围术期出血风险。
- 辅助检查：
  - 术前心电图。
  - 术前胸部 X 线片：作为可能出现的不良事件的对照。
- 禁食：术前 6 小时需禁食。
- 静脉通路：20G 以上输液器（用于输液或镇静）。
- 护理要求：非常规需要，除非患者有不适或血流动力学不稳定。
- 低分子肝素：

- 预防剂量：术前 12 小时应用。
- 治疗剂量：术前 24 小时应用。
- 华法林：要求不统一，通常应用至术前（目标 INR<1.6）。
- 其他考虑：
  - 大部分药物可继续应用。
  - 排查过敏反应（尤其是碘剂过敏）。
  - 衣着宽松，最好是医院的病号服。
  - 确保手术区清洁，必要时备皮。

检查后

- 恢复：通常需要数小时，尤其是镇静后的患者。穿刺点需要加压包扎（尤其是经股动脉途径）。特别是患者打喷嚏或咳嗽时，避免出血。部分患者可以应用胶原蛋白密封材料辅助伤口闭合。
- 监护：
  - 术后需 1~2 小时的心电监护。
  - 常规监护（心率、血压、氧饱和度）。
- 血液学检查：
  - 尿素和电解质：肾功能不全者 24~

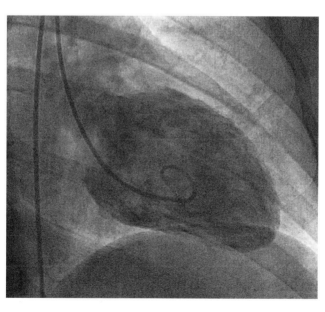

图 24.3 透视影像：左室造影。

48 小时后需复查。

　　○凝血检查：如患者抗凝治疗发生变化，术后需复查。

- 抗生素：非常规应用。
- 患者宣教：平卧 4~6 小时。

患者宣教(框 24.4)

- 家人：门诊患者，特别是应用镇静药物的患者需家人陪伴。
- 敷料：术后 1 天手术区域不去除敷料，保持清洁干燥。
- 沐浴：24 小时内禁忌——增加出血风险。
- 驾驶：如未进行介入干预，24 小时后驾驶车辆。
- 活动：2 周内禁忌提重物或重体力劳动。
- 二甲双胍：48 小时后可应用(除非存在肾衰竭)。

24.5　检查报告

　　应由手术医生提供书面报告，描述显影结构、测量结果及采取的治疗措施。

左心

- 功能：包括心腔大小、容积、室壁运动、心肌收缩力及是否存在间隔缺损（如室间隔缺损）。
- 容积及压力：如左室舒张末/收缩末容积、左室舒张末压。
- 瓣膜：二尖瓣及主动脉瓣的功能、大小、是否存在缺陷(图 24.4)。

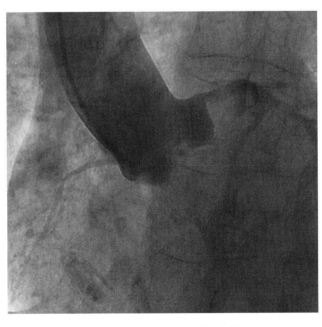

**图 24.4　** 透视影像：主动脉造影。

右心

- 右心室:结构和功能。
- 肺循环:肺动脉压及肺楔压。
- 瓣膜:三尖瓣及肺动脉瓣的功能、大小、是否存在缺陷。
- 血流动力学:测量中心静脉血氧饱和度及压力。

冠状动脉

- 病变严重程度:是否存在病变及其范围。
- 介入干预:如血管成形术。

24.6 并发症

常见并发症

1. 血管穿刺部位损伤(0.5%~1.5%):如血肿、出血、感染。
2. 造影剂不良反应:轻度恶心,潮热,呕吐,过敏反应。
3. 造影剂肾病。
4. 血管迷走神经反射。
5. 心脏压塞。

6. 空气栓塞。
7. 一过性心律失常(框24.5)。

框24.5 心脏导管检查一过性心律失常

1. 通常为一过性,较短暂
2. 可为室上性/室性心动过速或室颤
3. 源于操作过程中对窦房结/房室结或心腔机械刺激而诱发

右心导管检查

1. 球囊扩张引起肺动脉破裂导致肺出血/肺梗死。
2. 气胸(经由颈部或胸部静脉入路)。

左心导管检查

1. 脑卒中。
2. 心肌梗死。
3. 急性冠状动脉夹层。
4. 外周血管并发症。
5. 假性动脉瘤。
6. 死亡(0.1%)。

(王卫定 译)

指南

American College of Cardiology Foundation, American Heart Association. ACCF/SCAI/AATS/AHA/ASE/ASNC/HFSA/HRS/SCCM/SCCT/SCMR/STS 2012 Appropriate Use Criteria for Diagnostic Catheterization American College of Cardiology Foundation Appropriate Use Criteria Task Force. 2012. http://content.onlinejacc.org/cgi/content/full/j.jacc.2012.03.003v1

扩展阅读

Moore RK, et al. Spectral analysis, death and coronary anatomy following cardiac catheterization. Int J Cardiol. 2005;118(1):4–9.
Risks and data associated with cardiac catheterization.
McDaniel MC, et al. Contemporary clinical applications of coronary intravascular ultrasound. J Am Coll Cardiol Intv. 2011;4(11):1155–1167.
Recent evaluation of the evidence surrounding the use of IVUS.

第 5 部分
介入治疗

第 25 章 起搏器与植入式心脏除颤器

Lucy Carpenter

25.1 定义

起搏器

起搏器是一种人工医用装置,它通过发放一定形式的电脉冲刺激心脏,使之维持正常频率的激动和收缩。

植入式心脏除颤器(ICD)

ICD 是一种人工医用装置,它能通过发

放电脉冲维持心脏节律,并在检测到室速时自动除颤从而预防心源性猝死。

25.2 设备概述

永久起搏器

单腔起搏器(图 25.1)
- 单起搏电极,置于右房或右室。

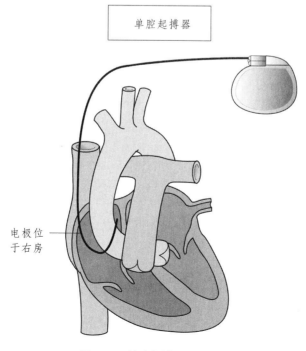

单腔起搏器

电极位于右房

图 25.1 单腔起搏器示意图。

双腔起搏器(图 25.2)

- 双电极；分别在右房和右室。
- 房室顺序收缩。

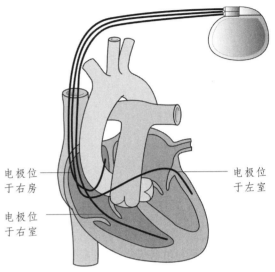

双心室起搏器

电极位
于右房

电极位
于右室

电极位
于左室

图 25.3 双心室起搏器示意图。

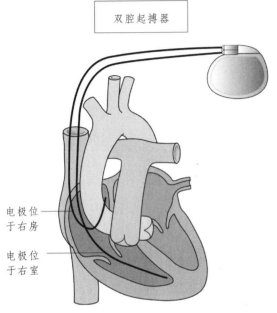

双腔起搏器

电极位
于右房

电极位
于右室

图 25.2 双腔起搏器示意图。

双心室起搏器(图 25.3)

- 三根电极；分别在右房、右室和左室。
- 增加心排血量以改善心脏功能（心脏再同步化治疗）。

植入式心脏除颤器(图 25.4)

- 电极数量可变。
- 右室电极有一个增厚线圈，可触发心

脏除颤。

临时起搏器(表 25.1 和框 25.1)

- 通常为单腔起搏。

> **框 25.1　常用起搏器代码**
>
> - **AAI**：自身心房率低于设定的频率时，起搏心房
> - **VVI**：自身心室率低于设定的频率时，起搏心室
> - **VDD**：感知心房和心室，起搏心室(房室顺序起搏)
> - **DDD**：同时感知/起搏两个心腔

表 25.1　NASPE/BPEG 起搏器代码(由 3~5 位字母组成)

字母排序作用	第一位起搏心腔	第二位感知心腔	第三位感知后反应	第四位频率适应	第五位分级起搏
编码	O=无	O=无	O=无	O=无	O=无
	A=心房	A=心房	T=触发	R=频率自适应	A=心房
	V=心室	V=心室	I=抑制		V=心室
	D=心房+心室	D=心房+心室	D=双重(T+I)		D=心房+心室

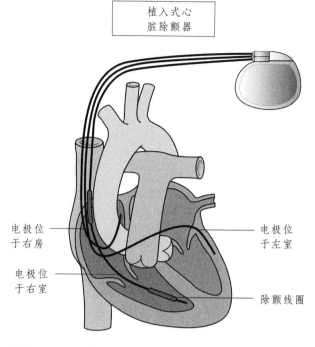

图 25.4　植入式心脏除颤器示意图。左室和右房电极为选配。

（参见音频 25.1，网址 www.wiley.com/go/camm/cardiology）

25.3　操作过程概述

参见表 25.2。

表 25.2　起搏器植入概要

患者体位	平卧位
手术时间	60~90 分钟
操作者	心脏科医生
地点	心导管检查室
切口部位	锁骨下大约 2cm（经典入路在左侧）
术中给药	全身应用镇静药
	切口部位应用局部麻醉药
其他设备	需 X 线透视用于引导及定位

操作（框 25.2）

1. 切口部位给予局部麻醉药。

2. 将电极通过锁骨下切口插入锁骨下静脉。

3. 透视下将电极植入正确心腔位置。

4. 起搏器植入皮下。

5. 连接电极与起搏器。

6. 调试起搏器以确保功能正常。

7. 缝合切口。

> **框 25.2　起搏器调试项目**
> - 程控起搏参数
> - 感知及起搏阈值
> - 确认起搏器夺获
> - 电池寿命及估量更换起搏器时间
> - 心律失常事件回顾

25.4 适应证

永久起搏器适应证(图 25.5 和图 25.6)

1. 完全性房室传导阻滞。
2. 症状性窦性心动过缓(框 25.3)。
3. 房颤伴有 3 秒以上长间歇或症状性心动过缓。
4. 心脏再同步化治疗(框 25.4)。

框 25.3　窦性心动过缓亚型

- 病态窦房结综合征
- 颈动脉窦综合征
- 心脏抑制性血管迷走性晕厥

框 25.4　心脏再同步化治疗适应证

- QRS 时限≥120ms
- 严重的左室收缩功能障碍(LVEF≤35%),经最佳药物治疗后仍存在中至重度心力衰竭(NYHA Ⅲ)

临时起搏器适应证

1. 阿托品无效的症状性心动过缓。
2. 心肌梗死后的完全性心脏传导阻滞。
3. 三分支阻滞(永久起搏器植入前)。
4. 起搏治疗可能有效的心律失常。
5. 心脏外科术后的心动过缓。

植入式心脏除颤器适应证

一级预防

1. LVEF≤35%,非持续性室速,或电生理检查可诱发室速。
2. LVEF≤30%且 QRS 时限≥120ms。

3. 威胁生命的室性心动过速家族史或遗传因素。

二级预防

1. 由 VF 或 VT 引起的心脏停搏,无可逆性的原因。
2. 自发的持续 VT 导致晕厥或严重的血流动力学障碍(框 25.5)。
3. 持续 VT 引发射血分数降低 (LVEF≤35%)。

框 25.5　高危室性心动过速的遗传学因素

- 长 QT 综合征
- Brugada 综合征
- 肥厚型心肌病
- 致心律失常性右室心肌病

25.5 围术期管理

术前

- 血液学检查:全血计数、肾功能、电解质及凝血常规。
- 影像学检查:胸部 X 线检查(排除感染或结构异常)。
- 禁食:术前 6 小时禁食水。
- 静脉通路:20G 以上输液器(用于镇静治疗)。
- 护理要求:手术及术后恢复均需护理。
- 低分子肝素:术前 24 小时停用。
- 口服抗凝药:要求不统一,INR 2.0~2.5 时可不停用;也可术前 5 天停用改为低分子肝素桥接。
- 抗生素:在植入时给予单次剂量氟氯西林(除非过敏),遵守各机构要求。

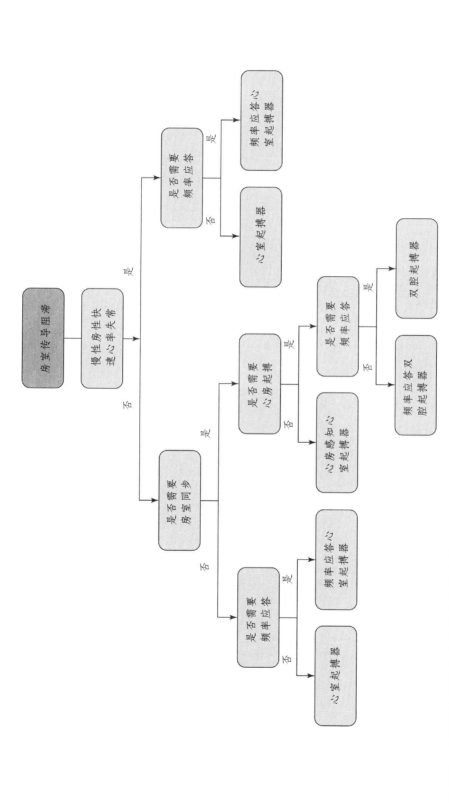

图 25.5　房室传导阻滞患者起搏器选择流程。[Source: Adapted from Epstein AE, DiMarco JP, Ellenbogen KA, et al. ACC/AHA/HRS 2008 Guidelines for device-based therapy of cardiac rhythm abnormalities. J Am Coll Cardiol. 2008;51(21):2085 – 2105.]

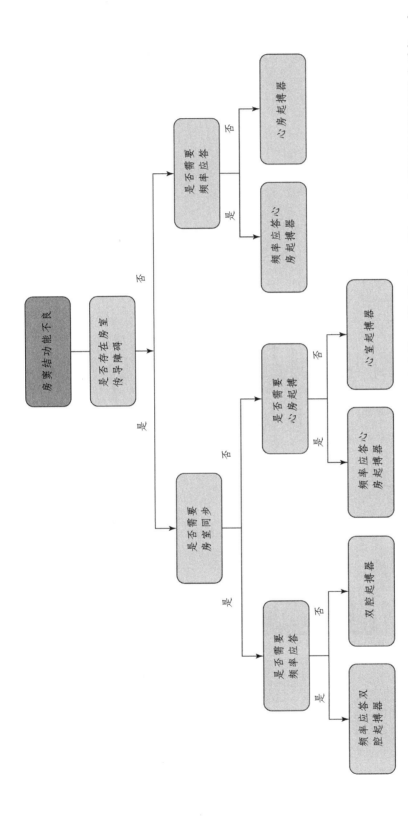

图 25.6 窦房结功能障碍患者起搏器选择流程。[Source: Adapted from Epstein AE, DiMarco JP, Ellenbogen KA, et al. ACC/AHA/HRS 2008 Guidelines for device-based therapy of cardiac rhythm abnormalities. J Am Coll Cardiol. 2008;51(21):2085-2105.]

术后

- 恢复:需在病房或日间病房监护。
- 心电监护:需要心电监护。
- 血液学检查:非常规监测项目。
- 影像学:胸部 X 线以确定电极位置,排除气胸(图 25.7)。
- 患者宣教:5~7 天内禁清洗伤口部位,6 周内禁提拉重物。
- 抗生素:术后通常不需要进一步应用。
- 抗凝药:通常术后第二天可恢复使用。
- 缝合线:如为不可吸收缝线,7 天后拆线,糖尿病患者可延至 10 天。
- 起搏器程控:通常在出院前完成。

25.6 并发症(框 25.6)

1. 电极脱位(1%~2%)。
2. 气胸(1%~2%)。
3. 感染(1%)。
   - 囊袋感染。
   - 全身性感染,如败血症。
4. 心脏压塞。

框 25.6 起搏器植入术后常见致病菌

- 凝固酶阴性葡萄球菌
- 金黄色葡萄球菌
- 革兰阴性肠杆菌

(参见音频 25.2 和音频 25.3,网址:www.wiley.com/go/camm/cardiology)

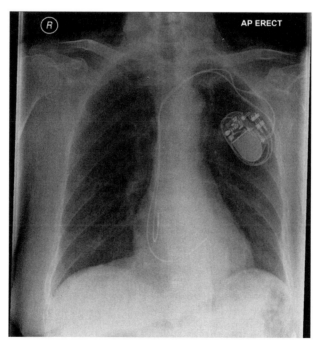

图 25.7 术后胸部 X 线片可见永久起搏器及右房和右室中的两根电极。

25.7 重要临床试验

重要试验 1

试验名称：UKPACE。

受试者：2000 例 70 岁以上的高度房室传导阻滞患者。

试验组：双腔起搏器。

对照组：单腔起搏器。

结果：两组间全因死亡率及二级终点并无差别，但双腔起搏器组并发症更为常见。

入选原因：该研究结论对高龄人群起搏器选择具有重要意义。

参考文献：Toff WD, Camm AJ, Skehan JD; United Kingdom Pacing; Cardiovascular Events Trial Investigators. Single-chamber versus dual-chamber pacing for high-grade atrioventricular block. N Engl J Med. 2005;353:145–155.http://www.ncbi.nlm.nih.gov/pubmed/ 16014884.

重要试验 2

试验名称：CARE-HF。

受试者：813 名经标准治疗的 NYHA Ⅲ~Ⅳ 心力衰竭患者。

试验组：最佳药物治疗+CRT-D。

对照组：仅最佳药物治疗。

结果：CRT-D 降低死亡率达 10%,同时增加左心室射血分数，改善患者症状及生活质量。

入选原因：该试验首次证明了 CRT-D 可以提高左室射血功能,改善心力衰竭症状。

参考文献：Cleland JGF, Daubert JC, Erdmann E, et al. The CARE-HF study (CArdiac REsynchronisation in Heart Failure study)：rationale, design and end-points. Eur J Heart Fail. 2001;3:481–489. http://www.nejm.org/doi/full/10.1056/NEJMoa050496.

重要试验 3

试验名称：CTOPP。

受试者：2568 名症状性心动过缓患者。

试验组：双腔起搏器(心房和心室起搏)。

对照组：单腔起搏器(右室起搏)。

结果：与单腔起搏器相比,双腔起搏器降低 9.4% 的心血管相关卒中/死亡相关风险,但围术期并发症却较单腔起搏器升高(9.8% 比 3.8%,$P<0.001$)。

入选原因：该试验对起搏器选择具有重要意义。

参考文献：Connolly SJ, Kerr CR, Gent M, et al. Effects of physiologic pacing versus ventricular pacing on the risk of stroke and death due to cardiovascular causes. Canadian Trial of Physiologic Pacing Investigators. N Engl J Med. 2000; 342:1385–1391. http://www.nejm.org/doi/full/10.1056/NEJM200005113421902.

（王卫定 译）

指南

National Institute for Health and Care Excellence. Bradycardia – dual chamber pacemakers (TA88). 2005. http://guidance.nice.org.uk/TA88.

European Society of Cardiology. 2013 ESC Guidelines on cardiac pacing and cardiac resynchronization therapy. 2013. http://www.escardio.org/guidelines-surveys/esc-guidelines/Pages/cardiac-pacing-and-cardiac-resynchronisation-therapy.aspx.

National Institute for Health and Care Excellence. Implantable cardioverter defibrillators for arrhythmias (TA095). 2006. http://www.nice.org.uk/nicemedia/live/11566/33167/33167.pdf.

American Heart Association. Guidelines for Device-Based Therapy of Cardiac Rhythm Abnormalities. 2008. http://circ.ahajournals.org/content/126/14/1784.

第 26 章　经皮冠状动脉介入与血管成形术

Anna Robinson

26.1 定义

冠状动脉造影术

通过导管注入对造影从而使冠状动脉显影的一种方法。

冠状动脉血管成形术

通过非外科手术途径进行再血管化的一种方法,利用导管扩张狭窄或闭塞部位,并在病变部位放置支架。

26.2 基础知识

右冠状动脉(框 26.1)

• 起源/走行:发自右主动脉窦,沿右房室沟走行。

• 分支:后降支,锐缘支。

• 供血范围:主要供应右心房和右心室,以及左心室下壁。

框 26.1　右冠状动脉供应的主要结构
• 窦房结
• 右心房
• 右心室

• 房室结
• 希氏束
• 左室下壁
• +/-左心房

左冠状动脉(框 26.2)

• 起源/走行:发自左主动脉窦,分出两个分支,分别为走行于前室间沟的左前降支(LAD)及走行于左冠状沟的左回旋支。

• 分支:左前降支、左回旋支、钝缘支、对角支及间隔支。

• 供血范围:大部分的左心房、左心室和室间隔。

框 26.2　左冠状动脉供应的主要结构
• 左心房
• 左心室
• 室间隔
• 左右束支

心电图导联与冠状动脉的对应关系(框 26.3、图 26.1 和图 26.2)

• 下壁导联(Ⅱ、Ⅲ、aVF):右冠状动脉(RCA)。

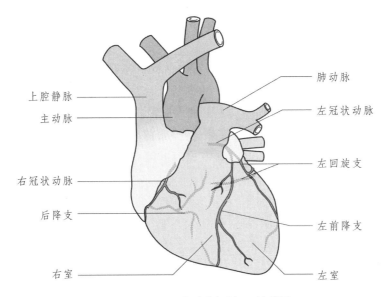

图 26.1　冠状动脉解剖。(见彩图)

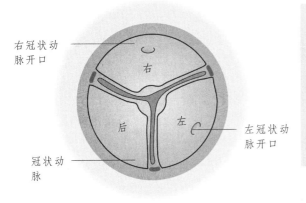

图 26.2　左右冠状动脉起源(主动脉瓣上观)。

- 前壁导联(V3、V4):左前降支(LAD)。
- 侧壁导联(Ⅰ、aVL、V5、V6):左回旋支 (LCX)。
- 间隔导联 (V1、V2):RCA 和 LAD 供 应。

框 26.3　左优势与右优势

- 右优势型(70%):右冠状动脉发出后降支 (供应左心室基底段)
- 左优势型(20%):左回旋支供应左心室基 底段,发出后降支供应心脏膈面
- 均衡型(10%):左右冠状动脉均发出后降 支

26.3 操作过程概述

参见框 26.4 和表 26.1。

框 26.4　经皮冠状动脉介入术(PCI)应用的 其他抗血小板药物

1. 普拉格雷:60mg 负荷量 (如已予负荷量, 术前应用 10mg)
2. 替格瑞洛:180mg 负荷量(如已予负荷量, 术前应用 90mg)

表 26.1　PCI 操作概要

患者体位	仰卧位 (术中要求患者平卧)
平均时间	1~2 小时
操作者	介入心脏病学专家
其他人员需求	放射技师
	手术助理护士
	监护心电图及血流动力学的心内科医生
地点	心血管造影室
所需药物	短效苯二氮䓬类 (如咪达唑仑 , 用于术中镇静)
	阿片类镇痛药
	局麻药 (用于穿刺部位麻醉 , 如利多卡因)
	阿司匹林 (术前 300mg)
	抗血小板药物 (如氯吡格雷 300mg/600mg 负荷量 , 如已给予负荷量 , 可予 75mg)
	肝素
其他设备	临时起搏器 (如存在或有传导阻滞的风险)
	主动脉球囊反搏/左心室辅助装置 (心源性休克或严重左心衰竭时应用)

操作

1. 动脉入路 : 桡动脉 (常用)、股动脉或肱动脉。

2. 导引导管 : 插入后 , 前行越过主动脉弓进入冠状动脉。

3. 造影剂 : 注射到冠状动脉 , 留取冠状动脉血流及狭窄范围影像。

4. 导丝 : 通过导引导管进入冠状动脉并通过狭窄部位。

5. 球囊导管 : 循导丝到达狭窄部位并扩张 , 同时释放支架。

6. 撤除 : 将扩张的支架留于病变部位 , 撤出球囊及导丝。

7. 进一步造影 : 血管内超声及 OCT 可进一步了解支架贴壁情况。

26.4　适应证

急诊 PCI (框 25.5 和框 25.6)

• ST 段抬高型心肌梗死 (STEMI)。

紧急 PCI

1. 不稳定型心绞痛/非 ST 段抬高型急性冠脉综合征 : 在 6 个月内有很高的死亡率或心肌梗死——使用心脏风险分层评分评估 (框 26.7) 或存在特定的危险因素 (框 26.8)。

2. 心脏停搏后 : 持续多形性室速或 >30s 的单形性室速。

择期血管造影术+/−PCI

1. 稳定型心绞痛：经最佳药物治疗后病情依然严重(Ⅲ/Ⅳ级，见表 10.1)。

2. 高危冠心病：经非侵入性检查证实。

在选择性动脉造影术中，尽管对于非复杂冠状动脉疾病可以进行血管重建，但通常这是一个诊断过程，PCI 需要在下一步实施。

框 26.5　PCI 的相对禁忌证

- 不能处理的心脏解剖
- 既往(严重)造影剂反应
- 肾衰竭
- 急性感染/卒中/出血
- 严重的电解质紊乱

框 26.6　易导致 PCI 失败或发生严重并发症的高危狭窄病变特点

- 弥漫性病变
- 近端血管过度屈曲
- 极度成角段
- 超过 3 个月的完全闭塞或桥接侧支血管
- 分叉病变——无法保护主要侧支
- 既往行冠状动脉旁路移植术的患者富含不稳定斑块的静脉桥血管

框 26.7　GRACE 评分标准(预测 6 个月死亡或心肌梗死风险)

- 年龄
- 心率
- 收缩压
- 肌酐
- 典型心力衰竭
- 院前心脏停搏

- ST 段下移
- 心肌酶升高

框 26.8　预测血栓形成或进展为心肌梗死(需要紧急行血管造影)的高危指标

- 持续性或复发性缺血
- 动态自发性 ST 改变
- 胸前导联 V2~V4 ST 段过度压低
- 血流动力学不稳定性
- 严重的室性心律失常

（参见音频 26.1，网址 www.wiley.com/go/camm/cardiology）

26.5　围术期管理

术前

- 血液学检查：
  - 全血细胞计数：评估是否存在贫血或血小板减少症。
  - 尿素和电解质：术前肾功能评估。
  - 凝血常规：INR<2，采取股动脉入路。
  - 血型并备血：如果需要输血。
- 影像学检查：术前仅需行 ECG。
- 禁食：术前 6 小时禁食，术前 2 小时禁水。
- 静脉通路：20G 以上输液器(用于静脉镇静)。
- 护理要求：无须常规护理人员护送。
- 华法林：
  - 通常在手术前 2~3 天持续应用。
  - 普通 PCI：桡动脉入路需要，不需要反转(框 26.9)。
- 低分子肝素：

○ 预防:术前 12 小时应用。

○ 治疗:术前 24 小时应用。

○ 磺达肝素:手术当天应用。

● 其他建议:手术前 24 小时服用二甲双胍。

框 26.9　慢性肾脏疾病患者的 PCI

● 二甲双胍应在手术前 48 小时停用

● 在手术前考虑静脉输液和 N-乙酰半胱氨酸(遵循当地指南)

● 如果既往有造影剂反应，与上级医生讨论;考虑在手术前给予类固醇

术后

● 恢复:转移到恢复区观察 5~6 小时。

● 监护:

○ 术后心脏监测 2 小时。

○ 常规观察(心率、血压和氧饱和度)。

● 血液学检查:

○ 如果基础肾功能不全，术后 24~48 小时复查尿素和电解质。

○ 一旦血清肌酐恢复到基线（通常以 48 小时为最小周期），可以重新服用二甲双胍。

○ 如果怀疑大量失血，复查全血细胞计数。

● 药物:

○ 阿司匹林(75mg OD):支架植入后服用至少 12 个月——通常为终身服药。

○ 氯吡格雷(75mg OD):服用 1~3 个月(裸金属支架)，服用 12 个月(药物洗脱支架)或替代性抗血小板药物(即普拉格雷/替卡格雷)。

○ 低分子肝素:术后 8 小时重新应用(经常服用更长时间,如果不确定向上级医生咨询)。

● 抗生素:无标准。

患者宣教(框 26.10)

● 出院：如果需行门诊手术，需家人陪同。

● 敷料:术后 1 天去除穿刺点处敷料,保持该区域清洁、干燥。

● 淋浴:术后 24 小时内禁止淋浴——增加出血风险。

● 驾驶：血管成形术后 1 周内禁止驾驶(根据交管局指导)——如果心肌梗死后驾驶限制取决于左室射血分数。

● 活动：术后 2 周内禁忌提重物及剧烈活动，血管成形术后 48 小时可以恢复性生活。

● 二甲双胍：术后 48 小时后重新服用(除外合并肾衰竭)。

框 26.10　药物洗脱支架

● 紫杉醇

● 西罗莫司

● 佐他莫司

● 他克莫司

● 西罗莫司衍生物

● 依维莫司

26.6 检查报告

书面报告应由手术医生提供，详细说明以下内容:

病史

● 相关既往病史和心脏危险因素。

● 手术指征。

操作

- 使用的穿刺部位。
- 所有使用设备的类型/尺寸——包括导管/导丝/球囊/支架。
- 药物管理。
- 血管影像和任何异常的详细信息。
- 如果植入支架：植入过程的细节及准确的部位。
- 止血：止血方式。
- 任何术中并发症。

管理

- 手术摘要。
- 术后管理。
- 随访计划。

说明

- 狭窄严重程度：狭窄程度的测量通过狭窄段面积与相邻段面积来比较。

- 百分比：狭窄减少以百分比形式给出，并计算投影最严重狭窄处。
- 血流量储备分数（FFR）：在诱导最大血流后测量狭窄区域的压差。

血管重建的适应证（图 26.3 和图 26.4）

- 严重狭窄：定义为直径缩小≥70%，或左主干病变≥50%。
- 血运重建：美国心脏病学会建议：显著狭窄或 FFR≤0.80 实施血运重建。

（参见音频 26.2，网址：www.wiley.com/go/camm/cardiology）

26.7 并发症

常见

1. 穿刺部位血管并发症：
   - 轻度出血（5%）。
   - 血肿（2.5%）。

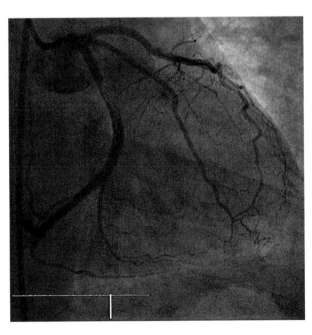

图 26.3　左回旋支近端狭窄。

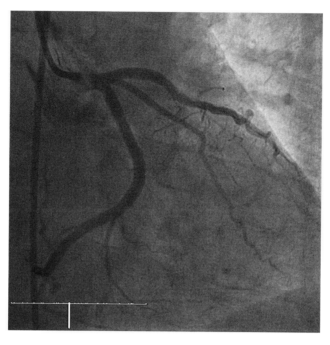

图 26.4　左回旋支动脉支架置入后。

- 假性动脉瘤(1%)。
2. 轻度造影剂反应(4%~6%)(框 26.11)。
3. 造影剂诱导的肾病(3%)(框 26.12)。

危险

1. 大出血(1%~2%)(框 26.13)。
2. 急性心肌梗死(1%)。
3. 栓塞性卒中(0.5%)。
4. 心脏压塞(0.5%)。
5. 死亡(0.2%)。
6. 感染(<0.01%)

框 26.11　对碘造影剂轻微不良反应的特征

- 散在荨麻疹
- 低热
- 瘙痒
- 鼻漏
- 恶心/呕吐
- 头晕

框 26.12　造影剂诱导的肾病

- 诊断标准:血清肌酐升高≥25%
- 出现时间:静脉注入造影剂后 48~72 小时
- 高危患者:eGFR<45mL/(min·1.73m²),急性疾病,急性肾衰竭
- 降低风险的措施:
  a. 在术前或术后 48 小时禁止服用肾毒性药物(或直到肌酐回到基线)
  b. 术前/术后 48 小时禁止服用二甲双胍(增加乳酸性酸中毒引发造影剂肾病的风险)
  c. 术前/术后 12 小时以每小时 1mL/kg 静脉输液
  d. 考虑输注 N-乙酰半胱氨酸

框 26.13　PCI 后大导管入路部位的出血管理

- 尽早寻求上级医生支持
- 患者的 ABCD 评估
- 注意:股骨动脉入路可能发生隐藏的腹膜后出血
- 导管入路部位施加牢固的压力
- 静脉通路:积极建立静脉液体复苏
- 血液:全血细胞计数和交叉匹配≥2 单位
- 输血:如果患者病情稳定,Hb <80g/L 输血 (ACS 患者<80~100g/L 输血)
- 如果出血危及生命,请示上级医生,给予抗凝剂止血

 (参见视频 26.3,网址 www.wiley.com/go/camm/cardiology)

26.8 溶栓

适应证

急性 ST 段抬高型心肌梗死症状发作 12 小时内,且不能在 120 分钟内行 PCI。

操作

- 组织纤溶酶原激活剂增加纤溶酶的内源性生成, 使导致冠状动脉闭塞的纤维蛋白凝块降解。
- 静脉内给药。
- 之后立即通过皮下注射治疗剂量的低分子肝素。

使用药物

1. 阿替普酶。
2. 瑞替普酶。
3. 替奈普酶。

并发症(框 26.14)

- 大出血(1.8%)。
- 引起卒中的颅内出血(1.2%)。
- 过敏反应。

框 26.14　与溶栓治疗相比,PCI 治疗急性 ST 段抬高型心肌梗死的优点

1. 血管通畅率更高
2. 心电图正常化更快
3. 再狭窄率低
4. 大出血风险低
5. 死亡率低
6. 使用血管造影:病变血管可视化

26.9　重要临床试验

重要试验 1

试验名称:RAVEL 研究。

受试者:238 例单支冠状动脉疾病患者。

试验组:西罗莫司药物洗脱支架。

对照组:裸金属支架。

结果:西罗莫司洗脱支架组的再狭窄率显著低于裸金属支架组。

入选原因: 在欧洲首次对药物洗脱支架和金属裸支架进行了双盲随机研究。

参考文献:Morice MC, Serruys PW, Barragan P, et al. Long-term clinical outcomes with sirolimus-luting coronary stents: five-year results of the RAVEL trial. J Am Coll Cardiol.2007;50:1299–1304. http://dx.doi.org/10.1016/j.jacc. 2007.06.029.

重要试验 2

试验名称:SYNTAX。

受试者:1800 例患者原发三支血管和(或)左主干冠状动脉病变。

试验组：PCI 使用紫杉醇洗脱支架。

对照组：冠状动脉旁路移植术。

结果：在复杂疾病中，PCI 组死亡、卒中、心肌梗死或再次血运重建的发生率更高。

入选原因：对于三支血管病变或左主干冠状动脉疾病的患者，血管重建选择冠状动脉旁路移植手术。

参考文献：Morice MC, Serruys PW, Kappetein AP, et al. Five-year outcomes in patients with left main disease treated with either percutaneous coronary intervention or coronary artery bypass grafting in the SYNTAX Trial.Circulation. 2014;113.006689.

重要试验 3

试验名称：球囊扩张支架植入与球囊血管成形术的比较。

受试者：520 例稳定型心绞痛和单支冠状动脉病变患者。

试验组：裸金属支架植入。

对照组：球囊血管成形术。

结果：与对照组相比，支架植入组在死亡、卒中、心肌梗死或冠状动脉旁路移植术的发生率更低（风险比率 0.68，CI 0.50~0.92）。

入选原因：使用支架优于标准球囊血管成形术的证据。

参考文献：Serruys PW, de Jaegere P, Kiemeneij F, et al. A comparison of balloon-expandable stent implantation with balloon angioplasty in patients with coronary artery disease.N Engl J Med.1994;331:489-495.

重要试验 4

试验名称：COURAGE。

受试者：2300 例有心肌缺血客观证据和稳定型冠状动脉疾病患者。

试验组：PCI 联合最佳的药物治疗。

对照组：仅接受最佳药物治疗。

结果：死亡和非致死性心肌梗死的发生率无明显差异（风险比 1.05，CI 0.87~1.27）。

入选原因：与药物相比，PCI 对于稳定型心绞痛患者治疗获益有限。

参考文献：Boden WE, O'Rourke RA, Teo KK, et al. Optimal medical therapy with or without PCI for stable coronary disease. N Engl J Med. 2007;356:1503-1516.

（王卫定　高兴　译）

指南

Sigwart U, Puel J, Mirkovitch V, Joffre F, Kappenberger L. Intravascular stents to prevent occlusion and restenosis after transluminal angioplasty. N Engl J Med. 1987;316:701–706.
First report of stent placement to successfully prevent re-stenosis following balloon angioplasty.
De Bruyne B, et al. Fractional flow reserved-guided PCI versus medical therapy in stable coronary disease. N Engl J Med. 2012;367:991–1001. Fame II
Study stopped early due to significantly increased risk of death, myocardial infarction, or urgent revascularization in those undergoing PCI with a fractional flow reserve 0.80.

扩展阅读

National Institute for Heath and Care Excellence (NICE). CG 126 – The management of stable angina. 2011. http://www.nice.org.uk/nicemedia/live/13549/55660/55660.pdf
European Society of Cardiology (ESC) and the European Association for Cardio-Thoracic Surgery (EACTS). Guidelines on myocardial revascularization. 2010. http://www.escardio.org/guidelines-surveys/esc-guidelines/guidelinesdocuments/guidelines-revasc-ft.pdf
National Institute for Health and Care Excellence (NICE). CG 167 – The management of myocardial infarction with ST elevation. 2013. http://www.nice.org.uk/nicemedia/live/14208/64410/64410.pdf
The American College of Cardiology and The American Heart Association. Guideline for percutaneous intervention. 2011. http://content.onlinejacc.org/article.aspx?articleid=1147816

第 **27** 章 瓣膜成形术

Akshay Garg

27.1 定义

使用球囊导管扩张狭窄瓣膜的过程。

27.2 操作过程及设备概述

参见表27.1。

操作(图27.1)

- 准备:给予局部麻醉和镇静剂。通过股静脉置入临时起搏导线，股动脉鞘管置入股动脉。选择球囊尺寸。
- 插入:球囊导管通过股动脉鞘管插入，并且引导穿过主动脉瓣。

表27.1 球囊主动脉瓣膜成形术(BAV)操作概述

患者体位	仰卧位
手术时间	30~60分钟
操作者	介入心脏病学专家
地点	导管室
导管入路途经	股动脉
给予药物	局部麻醉,镇静剂
其他设备	图像放大器
	临时起搏导线
	心脏监护仪

- 起搏:心室快速起搏,以减少球囊的运动。
- 扩张:在透视引导下,正确定位气囊并扩张。
- 在经导管主动脉瓣植入术(TAVI)前:如需要确定瓣环的尺寸，则将造影剂注入球囊上游。如果有造影剂泄漏到左心室,则球囊太小。
- 完成:球囊放气,并且可以在移除之前充气/放气数次。

设备(图27.2)

导管顶端连接气囊。球囊有各种尺寸及品牌。

27.3 适应证

瓣膜成形术最常在以下情况中用于治疗主动脉瓣狭窄:

1. 桥接治疗:经导管主动脉瓣植入术或瓣膜置换。

2. 姑息治疗:在不适合实施更多操作下减轻患者症状。

3. 选择治疗:在其他主要非心脏手术之前,例如膝关节置换等。

在合并主动脉瓣重度反流的混合性主动脉瓣疾病患者中,瓣膜成形术是禁忌的。

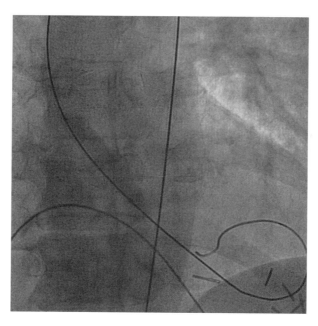

图 27.1　指引导丝穿过主动脉瓣的透视影像。

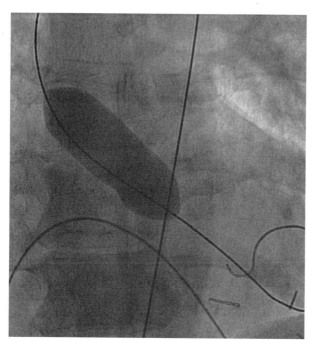

图 27.2　球囊导管撑开主动脉瓣的透视影像。

27.4 围术期管理

术前

- 血液学检查：
  - 全血细胞计数：检测血小板和血红蛋白。
  - 尿素和电解质：确保肾功能良好。
  - 凝血功能：确保 INR 值在正常范围内。
- 影像学检查：超声心动图。
- 禁食：
  - 术前 6 小时禁食。
  - 术前 4 小时禁水。
- 静脉通路：20G 以上输液器。
- 护理要求：标准护理。
- 抗凝：
  - 需要停用，但替代疗法取决于适应证。
  - 心房颤动：无须低分子肝素替代。
  - 金属瓣膜：在手术前几天需要普通肝素（UFH）。
  - 停用普通肝素：术前 4~6 小时。
- 其他建议：胰岛素依赖性糖尿病患者需要调整药物剂量。

术后

- 恢复：需在病房观察 1 天。
- 心脏监测：不需要。
- 血液学检查：尿素和电解质——检查肾功能。
- 抗凝治疗：如果没有出血并发症，可以在手术后的第二天开始给药。

患者宣教

- 术后即刻：

- 保持腿伸直和平卧 1 小时。
- 45°半卧位 2 小时。
- 镇痛：不太需要，但可以服用对乙酰氨基酚。
- 伤口：保持伤口清洁和干燥 1 周（可快速淋浴，不建议坐浴）。
- 运动：术后 1 周内禁止举重物、推、拉。
- 开车：术后 48 小时内禁止开车。
- 随访：取决于主动脉瓣成形术的适应证。

27.5 并发症

常见

1. 穿刺部位出血（框 27.1）。
2. 感染。
3. 血管损伤。

危险

1. 新发或恶化的主动脉瓣关闭不全。
2. 卒中。
3. 心脏压塞。
4. 心律失常。

框 27.1 穿刺部位出血治疗

1. ABCDE 方式评估患者
2. 确定出血是浅表血管还是动脉：
   - 对股动脉进行压迫
   - 如果停止，可能是动脉出血，继续施加压力并寻求帮助
3. 确定腹膜后出血：
   - 严重背痛、低血压和穿刺部位周围瘀伤
   - 如果怀疑，立即寻求上级医生帮助
4. 检查外周脉搏和动脉系统血栓形成的其他症状
5. 如果压迫不能控制出血，立即寻求上级医

生帮助：

- 建议使用临时机械压迫。圆顶状物体直接放置在股动脉上，将圆顶状物体与患者绑紧，加压充气

 （参见音频 27.1，网址：www.wiley.com/go/camm/cardiology）

（高兴　译）

指南

National Institute of Health and Clinical Excellence (NICE). Balloon valvuloplasty for aortic valve stenosis in adults and children. 2004. http://www.nice.org.uk/nicemedia/live/11091/30980/30980.pdf

European Society of Cardiology (ESC). Guidelines on the management of valvular heart disease. 2012. http://www.escardio.org/guidelines-surveys/esc-guidelines/GuidelinesDocuments/Guidelines_Valvular_Heart_Dis_FT.pdf

Akshay Garg

28.1 定义

经导管主动脉瓣植入术同传统的主动脉瓣膜置换术相比较是一种微创的治疗手段，它主要是通过导管传送人工瓣膜，然后将人工瓣膜植入患者的自体瓣膜上。

28.2 操作过程及设备概述

参见表28.1和图28.1。

TAVI装置

目前主要有两种TAVI装置，分别为Edwards Sapien®和Medtronic CoreValve®。

表28.1　TAVI操作概要

患者体位	仰卧位
手术时间	2~4个小时
操作者	介入心脏病学专家+/-心胸外科医生
地点	导管室
操作入路	经股动脉入路(TF)——股动脉入路 经心尖入路(TA)——胸壁暴露出心尖部的一个小切口
给予药物	全身麻醉
其他设备	图像放大器——指导瓣膜位置 经食管超声心动图——瓣膜的精确定位 临时起搏电极——快速起搏心脏 心电监护仪

• Sapien®：是一种由猪心包组成的三叶瓣膜,里面包括一个球囊扩张的钛镍骨架(可通过TF或者TA途径植入)(图28.2)。

• CoreValve®：是一种由牛心包组成的三叶瓣膜,里面包括一个自扩张式的管状金属支架(只能通过TF途径植入)。

操作

术前

• 局部或者全身麻醉。

• 经股静脉植入临时起搏电极。

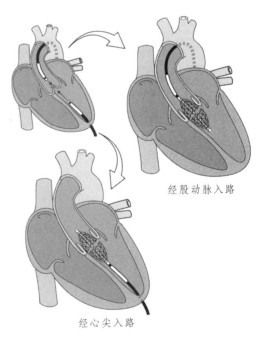

经股动脉入路

经心尖入路

图28.1　TAVI瓣膜植入过程。

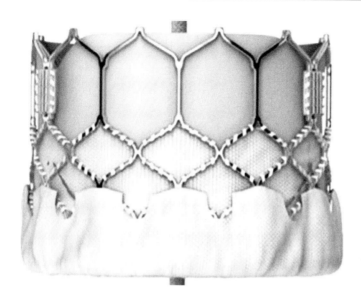

图 28.2　TAVI 瓣膜（Edwards Sapien®）。(Source：Image kindly provided by Edwards Lifesciences LLC, Irvine, CA. Edwards SAPIEN is a trademark of Edwards Lifesciences Corporation.)

- 放置经食管超声探头。
- 瓣膜在传送球囊上处于未释放状态。

经股动脉入路(图 28.3)

- 股动脉鞘管置入。
- 可以先进行主动脉瓣膜球囊扩张来改善瓣膜大小的选择(见第 27 章)。
- 瓣膜通过股动脉鞘管插入并放置于主动脉瓣环处。
- 在 X 线指导和心室快速起搏状态下,球囊扩张进而释放瓣膜。
- 反复多次复查,确保瓣膜位于正确的解剖位置中,并评估瓣膜的功能情况。

经心尖入路(图 28.4)

- 除了瓣膜是直接通过心尖部植入外,其他过程和经股动脉途径类似。
- 该项操作需要与心胸外科医生联合进行。

28.3　适应证(框 28.1 至框 28.3)

严重的症状性主动脉瓣狭窄患者在药物治疗情况下预后不佳,据估计 1 年死亡率为 25%,2 年死亡率为 50%。目前 TAVI 的适应证处于迅速发展中。

对于行传统主动脉瓣膜置换术(SAVR)治疗预估死亡率高的患者应该考虑 TAVI。应用 TAVI 需要具备以下条件:

1. 多学科团队:包括心脏病学专家、心外科医生以及心脏影像学专家、心脏麻醉专家以及其他所需的专家。

2. 地点:TAVI 应该在具备进行心脏和血管外科手术的地方进行。

适合接受 TAVI 治疗的患者应该满足以下标准:

1. 症状性主动脉瓣狭窄(AS):由多学科团队评估认为不适宜进行 SAVR。

2. 改善:能够有助于患者生活质量的改善。

3. 预期寿命:预期寿命应该超过 1 年。

4. 心力衰竭:由于 AS 而不是其他原因产生心力衰竭症状(NYHA 心功能分级为 Ⅱ级或以上)。

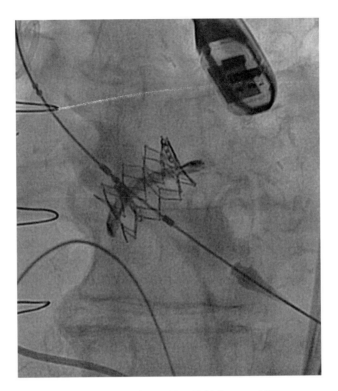

图 28.3 经股动脉途径植入并扩张 TAVI 瓣膜。

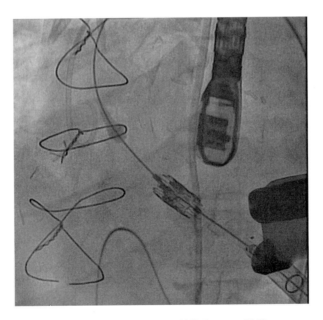

图 28.4 经心尖途径植入并扩张 TAVI 瓣膜。

框 28.1　拟行 TAVI 的患者检查准备

1. ECG:确保术前没有传导异常

2. 肺功能检测:确保肺功能状态良好

3. 胸部 X 线片

4. 颈部血管多普勒:检查有没有颈动脉狭窄的证据

5. 经食管超声心动图:评估患者 AS 的严重程度、形态以及有无钙化,同时评估主动脉瓣环的形态和大小

6. 冠状动脉造影:测量瓣环到冠状窦的距离,评估冠心病情况

7. 主动脉 CT:评估髂股动脉血管的动脉硬化情况

框 28.2　考虑 TAVI 治疗的瓣膜要求

主动脉狭窄伴有重度瓣叶钙化,同时瓣膜的收缩运动减低,以及伴有:

- 平均压力阶差>40mmHg 或者喷射速度>4m/s

- 或者主动脉瓣狭窄导致主动脉瓣膜面积<1cm^2 或者计算的有效瓣口面积<0.5cm^2/m^2

框 28.3　TAVI 治疗的排除标准

1. 主动脉瓣二叶畸形、单叶主动脉瓣,或者无钙化的主动脉瓣膜(不是绝对禁忌证)

2. 严重的主动脉反流

3. 自体主动脉瓣瓣环太小或者太大,目前没有合适的器械

4. 其他不适合治疗的临床情况:肾功能,术前 6 个月内发生 TIA/CVA,心腔内肿物/血栓,严重的 MR 或严重的痴呆

5. 预期寿命 <1 年

28.4　围术期管理

术前

- 血液学检查:
  ○ 血常规:检查 Hb 水平、血小板和白细胞数量。
  ○ 尿素和电解质:提供基础肾功能情况。
  ○ 凝血功能:明确 INR 在可接受范围。
  ○ 交叉配血:经心尖途径时需要准备 2 个单位的红细胞。

- 影像学检查:详见框 28.1。

- 禁食:
  ○ 清淡饮食:术前 6 小时。
  ○ 排空尿液:术前 4 小时。

- 静脉通路:20G 及以上输液器。

- 护理要求:标准的护理。

- 华法林:
  ○ 需要停用,但是是否需要替代治疗根据华法林的适应证来决定。
  ○ 心房颤动:不需要 LMWH 替代。
  ○ 金属瓣膜(其他部位的):需要应用普通肝素直至术前。

- LMWH:可以使用至术前 1 天。普通肝素需要在术前 4~6 小时停用。

- 其他建议:如果是胰岛素依赖的糖尿病患者需要剂量调整。

术后

- 恢复期:
  ○ 经股动脉途径:心脏恢复病房(1~2 天)。

○经心尖途径:心脏重症病房/心脏恢复病房(2~3 天)。

• 心电监护:在心脏重症病房需要使用,普通病房不需要。

• 血液学检查:复查肾功能及电解质。

• 抗生素：根据当地的指南术前常规给药。经心尖 TAVI 患者需要预防性应用直至伤口愈合。

• 抗凝药物:如果使用组织瓣膜的话,不需要抗凝药物;如果之前使用华法林,那么术后第 1 天可以重新启动华法林治疗。

• 其他建议:

○术后复查心脏超声。

○经心尖 TAVI 患者需要保留静脉通路至术后 1~2 天。

○术前停用二甲双胍 48 小时。

患者宣教

• 镇痛:常规使用直到无其他不适。

• 伤口:TA 途径的话,通常情况下在出院前伤口可以愈合;伤口愈合后 1 周可以淋浴。

• 缝合:通常使用可吸收线。

• 随访:门诊随访 6 周,必要时复查心脏超声。如果一般情况良好,每隔 6~12 个月复查一次。

• 活动:术后数周尽量避免重体力活动,尤其是经 TA 途径。鼓励短途步行,避免久坐不动。

• 驾驶:术后 4 周内不允许驾车。如果要驾驶大型的车辆(LGV)或者载客车辆(PCV),必须接受运动检测才能重新获得驾照。

28.5 并发症(图 28.5)

虽然 TAVI 整体发生并发症的风险与外科行主动脉瓣膜置换术的风险类似,该项操作仍然存在着一些风险:

1. 急性肾损伤(常见)。

2. 瓣周瘘(常见)。

3. 房室传导阻滞:通常需要植入永久性起搏器(常见)。

4. 血管损伤和出血,尤其是经股动脉途径(常见)。

5. 脑卒中(较常见)。

6. 瓣环损伤或者心室穿孔,需要急诊外科手术治疗(不常见)。

7. 冠状动脉窦闭塞(罕见)。

(参见音频 28.1,网址 www.wiley.com/go/camm/cardiology)

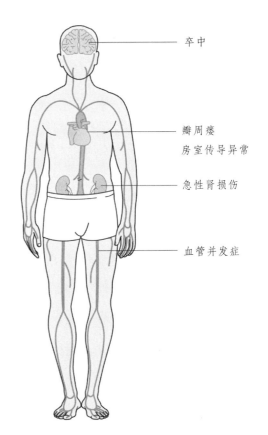

卒中

瓣周瘘
房室传导异常

急性肾损伤

血管并发症

图 28.5　TAVI 并发症。

28.6　重要临床试验

重要试验

　　试验名称：PARTNER 试验。

　　受试者：多中心的两队列随机对照研究。PARTNER A 组（n=699）和 PARTNER B 组（n=358）。

　　试验组：TAVI 经股动脉途径或者经心尖途径。

　　对照组：外科手术组 SVR（PARTNER A 组）或者优化药物治疗组（PARTNER B）。

　　结果：PARTNER A 组（对比 TAVI 和 SAVR）以及 PARTNER B 组（对比 TAVI 和 OMT）。PARTNER A：TAVI 组和 SAVR 组 1 年死亡率类似（分别为 24.2% 和 26.8%，P=0.001）PARTNER B：TAVI 组 1 年死亡率优于 OMT 组（分别为 30.7% 和 50.7%，P<0.001）。

　　入选原因：这项大型的 RCT 研究提示 TAVI 可以作为 SAVR 的替代治疗手段。

　　参考文献：Leon MB, et al. Transcatheter aortic-valve implantation for aortic stenosis in patients who can not undergo surgery. N Engl J Med. 2010;363 (17):1597–1607. http://www.ncbi.nlm.nih.gov/pubmed/20961243.

（南京　译）

指南

European Society of Cardiology. Guidelines on the management of valvular heart disease. 2012. http://www.escardio .org/guidelines-surveys/esc-guidelines/Pages/valvular-heart-disease.aspx
National Institute of Health and Clinical Excellence. IPG421: Transcatheter aortic valve implantation for aortic stenosis. 2012. http://guidance.nice.org.uk/IPG421/Guidance/pdf/English

扩展阅读

Figulla L, et al. Transcatheter aortic valve implantation: evidence on safety and efficacy compared with medical therapy. A systematic review of current literature. Clin Res Cardiol. 2011;100:265–276.
Review discussing the relative benefits and disadvantages of TAVI compared with medical therapy.
Bagur R, Webb JG, Nietlispach F, et al. Acute kidney injury following transcatheter aortic valve implantation: predictive factors, prognostic value, and comparison with surgical aortic valve replacement. Eur Heart J. 2010;31:865–874.
Discussion of the risks and predictive factors involved in the development of renal failure following TAVI.

第 **29** 章 心脏消融术

Christian F.Camm

29.1 定义

通过将电极或导管送入心脏来破坏异常冲动起搏点或传导路径来终止和防止心律失常发生的一种侵入性治疗措施。

29.2 操作过程概述

参见表 29.1。

表 29.1 心脏消融术概要

患者体位	仰卧位
手术时长	取决于手术过程(30 分钟至 4 小时)
操作医生	心脏病学专家(电生理学专家)
地点	导管室
操作入路	股静脉(通常还需联合锁骨下静脉)
给予药物	镇静药物(术中)或者口服(术前)
	局部穿刺点麻醉
	全麻药物(用于时间较长或者较为痛苦的手术)
其他设备	X 线透视仪(用于术中电极导管的引导和定位)
	标测系统及软件
手术流程	局部穿刺点麻醉
	电极导管置入股静脉
	在 X 线透视仪和标测系统引导下将电极导管置于理想位置
	消融
	撤出电极导管

肺静脉消融(PVI)

• 用于阻断左房内相互折返触发房颤的异常病灶。

• 大多数患者有四条肺静脉,每条都可以产生潜在的触发点,需要被隔离。

• 手术之前,通常需要行经食管超声心动图获知左房的情况。

• 电极导管通过股静脉置入右心房。

• 之后穿过房间隔进入左心房。

• 环肺静脉口周围进行消融。

房室结或希氏束消融

• 用于对房颤患者实施心室率控制。

• 电极导管置于右心毗邻房室结或希氏束处。

• 进行房室结或希氏束消融造成完全性房室传导阻滞。

• 之后进行永久性心室起搏 (通常是双心室)。

房室结(慢径路)消融

• 用于阻止房室结折返性心动过速。

• 房室结通常具有快径路和慢径路两条通路,二者共同形成折返通路引发房室结折返性心动过速。

• 电极导管置于右心,位于冠状窦与房室结或希氏束之间。

• 用电能毁损一条房室结通路（通常是慢径路）来阻断折返环的形成。

旁路消融

• 用于消融引发房室折返性心动过速的旁路（包括 WPW 综合征和隐性通路）。

• 电极导管经股静脉置入右心房或左心房。

• 通过在三尖瓣和二尖瓣周围的区域记录电位来定位旁路。

• 一旦定位，实施旁路消融。

腔静脉–三尖瓣峡部消融

• 下腔静脉与三尖瓣峡部组织是常见的房扑折返环形成的位点，消融此处可阻断折返环的形成。

• 电极导管通过股静脉置入右心房，实施峡部区域消融。

右室流出道消融

• 右室流出道是形成室性异位搏动或持续性室性心动过速的主要位点。

• 电极导管经股静脉置入左心房后，经三尖瓣进入右心室。

• 通过标测诱发室性心动过速的来源，或人为刺激心肌，并与原有心律失常的图形进行比较来定位心室异位除极的灶点。

• 一旦定位成功，实施病灶点消融。

其他室性心动过速（框 29.1 和图 29.1）

• 可能源于任何心室组织（包括左心室和右心室）。

• 电极导管被置入合适的心腔或者心包腔内（如果需要心外膜入路）。

• 标测心律失常产生的来源（用于右室流出道消融）。

• 一旦定位成功，实施病灶点消融。

框 29.1　不同的消融能量方式

1. 射频

2. 冷冻

3. 微波

4. 激光

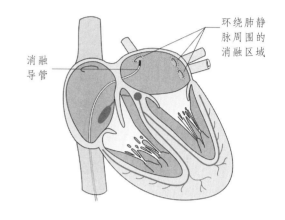

环绕肺静脉周围的消融区域

消融导管

图 29.1　肺静脉隔离。

29.3 适应证（框 29.2 和框 29.3）

各种消融术式有其特定适应证：

1. 心房颤动：肺静脉隔离（PVI）、房室结/希氏束消融。

2. 心房扑动：腔静脉–三尖瓣峡部消融。

3. 房室结折返性心动过速：房室结（慢径路）消融。

4. 室性心动过速：右室流出道（RVOT）消融或其他心室位点消融。

5. 预激综合征（WPW）/房室折返性心动过速：旁路消融（图 29.2）。

框 29.2　心房颤动肺静脉隔离术适应证

1. 存在临床症状

2. 抗心律失常药物治疗失败

3. 具备治疗中心和经验丰富的术者

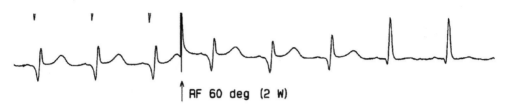

图 29.2　旁路消融心电图；注意 δ 波消失（末尾两次心搏）。

29.4　围术期管理

术前

- 血液学检查：
  ○ INR：若合用维生素 K 拮抗剂（VKA）。
  ○ 尿素和电解质：应用造影剂前明确肾功能。
- 影像学检查：
  ○ 经胸超声心动图：明确和除外潜在结构性心脏疾病。
  ○ 经食管超声心动图：除外左心耳血栓（PVI）。
  ○ ECG/Holter：评估心律失常性质，确认消融术式。
- 禁食：禁食 6 小时，禁水 2 小时。
- 静脉通路：最小 20G（镇静/麻醉用）。
- 抗凝：
  ○ 华法林可继续服用（INR 维持在 2.0~2.5），若停药须加用低分子肝素。
  ○ 新型口服抗凝药（NOAC）：一般术前 12~24 小时停用（但也可能需要继续使用）。
- 低分子肝素：手术前 1 天停用，术后可继续使用。
- 其他建议：部分中心要求术前完善详尽的解剖影像学资料（CT 或 MRI）以利于电-解剖标测。

术后

- 恢复期：通常需 1 晚。
- 监护：术后前 6 小时常规心电监护。
- 血液学检查：行尿素和电解质检查以明确术后肾功能。
- 用药：术后至少服用华法林 3 个月，必要时低分子肝素桥接（PVI）。
- 影像学检查：经胸超声心动图——监测心功能并除外可能出现的并发症（如心包积液）。
- 抗生素：非常规应用。

患者宣教

- 出院：术后次日可出院。
- 沐浴：无特殊注意事项。
- 驾驶：术后次日应可恢复。
- 活动：术后至少 1 周内避免重体力活动及竞技型体育活动。
- 随访：常规术后 3 个月随访（根据术者偏好）。

29.5　并发症

常见

1. 外周血管并发症（如血肿、假性动脉瘤）。

2. 出血(包括心包内出血)。

3. TIA/卒中(仅见于左心消融)。

4. 心律失常复发。

5. 新发其他心律失常(如房性心动过速/心房扑动)。

危险(图 29.3 和框 29.4)

1. 心脏压塞(1.0%)。

2. 心房:食管漏(<0.05%)。

3. 肺静脉狭窄。

4. 主动脉根部穿孔 (房间隔穿刺不当导致)。

5. 栓塞(空气/消融坏死组织/左房血栓)。

框 29.4　食管穿孔的临床表现

- 肺静脉隔离术的罕见并发症
- 发生于消融术后 3~40 天
- 死亡率>50%
- 空气栓塞及感染相关症状

- 一般表现:
  a. 发热(75%)
  b. 神经系统症状(69%)
  c. 胸痛(28%)

29.6　重要临床试验

重要试验 1

试验名称:ThermoCool。

受试者:160 名至少对 1 种抗心律失常药物无效的阵发性房颤(至少发作 3 次房颤)患者。

试验组:PVI 消融。

对照组:抗心律失常药物治疗。

结果:66%导管消融组患者治疗成功,16%药物治疗组治疗成功($P<0.001$)。

入选原因:大规模 RCT 研究,证实既往抗心律失常药物治疗失败患者可在 PVI 术中

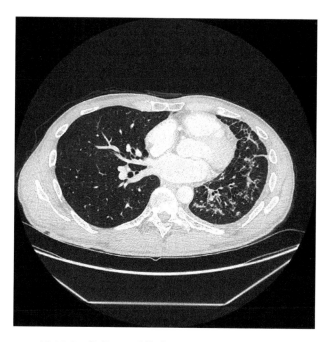

图 29.3　胸部 CT:肺静脉隔离术后左肺静脉闭塞。

获益。

参考文献：Wilber DJ，et al. Comparison of antiarrhythmic drug therapy and radiofrequency catheter ablation in patients with paroxysmal atrial fibrillation：a randomized controlled trial. JAMA. 2010；303（4）：33-340. http://www.ncbi.nlm.nih.gov/pubmed/20103757.

重要试验2

受试者：43名至少3种抗心律失常药物无法控制的复发性阵发性房颤患者。

试验组：房室结消融术+DDDR永久起搏器植入。

对照组：抗心律失常药物治疗。

结果：消融治疗较抗心律失常药物治疗显著改善生活质量评分（$P<0.001$）、心悸（$P<0.001$）、劳力性呼吸困难（$P=0.04$）及活动耐量减低评分（$P=0.02$）。

入选原因：为多种抗心律失常药物治疗失败的房颤患者行房室结消融提供了依据。

参考文献：Brignole M，et al. Assessment of atrioventricular junction ablation and DDDR modeswitching pacemaker versus pharmacological treatment in patients with severely symptomatic paroxysmal atrial fibrillation：a randomized controlled study. Circulation. 1997；96（8）：2617-2624. http://www.ncbi.nlm.nih.gov/pubmed/ 9355902.

（南京　赵晟　译）

指南

European Society of Cardiology. Guidelines for the management of atrial fibrillation. 2010. http://eurheartj .oxfordjournals.org/content/31/19/2369.full.pdf

American College of Cardiology, American Heart Association, European Society of Cardiology. Guidelines for the management of patients with supraventricular arrhythmias. 2003. http://www.escardio.org/guidelines-surveys/esc-guidelines/GuidelinesDocuments/guidelines-SVA-FT.pdf

America College of Cardiology, American heart Association, Heart Rhythm Society. 2015 ACC/AHA/HRS guideline for the management of adult patients with supraventricular tachycardia http://content.onlinejacc.org/article.aspx?articleid=2443667

扩展阅读

Haïssaguerre M, Jaïs P, Shah DC, et al. Spontaneous initiation of atrial fibrillation by ectopic beats originating in the pulmonary veins. N Engl J Med. 1998;339(10):659–666. http://www.ncbi.nlm.nih.gov/pubmed/9725923
First paper highlighting the importance of pulmonary veins in the arrhythmogenesis of AF.

第 **6** 部分
药理学

第 **30** 章 抗心律失常药物

George Davies

30.1 腺苷

参见图 30.1。

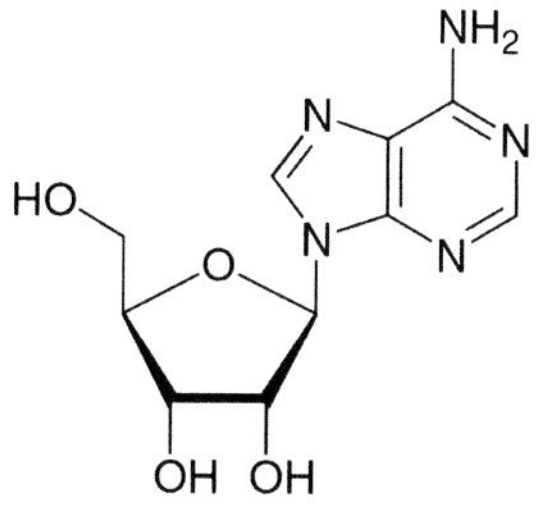

图 30.1 腺苷化学结构式。

药物分类

● 嘌呤核苷。

药理作用

● A1 受体激动剂:作用于房室结,激动钾通道。

● 超极化:增强的钾电流促进心肌传导组织超极化,延长房室结不应期。

适应证

终止房室结参与的规则的窄 QRS 心动过速:

1. 房室结折返性心动过速。

2. 房室折返性心动过速。

禁忌证

1. 哮喘(COPD 慎用)。

2. 二度/三度房室传导阻滞。

3. 病窦综合征。

药物相互作用

1. 双嘧达莫:合用药效互相增强。

2. 地高辛:可增加室颤风险。

3. 抗心律失常药物:增加心肌抑制。

4. 茶碱:腺苷作用可被茶碱拮抗。

副作用

用药时可能出现短暂的心脏停搏。

危险

1. 支气管痉挛。

2. 严重低血压。

3. 心绞痛。

常见

1. 口腔异常,金属味。

2. 焦虑。

3. 潮红。

4. 头晕。

5. 恶心。

药代动力学

半衰期

- 10 秒。

代谢

- 血管内皮细胞摄取代谢。

给药途径

- 仅用于静脉注射。

初始剂量

- 3~6mg 经近端静脉通路弹丸式注射并冲管。
- 若无效可重复给药,单次给药不超过 12mg。
- 必要时 1~2 分钟后重复。

监测/设备

- 用药时常规心电监护。
- 若疑诊预激综合征, 用药时须备用体外起搏装置。

30.2 胺碘酮

参见图 30.2。

药物分类

- Ⅲ类抗心律失常药。

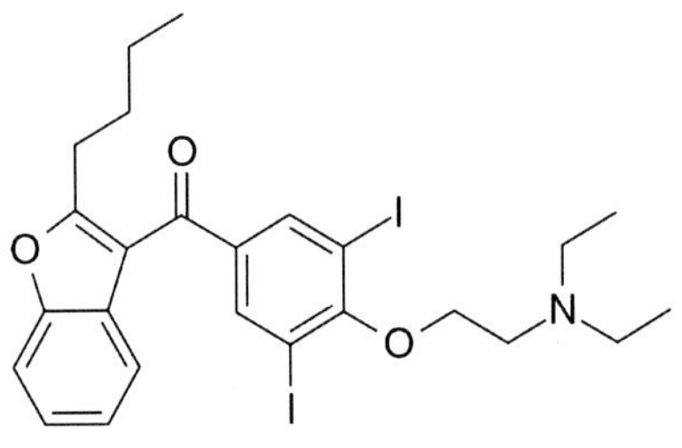

图 30.2 胺碘酮化学结构式。

药理作用

- 钾通道:阻断钾通道,延长复极。
- 动作电位:延长全部心肌组织的动作电位时程。
- 不应期:延长不应期,抑制自律性心动过速及折返性心动过速。
- QT 间期:与延长不应期机制相同,同样延长 QT 间期。

适应证

对控制或终止多种快速性心律失常均有良好效果:

1. 规则的宽 QRS 波室性心动过速:一线,单独或联合直流电复律应用。

2. 心脏停搏:无脉性可电击复律,心律经三次电击无效后可应用。

由于存在不良反应, 可作为其他快速性心律失常的二线或三线用药。

禁忌证

1. 窦房结病:心动过缓风险。

2. 无起搏器保护的房室结传导阻滞:心动过缓风险。

3. 妊娠:经母乳分泌代谢。

注意事项

1. 低血压/呼吸衰竭(非心律失常相关):可加重低血压。

2. 已存在 QT 间期延长:可进一步延长 QT 间期,增加尖端扭转型室速风险。

3. 甲状腺疾病病史:甲状腺功能亢进或减退风险增高。

4. 低钾血症:增加尖端扭转型室速风险。

5. 中至重度肝/肾功能损害。

药物相互作用

1. 地高辛、苯妥英钠:降低药物清除率。

2. Ⅰ类和Ⅲ类抗心律失常药:增加心律失常风险。

3. 抗精神疾病药、三环类抗抑郁药、锂剂:增加心律失常风险。

4. 细胞色素抑制剂:降低清除率,增加心律失常风险。

5. 维拉帕米、地尔硫䓬、β-受体阻滞剂:增加心动过缓与传导阻滞风险。

副作用

危险

1. 尖端扭转型室速——尤见于合并长 QT 或电解质异常的情况(低钾、高钙)。

2. 间质性肺疾病。

3. 肝毒性。

4. 静脉注射时可出现低血压 (与溶媒及输注速率相关)。

5. 传导阻滞。

常见

1. 疲劳。

2. 光过敏:警告患者避免日晒或使用防晒用品持续至停药后数月。

3. 甲状腺功能亢进或减退。

4. 恶心、呕吐。

药代动力学

半衰期

• 平均 58 天,具有明显个体差异 (15~142 天)。

代谢

• 经肝脏 CYP2C8 和 CYP3A3/4 代谢。

• 注意胺碘酮本身抑制 CYP2C9、CYP2-D6 和 CYP3A3/4。

给药途径

• 口服。

• 静脉注射。

初始剂量

• 口服:每次 200mg,第 1 周每日 3 次,第 2 周每日 2 次,第 3 周每日 1 次。

• 静脉注射 (紧急终止心律失常发作):150~300mg 溶于 10~20mL 5% 葡萄糖注射液,推注 3 分钟(心脏停搏时行弹丸式注射)。

• 静脉输注:5mg/kg,20~120 分钟(每日用量不超过 1.2g)。

监测/设备

• 尽可能通过中心静脉或大的近心端外周静脉。

• 终止急性快速性心律失常时须常规心电血压监护。

• 起始用药须严密监测 (医院或专家门诊)。

• 在非急症情况下起始用药,肝功能及甲状腺功能须在用药前及起始用药 1 周时常规监测。

30.3 氟卡尼

参见图 30.3。

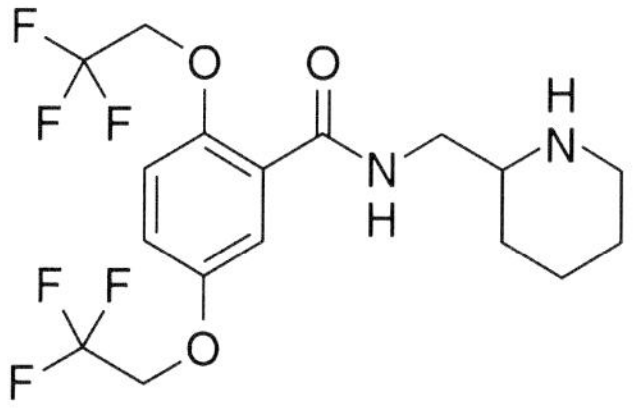

图 30.3 氟卡尼化学结构式。

药物分类

- IC 类抗心律失常药。

药理作用

- 阻滞：为剂量依赖性阻滞电压门控性钠通道(Nav1.5)。
- 动作电位：延迟复极，延长动作电位时程。
- 有效不应期：延长有效不应期。
- 减慢传导：使用剂量依赖性减慢动作电位传导，对于干扰折返性心动过速折返环有良好效果。
- 心肌自律性：降低整个动作电位时程心肌自律性。

适应证

1. 无器质性心脏疾病的阵发性房颤（如 Pill-in-the-pocket 疗法）。
2. 阵发性室上性心动过速的终止与预防。
3. 室性心动过速的终止与预防。

禁忌证

1. 缺血性心脏病：在陈旧性心肌梗死患者中增加室颤导致的猝死发生率。
2. 二度房室传导阻滞：增加进展为完全性阻滞的风险。
3. 三度房室传导阻滞：增加逸搏心律消失的风险。
4. 双束支阻滞：增加进展为完全性阻滞的风险。
5. 心脏手术后房颤：增加进展为室速/室颤的风险。
6. 永久性房颤：增加室颤风险,而无房颤获益。
7. 血流动力学紊乱：氟卡尼的负性肌力作用。

注意事项

1. 电解质异常：用药前须纠正。
2. 非程控起搏器/低起搏阈值：干扰心内膜起搏信号传导。
3. 中至重度肾功能损害：氟卡尼代谢产物经肾脏清除。
4. 左室功能异常：降低初始剂量,加重已存在的充血性心力衰竭的风险。

药物相互作用

1. 胺碘酮：抑制 CP450,增高氟卡尼血药浓度。
2. 抗精神疾病药：增加心律失常风险。
3. 三环类抗抑郁药：增加心律失常风险。
4. β-受体阻滞剂/维拉帕米：协同增强心肌抑制。
5. 地高辛：氟卡尼可轻度增高其血药浓度。

副作用

危险

1. 心律失常：室速、尖端扭转型室速。
2. 负性肌力作用。

常见

1. 视力障碍。
2. 眩晕。
3. 呼吸困难。
4. 恶心。
5. 头痛。
6. 外周水肿。

药代动力学

半衰期

- 12~27 小时:肾功能不全时增加。

代谢

• 主要经肝脏代谢：包括通过 CYP2D6 代谢。

• 80% 代谢产物由肾脏排出。

给药途径

• 口服。

• 静脉注射。

初始剂量

• Pill-in-pocket 疗法：200~300mg PO（症状出现时）。

• 室上性心动过速（SVT）的预防：50mg PO,BD（每天最大剂量 300mg）。

• 室性心动过速（VT）的预防：100mg PO,BD（每 4 天可增加 50mg,每天最大剂量 400mg）。

• 急性终止：10~30 分钟内静脉注射 2mg/kg（最多150mg）。必要时,可在 1.5mg/kg 静脉注射 1 小时后进一步以 100~250μg/(kg·h)静脉维持 24 小时。

• 总氟卡尼：在最初 24 小时内不得超过 600mg。

• 需考虑肝肾功能损害。

监测/设备

• 紧急情况下：心电图和血压监测是必不可少的。

• 血药浓度（用药前）：若存在肝或肾功能损害则应加以监测。目标值 0.2~1mg/L。

30.4 地高辛

参见图 30.4。

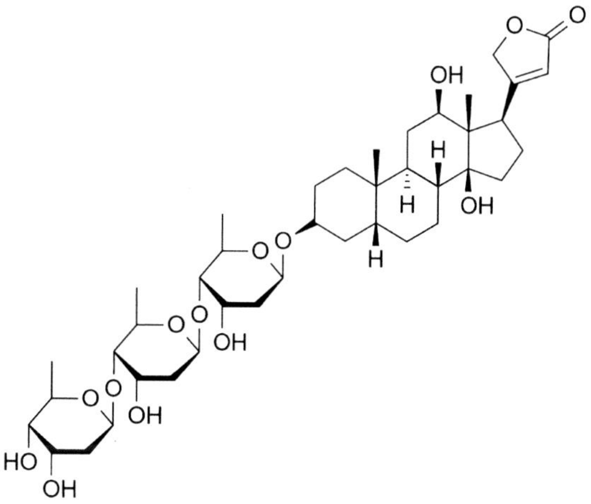

图 30.4 地高辛的化学结构式。

药物分类

• 强心苷。

药理作用

• 抑制 Na^+/K^+ 离子泵：通过降低细胞内 Na^+ 浓度，通过减少 Na^+/Ca^{2+} 交换从而减少细胞内 Ca^{2+} 外流。

• 增加 Ca^{2+} 存储：减少 Ca^{2+} 外流导致细胞内 Ca^{2+} 蓄积和细胞内钙释放增加，从而增加了心肌收缩力。

• 抗心律失常：Ca^{2+} 外流减少延长了房室传导结的不应期,从而降低其传导的最大速度。

适应证

1. 室上性心动过速：特别是用于有低血压风险时快速房颤的控制。

2. 心力衰竭：可以改善 EF<45%的患者（如果已经服用 ACEI+利尿剂）的症状（住院率更低）。

禁忌证

1. 二度/三度心脏传导阻滞：使房室结的传导减慢。

2. 预激综合征:由于延长了房室结的不应期,增加了通过旁路的顺性传导。

药物相互作用

1. 呋塞米、噻嗪类利尿剂:降低血 K^+ 水平、增加地高辛对心肌的作用和中毒的风险。

2. ACEI、螺内酯:使排泄减少。

3. 钙离子拮抗剂、胺碘酮:增加毒性。

副作用

危险(多数发生在中毒时)

1. 心律失常:心动过缓。

2. 传导:加重心脏传导阻滞。

常见

1. 恶心。

2. 腹泻和呕吐。

3. 食欲不振。

4. 视觉模糊/黄视。

药代动力学

半衰期

• 36~48 小时(肾功能正常时)。

代谢

• 肝脏代谢(16%)和肾脏排泄。

• 肝脏:p-糖蛋白。

• 肾脏:肾功能不全者和老年人应减少剂量。

给药途径

• 口服。

• 静脉注射。

初始剂量

• 急性室上性心动过速:500μg 口服,12 小时后重复。

• 紧急负荷量:2 小时内静脉注射 0.75~1mg。

• 房颤/房扑复律:125~250μg,PO OD。

• 心力衰竭:62.5~125μg,PO OD。

监测/设备

• 若为急性室上性心动过速需进行心电图和血压监测。

• 心电图中 ST 段压低可能提示中毒。

• 血药浓度:非常规要求;如果需要,用药后 6 小时采集血样。

30.5 阿托品

参见图 30.5。

药物分类

• 内源性生物碱。

药理作用

• 拮抗剂:阻断窦房结和房室结上的副交感神经胆碱能受体(M2)。

• 减少副交感神经的反应性:阻断迷走神经对窦房结和房室结的心率抑制。

• 正性变时反应:增加窦房结的兴奋性和房室结的传导性。

适应证

1. 心动过缓:窦房结或房室传导阻滞相关的心动过缓并伴有血流动力学/心脏的不稳定或最近发生的心脏停搏/暂停>3s。

2. 没有证据表明可用于心脏停搏。

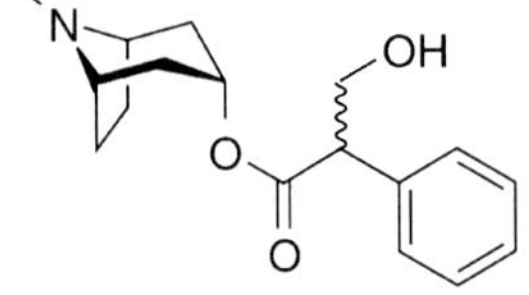

图 30.5 阿托品的化学结构式。

禁忌证

1. 重症肌无力：对乙酰胆碱受体的拮抗作用会加重症状。

2. 麻痹性肠梗阻：减少肠道的蠕动性。

3. 中毒性巨结肠：减少肠道的蠕动性，增加肠穿孔的风险。

4. 前列腺增生：增加尿潴留的风险。

药物相互作用

1. 抗毒蕈碱药物（如三环抗抑郁药）：增强抗毒蕈碱药物的副作用。

2. 甲氧氯普胺：阿托品会拮抗其对胃肠活动的作用。

3. 地高辛：增加地高辛的水平，机制不详。

副作用

危险

1. 突发神志不清/幻觉：尤其是在老年人中，阿托品可以通过血脑屏障。

2. 心脏过度兴奋：VF、VT、SVT。

常见

拮抗胆碱能的症状是主要的副作用：

1. 视力模糊。

2. 口干。

3. 尿潴留。

4. 心悸。

5. 便秘。

药代动力学

半衰期

• 2 小时。

代谢

• 肝脏（50%）：通过羟基化作用代谢。

• 肾脏（50%）：原形排出。

给药途径

• 静脉注射。

• 肌肉注射。

初始剂量

• 心动过缓：500μg 静脉注射，重复给药至最大剂量 3mg。

监测/设备

• 监测心电图和血压是必要的。

30.6 重要临床试验

重要试验 1

试验名称：CAST I 试验。

受试者：2300 名无临床症状或有轻微症状的室性心律失常患者，并伴有>6 天且<2 年的心肌梗死病史。

试验组：恩卡尼、氟卡尼、莫雷西嗪。

对照组：安慰剂。

结果：在 10 个月内，与安慰剂组 1.2%的死亡率相比，恩卡尼、氟卡尼组的死亡率是 4.5%。

入选原因：患有心肌梗死——扩展到有任何结构性心脏疾病的患者不应使用氟卡尼。

参考文献：The Cardiac Arrhythmia Suppression Trial (CAST). Preliminary Report：Effect of encainide and flecainide on mortality in a randomized trial of ar-rhythmia suppression after myocardial infarction. N Engl J Med. 1989；321 (6)，406－412. http://www.nejm.org/doi/full/10.1056/NEJM198908103210629.

重要试验 2

试验名称：DIG。

受试者：6800 名有明显症状的窦性心律

的心力衰竭(LVEF≤45%)患者。

试验组:地高辛+利尿剂和 ACEI。

对照组:安慰剂+利尿剂和 ACEI。

结果:平均随访 37 个月后发现,与安慰剂相比,地高辛对患者死亡率没有影响(34.8%地高辛,35.1%安慰剂),但是可以显著减少患者的住院率 (26.8%地高辛,34.7%安慰剂,P< 0.001)。

入选原因:这项试验结果表明地高辛可以缓解心力衰竭患者的症状。

参考文献: Digitalis Investigation Group.The effect of digoxin on mortality and morbidity in patients with heart failure. N Engl J Med. 1997;336 (8):525-533. http://www.nejm.org/doi/full/10.1056/NEJM199702 203360801.

(赵晟 赵楠楠 译)

第31章 β-受体阻滞剂

George Davies

31.1 概述

这类药物是针对存在于众多组织中的β肾上腺素能受体的竞争性拮抗剂(框31.1)。

框31.1 有临床意义的β肾上腺素能受体存在的部位

- 心肌
- 支气管平滑肌
- 血管平滑肌
- 肾小球肾素释放组织
- 交感神经元的突触前受体
- 肝脏

对心肌的影响

- 通过阻断β1肾上腺素受体,减少交感神经系统释放的儿茶酚胺的效应。
- β1受体:对心肌的刺激增加了心肌收缩的频率和力量:
1. 负性变时作用:β-受体阻滞剂减少了心肌收缩的频率,可以终止或预防心动过速。
2. 负性变力作用:β-受体阻滞剂减少了心肌收缩的力量,因此可以降低心肌耗氧量,可在缺血性心脏疾病中使用这些药物。

对平滑肌的影响

β2受体存在于血管平滑肌中,可以使血管舒张,因此β2受体阻滞可导致血管收缩:

1. 缺血性心脏病:减少心肌耗氧量的效果远远优于β-受体阻滞剂对冠状动脉的收缩作用。

2. 气道疾病:支气管平滑肌上的β2受体可以使气道放松、扩张,因此β-受体阻滞剂可以导致支气管痉挛(选择的β1受体拮抗剂也不能避免这种影响)。

高血压

β-受体阻滞剂也可用于治疗高血压。其作用是多方面的:

1. 减少心排血量:负性变时、变力作用。

2. 减少肾素的释放:作用于肾小球旁组织。

3. 减少儿茶酚胺的释放:作用于交感神经的突触前受体。

4. 阻断α1受体:一些药物(如卡维地洛)可以对血管平滑肌发挥作用,使血管舒张。

心力衰竭

β-受体阻滞剂被证明可降低心力衰竭的死亡率。

1. 机制:可能与β-受体阻滞剂使心绞痛和心肌梗死患者获益的机制相同。

2. 血流动力学不稳定:β-受体阻滞剂有负性肌力作用,所以不能用于急性心力衰竭。

肝脏

肝脏肾上腺激素受体的阻滞减少肝糖原

释放量。糖尿病患者服用 β–受体阻滞剂可能会延迟胰岛素调控的血糖的上升，可能会增加运动诱发的低血糖的风险。

31.2 非选择性

参见图 31.1。

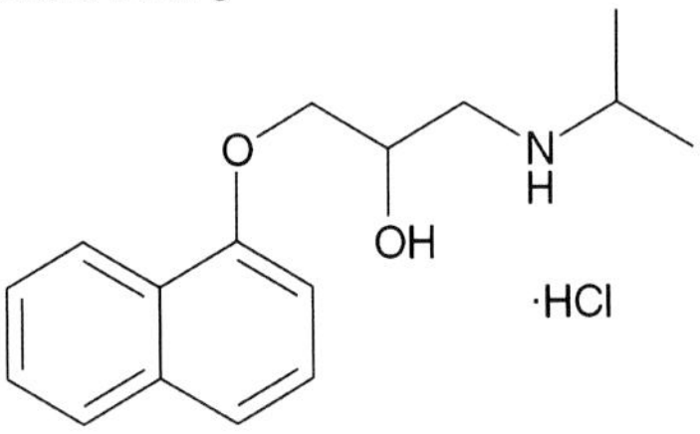

图 31.1 普萘洛尔的化学结构式。

常用药物

- 普萘洛尔。

药理作用

- 没有 β1/β2 受体选择性。

适应证(心脏)(框 31.2)

1. 高血压。
2. 门静脉高压。
3. 缺血性心肌病。
4. 心动过速(通常会有心悸表现)。

框 31.2 非选择性β–受体阻滞剂的心外适应证

- 焦虑
- 特发性震颤(家族遗传性震颤)
- 偏头痛

禁忌证

1. 哮喘/支气管炎。
2. 严重的周围血管疾病。
3. 心动过缓/病态窦房结综合征。

4. 二度/三度心脏传导阻滞。
5. 心源性休克/低血压。
6. 急性心力衰竭。

注意事项

1. COPD。
2. 一度心脏传导阻滞。
3. 糖尿病。

药物相互作用

1. 钙离子通道阻滞剂类：加重心动过缓和心脏传导阻滞发生的风险（特别是维拉帕米和地尔硫䓬）。
2. 抗心律失常药：增加心动过缓和房室传导阻滞的风险。

副作用

危险

1. 心动过缓。
2. 低血压。
3. 支气管痉挛。

常见

1. 周围血管收缩。
2. 疲劳。
3. 抑郁。
4. 睡眠障碍。
5. 雷诺现象。

药代动力学

半衰期

- 4~6 小时。

代谢

- 主要经肝脏代谢:CYP2D6、CYP1A2。
- 肾脏排泄。

给药途径

- 口服。

- 静脉注射。

初始剂量

- 高血压：40mg PO BD（最大剂量 240mg BD）。
- 门静脉高压：10mg PO TDS——滴定心率（最大剂量 60mg QDS）。
- 缺血性心脏病：40mg PO BD（最大剂量 80mg QDS）。
- 心律失常：
  - 10mg PO TDS（最大剂量 30mg QDS）。
  - 每分钟静脉推注 1mg，间隔 2 分钟重复一次，最多 5mg。
- 焦虑：40mg PO OD。
- 偏头痛：20mg PO QDS（最大剂量 60mg QDS）。
- 特发性震颤：40mg PO BD（最大剂量 80mg QDS）。

31.3　心脏选择性

参见图 31.2。

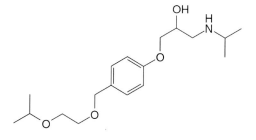

图 31.2　比索洛尔的化学结构式。

常用药物

- 比索洛尔。
- 阿替洛尔。
- 美托洛尔（框 31.3）。

药理作用

- 相对选择性 β1>β2。

适应证

1. 高血压。
2. 缺血性心脏病。
3. 心律失常（SVT 的治疗和预防，尤其是 AF）。
4. 心力衰竭（应用比索洛尔和美托洛尔显示可获益）。

框 31.3　美托洛尔的适应证
- 美托洛尔静脉注射主要用于急性 SVT
- 短效 β-受体阻滞剂可用于终止 SVT
- 致心动过缓和支气管痉挛的作用最弱

禁忌证

同普萘洛尔。

注意事项

- 牛皮癣：比索洛尔可使其风险增加。
- 其他同普萘洛尔。

药物相互作用

同普萘洛尔。

副作用

同普萘洛尔。

药代动力学

半衰期
- 美托洛尔：3~7 小时。
- 比索洛尔：10~12 小时。

代谢

- 肝:主要通过 CYP2D6。
- 排泄:粪便(50%)、尿(50%)。

给药途径

- 口服。
- 静脉注射(仅美托洛尔适用)。

初始剂量

口服剂量

- 治疗高血压、心绞痛及心力衰竭,从小剂量开始逐渐加量。
- 比索洛尔:1.25mg PO OD(口服剂量不超过 10mg;对高血压、心绞痛患者剂量为 5~20mg OD)。
- 阿替洛尔:25mg PO OD (最大剂量为 100mg PO OD)。
- 美托洛尔:50mg PO OD (最大剂量为 100mg PO TDS)。

终止心律失常

- 比索洛尔:5mg PO(必要时重复,最大剂量通常不超过 10mg)。
- 阿替洛尔:50~100mg PO。
- 美托洛尔:2~5mg 静脉输注,速度为 1~2mg/min(必要时可重复给药,最大剂量不超过 10~15mg)。

31.4 重要临床试验

重要试验 1

试验名称:ISIS-1。
受试者:16 000 名 12 小时内出现症状的疑似心肌梗死患者。

试验组:阿替洛尔 5~10mg 立即静脉注射,同时 100mg/d 口服,每天一次,持续 7 天。

对照组:同样的药物治疗方法,但不使用 β-受体阻滞剂。

结果:经过 1 周的治疗及 1 年的干预,血管性原因的死亡率明显降低。最初 24 小时内获益最大。

入选原因:在急性心肌梗死患者中应用 β-受体阻滞剂可以显著获益。

参考文献:ISIS-1 (First International Study of Infarct Survival)Collaborative Group. Randomised trial of intravenous atenolol among 16027 cases of suspected acute myocardial infarction:ISIS-1. Lancet. 1986,328(8498):57–66. http://www.thelancet.com/journals/lancet/article/PIIS0140–6736(86)916077/abstract.

重要试验 2

试验名称:CIBIS-II。

受试者:2600 名 NYHA III 级或 IV 级且 LVEF≤35%, 并且接受利尿剂及 ACEI 标准治疗的患者。

试验组:比索洛尔 1.25mg OD 并逐渐增加到 10mg。

对照组:安慰剂。

结果:相较于安慰剂组,试验组死亡率显著下降(11.8%比 17.3%)。在试验组,猝死率也明显降低。

入选原因:心力衰竭患者应用比索洛尔可有显著的生存获益。

参考文献:CIBIS-II Investigators and Committees. The Cardiac Insuffciency Bisoprolol Study II(CIBIS-II):a randomised trial. Lancet.1999;353 (9486):9 –13. http://www.thelancet.com/journals/lancet/article/PIIS0140–6736(98)11181–9/fulltext.

(赵楠楠 译)

第32章 钙离子通道阻滞剂

George Davies

32.1 概述

- 电压门控钙离子通道：此类药物均通过结合 L 型钙离子通道起效。
- 开放状态：当钙离子通道处于去极化状态(如开放状态)时,药物结合力更强。
- 选择性：药物主要选择性作用于心肌或平滑肌细胞。
- 阻滞:减少钙离子内流入细胞。
- 药物三大分类:
  - a.二氢吡啶类:硝苯地平、氨氯地平。
  - b.苯烷胺类:维拉帕米。
  - c.苯二氮䓬类:地尔硫䓬。
- 内向钙离子流：是窦房结和房室结中动作电位产生的关键。

- 去极化：钙离子流阻滞降低房室结去极化的速率。
- 负性肌力作用：去极化时钙离子内流减少,降低心肌收缩力和减少其自发去极化。
- 后负荷:平滑肌松弛,冠状动脉和全身血管扩张,降低后负荷。
- 反射性心动过速：对某些药物导致的血管扩张和血压降低的反应性结果。

32.2 心脏选择性

参见图 32.1。

常用药物

- 地尔硫䓬。
- 维拉帕米。

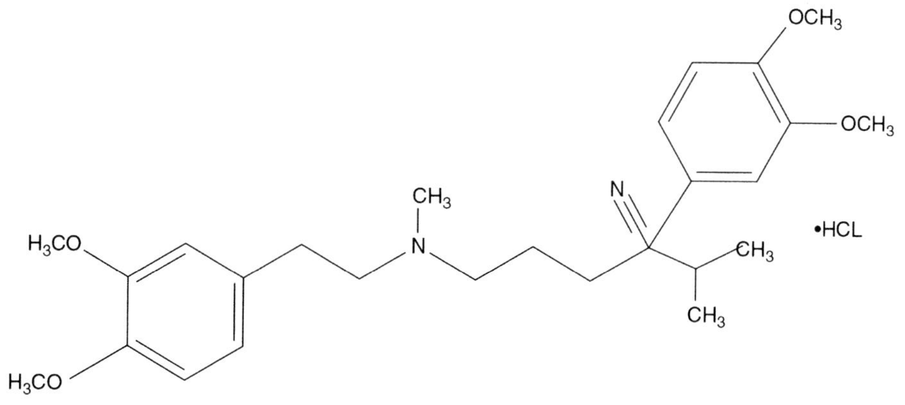

图 32.1 维拉帕米的化学结构式。

药理作用

- L 型钙离子通道在心肌细胞中的作用大于平滑肌中的作用。
- 维拉帕米具有更好的心肌选择性,对房室结的作用更强(变时效应减小)。

适应证

1. 心律失常:预防室上性心动过速,最常用维拉帕米。
2. 心绞痛:地尔硫䓬。
3. 高血压:地尔硫䓬。

禁忌证

1. 心力衰竭:负性肌力作用。
2. 低血压:加重。
3. 心动过缓:加重。
4. 二度心脏传导阻滞:导致完全性房室传导阻滞。
5. 三度心脏传导阻滞:减少(完全性心脏传导阻滞所需的)心室肌异常去极化。
6. 房室旁路合并房扑、房颤:加速旁路前向传导的风险,可诱发室颤。
7. 急性卟啉症:有诱发急性血卟啉症的报道。

注意事项

1. 急性心肌梗死后。
2. 一度心脏传导阻滞。
3. 主动脉瓣狭窄。
4. 肥厚型梗阻性心肌病。

药物相互作用(选择性)

1. β-受体阻滞剂:与 β-受体阻滞剂联合使用,可能增加心脏停搏、完全性心脏传导阻滞、严重心动过缓、心力衰竭的风险。
2. 丹曲林:联合使用有室颤的风险,为绝对禁忌证。
3. CYP3A4 诱导剂:(如卡马西平、苯妥英钠)可降低维拉帕米的作用。
4. 地高辛:通过减少肾脏清除率增加地高辛的血药浓度。
5. 他汀类药物:维拉帕米可以增加他汀类药物所导致肌病的风险。

副作用

危险

1. 传导阻滞。
2. 心律失常。
3. 低血压。
4. 肝脏毒性(地尔硫䓬)。

常见

1. 头痛。
2. 牙龈增生。
3. 面色潮红。
4. 外周水肿。
5. 反射性心动过速。
6. 皮疹(维拉帕米)。
7. 便秘(维拉帕米)。
8. 疲劳。

药代动力学

半衰期

- 地尔硫䓬:3~4.5 小时(缓释剂型:4~10 小时)。
- 维拉帕米:3~7 小时。

代谢

- 主要经肝脏代谢:CYP3A4。

给药途径

- 口服。
- 静脉注射。

初始剂量

地尔硫䓬

- 心肌缺血：60mg TDS PO（最大剂量每日 360mg）。
- 高血压：180mg OD/OB PO（最大剂量 480mg）可使用缓释剂型。

维拉帕米

- 心肌缺血/高血压：80mg TDS PO（最大剂量 160mg TDS）。
- 慢性心律失常：40mg TDS PO（最大剂量 120mg TDS）。
- 急性心律失常：静脉注射 5~10mg 超过 2~3 分钟，需监测心电图变化，必要时 5~10 分钟后再次给予 5mg。

32.3 主要作用于血管平滑肌中的药物

参见图 32.2。

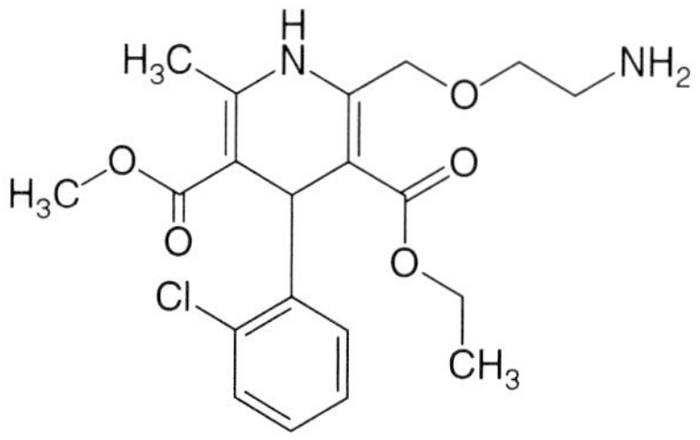

图 32.2　氨氯地平的化学结构式。

常用药物

- 氨氯地平。
- 非洛地平。
- 硝苯地平。

药理作用

- 是长效的二氢吡啶类钙离子通道阻滞剂。

- 主要作用于血管平滑肌细胞 L 型钙离子通道。
- 非洛地平与氨氯地平相似，但负性肌力作用更小。
- 硝苯地平是短效药物，易引起反射性心动过速；但可以制成长效制剂（框 32.1）。

框 32.1　硝苯地平

- 硝苯地平是短效药物，也是上述三种药物中最早合成的药物
- 可以引起反射性交感神经兴奋，产生心动过速、心肌收缩力增强
- 因此，硝苯地平易引起血压控制不稳及加重心肌缺血
- 将硝苯地平制成控释剂型可以避免这些影响

适应证

1. 心绞痛。
2. 高血压。

禁忌证

1. 心源性休克：具有负性肌力作用和引起低血压。
2. 急性冠脉综合征：低血压引起。
3. 严重的主动脉瓣狭窄：有引起低血压的风险。

注意事项

1. 急性卟啉症：曾有报道认为该类药物诱发急性卟啉症发作。
2. 慢性肝脏疾病：该类药物主要经肝脏代谢。

药物相互作用

1. 少于其他类型药物，氨氯地平可增加

茶碱的血药浓度。

2. 代谢受到酶抑制剂和诱导剂的影响。

副作用

危险

1. 低血压。

2. 加重心力衰竭。

3. 加重心肌缺血。

常见

1. 踝部水肿(尤其是氨氯地平,与血管性水肿相关)。

2. 头痛。

3. 面色潮红。

4. 头晕(尤其是硝苯地平)。

药代动力学

半衰期

- 氨氯地平:30~50 小时。
- 非洛地平:10~15 小时。
- 硝苯地平:2~5 小时。

代谢

- 主要经肝脏代谢:CYP3A4。

给药途径

- 口服。

初始剂量

氨氯地平

- 高血压 5mg OD PO(最大剂量 10mg OD)。

非洛地平

- 高血压 5mg OD PO (最大剂量 20mg OD)。

硝苯地平(框 32.2)

- 高血压 30mg OD PO 控释剂型 (最大剂量 90mg OD)。

- 心肌缺血 30mg OD PO 控释剂型 (最大剂量 120mg OD)。

> **框 32.2 硝苯地平剂量**
> - 由于半衰期短,治疗高血压、心肌缺血多使用长效制剂
> - 普通剂型仅用在需快速降低血压时(如蛛网膜下腔出血、主动脉夹层)
> - 不同的长效制剂可能有不同剂量,如有疑问,需查阅具体说明书

32.4 重要临床试验

重要试验 1

试验名称:VALUE。

受试者:12 570 名患有心血管疾病或具备 3 个及以上心血管疾病危险因素的患者(如男性、>50 岁、糖尿病、吸烟等)。

试验组:氨氯地平 5mg,每日一次(1 个月后 10mg,每日一次)。

对照组:缬沙坦 80mg,每日一次(1 个月后 160mg,每日一次)。

结果:在第 1 个月中,氨氯地平组血压控制优于缬沙坦组,两组间心血管疾病发病率无显著差异。

入选原因:氨氯地平在血压控制方面优于缬沙坦,与 ACEI 相比在降低心血管疾病发病率方面具有等效性。然而,该试验没有设置对照组进行比较。

参考文献:Julius S, et al. Outcomes in hypertensive patients at high cardiovascular risk treated with regimens based on valsartan or amlodipine: the VALUE randomised trial.Lancet. 2004; 363(9426):2022-2031. http://www.thelancet.com/journals/lancet/article/PIISO140-6736(04)16451-9/fultext.

重要试验 2

试验名称:PREVENT。

受试者：共纳入了825名经冠状动脉造影证实存在冠状动脉疾病的患者。

试验组：氨氯地平。

对照组：安慰剂。

结果：两组间在病变进展、主要心血管事件风险方面没有差异。氨氯地平组显著减少因非致死性心绞痛和充血性心力衰竭导致的住院率，同时，氨氯地平组的血管重建率也较对照组明显减少。

入选原因：在缺血性心肌病患者中，氨氯地平可以显著减少不稳定心绞痛的发生，提示其可以控制心肌缺血症状。

参考文献：Pitt B, et al. Effect of amlodipine on the progression of atherosclerosis and the occurrence of clinical events. Circulation.2000;102(13)：1503–1510. 11004140. http://www.ncbi.nlm.nih.gov/pubmed/11004140.

（岳语喃　译）

第 **33** 章　硝酸酯类药物

George Davies

33.1 概述

- 硝酸酯类药物可以在血管内皮细胞中转化为一氧化氮(NO)。
- NO 是一种内源性信号分子,可以引起局部血管平滑肌松弛。
- NO 在生理性维持组织血流灌注及在病理状态(如感染性休克)等方面均具有重要作用。
- NO 的激活和释放主要由流体剪切力及其他信号分子(如乙酰胆碱、缓激肽、P 物质)所诱导。
- NO 主要由内皮细胞产生,释放至平滑肌细胞,激活鸟苷酸环化酶。
- 鸟苷酸环化酶的激活增加了环鸟苷酸(cyclic-GMP)的生成。
- cyclic-GMP 可激活蛋白酶 G,最终引起收缩丝去磷酸化和失活、细胞内钙离子减少。
- 最终引起血管平滑肌舒张。

33.2 口服硝酸酯类

参见图 33.1。

常用药物

- 硝酸甘油(GTN)。
- 单硝酸异山梨酯(ISMN)。

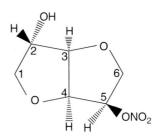

图 33.1　单硝酸异山梨酯的化学结构式。

药理作用

- NO 系统性增加可引起血管舒张。
- 心绞痛时,由于管腔狭窄使冠状动脉血流受限。下游小动脉内源性扩张无法满足狭窄或需氧量。
- 硝酸酯类可以扩张冠状动脉,改善冠状动脉痉挛,增加冠状动脉血流。
- 侧支循环的扩张可能是作用机制的核心,因为缺血区域的血管已经扩张至最大程度。
- 全身动脉扩张可降低系统性阻力、减少后负荷及需氧量。

适应证

1. 稳定型心绞痛。
2. 急性冠脉综合征。

禁忌证

1. 低血压。

2. 重度贫血。

3. 闭角型青光眼。

注意事项

主要加重低血压发生的风险：

1. 低血容量症。

2. 严重主动脉瓣、二尖瓣狭窄。

3. 缩窄性心包炎。

4. 心脏压塞。

5. 肥厚型梗阻性心肌病。

6. 颅内压升高时(灌注有赖于血压升高)。

药物相互作用

• 与磷酸二酯酶抑制剂(如西地那非)合用可引起显著低血压。

副作用

危险(框 33.1)

1. 低血压。

2. 撤药反应。

框 33.1　硝酸酯类撤药反应

• 长时间治疗后停药过快

• 症状：

　a. 头痛

　b. 高血压

　c. 心绞痛发作

常见

1. 头痛。

2. 头晕。

3. 面色潮红。

药代动力学

半衰期

• GTN:1~4 分钟。

• ISMN:4~6 小时。

代谢

• 主要经肝代谢。

给药途径

• 口服。

初始剂量(框 33.2)

• GTN:两喷或两片,必要时舌下含服。

• ISMN:标准起始剂量 30mg BD PO(最大剂量 40mg BD)。

框 33.2　硝酸酯类耐药性

• 使用长效制剂(单硝酸异山梨酯,缓释硝酸甘油贴剂,持续静脉注射)

• 一日两次给药需间隔 8 小时

• 保证无药期

33.3　静脉用硝酸酯类药物

参见图 33.2。

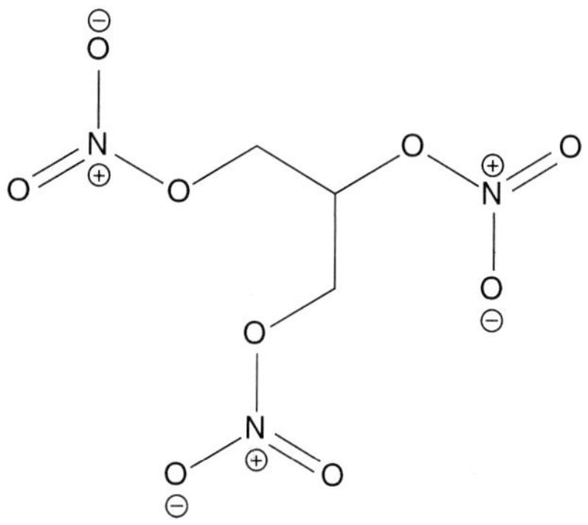

图 33.2　硝酸甘油的化学结构式。

常用药物

• 硝酸甘油针剂。

药理作用

- 如33.2节所述,硝酸酯类可增加冠状动脉血流氧合。
- 肺水肿时,硝酸酯类药物可降低前、后负荷。
- 急性肺水肿时,心脏的静脉回心血流(前负荷)及心脏射血阻力(后负荷)均有所增加。
- 前后负荷的减少可减轻心脏做功及肺水肿。
- 这两种效应共同使硝酸酯类药物非常有效,但同时也可导致低血压。

适应证

1. 急性冠脉综合征与持续胸痛。
2. 急性心力衰竭。

禁忌证

同口服硝酸酯类。

药物相互作用

同口服硝酸酯类。

副作用

相对于口服制剂,耐药性和撤药反应更为常见。

药代动力学

半衰期

- 1~4分钟。

代谢

- 主要经肝代谢。

初始剂量

- 大多数情况下,将50mg硝酸甘油配制成50mL液体静脉输注。

- 初始速度0.5~1.0mL/h。
- 液体速度根据临床反应及血压(保持收缩压>90mmHg)进行调整(达10mL/h)。

33.4　重要临床试验

重要试验1

试验名称:GISSI-3。

受试者:19 394名24小时内发生急性心肌梗死并收住CCU的患者。

试验组:给予赖诺普利(起始5mg后加至10mg,每日一次)或硝酸甘油(静脉输注24小时后给予10mg硝酸甘油贴剂,每日一次)或两者同时给予。

对照组:除上述药物之外的标准化治疗。

结果:单独或联合使用赖诺普利组患者总死亡率明显下降,单独使用硝酸甘油组未观察到预后明显改善。

入选原因:支持ACEI类药物在ACS标准化治疗中作用。尽管硝酸甘油可以改善症状,但并不改善预后。

参考文献:GISSI group. GISSI-3:effects of lisinopril and transdermal glyceryl trinitrate singly and together on 6-week mortality and ventricular function after acute myocardial infarction. Lancet. 1994;343(8906):1115-1122. http://www.ncbi.nlm.nhi.gov/pubmed/7910229.

重要试验2

受试者:110名严重肺水肿且$SaO_2<90\%$的患者。

试验组:硝酸异山梨酯静脉推注3mg,每5分钟一次+吸氧10L/min,呋塞米40mg静脉注射,吗啡3mg静脉注射。

对照组:呋塞米80mg静脉推注,每15分钟一次+硝酸异山梨酯1mg/h,每10分钟增加1mg/h+吸氧10L/min,吗啡3mg静脉注射。

结果:静脉推注硝酸异山梨酯可明显减

少受试人群机械通气辅助呼吸的发生率
(13%比 40%,*P*=0.04),减少心肌梗死的发生
(17%比 37%,*P*=0.047)。

入选原因:一项关于硝酸酯类联合呋塞
米在急性肺水肿作用的小型随机试验发现,
静脉推注硝酸酯类联合小剂量呋塞米优于持
续输注硝酸酯类。

参考文献:Cotter G , et al. Randomized trial of high-dose isosorbide dinitrate plus low-dose furosemide versus high-dose furosemide plus low-dose isosorbide dinitrate in severe pulmonary oedema. Lancet. 1998;351 (9100):389 –393. http://www.ncbi.nlm.nil.gov/pubmed/ 9482291.

(岳语喃 译)

第 **34** 章　针对血管紧张素轴的药物

George Davies

34.1　概述

- 肾素–血管紧张素轴:主要作用是维持循环血容量及钠平衡。
- 肾素:肾素的分泌受多种因素的影响,如肾灌注压、肾小球滤过率以及其他调节系统(如交感神经系统)等。
- 血管紧张素 I(A I):由肾素产生,不受其他器官的影响。
- 血管紧张素转化酶(ACE):血管紧张素酶主要存在于血管内皮细胞中(尤其是肺组织中),AngI 在 ACE 的作用下,其 C–末端水解切去两个氨基酸残基,生成血管紧张素 II。
- 血管紧张素 II(A II):作用于 AT1 受体可引起血管收缩,去甲肾上腺素释放增加,促进肾脏对钠离子重吸收及肾皮质分泌醛固酮。
- 醛固酮:使肾脏重吸收钠离子和水增加。
- 关键作用:肾素–血管紧张素–醛固酮轴的作用主要是维持循环血容量、保持钠离子和水平衡,故而在高血压、心力衰竭发病机制中发挥重要作用。

34.2　血管紧张素转化酶抑制剂(ACEI)

参见图 34.1。

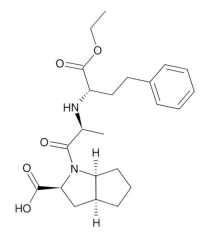

图 34.1　雷米普利的结构。

常用药物

- 卡托普利。
- 赖诺普利。
- 雷米普利。

药理作用

- 竞争性抑制剂:ACEI 阻断酶与血管紧张素 I 结合,从而抑制其转换。
- 血管舒张:通过减少血管紧张素 II 的生成,并作用于小动脉降低外周血管阻力(降低后负荷,增加心排血量)。
- 醛固酮:血管紧张素 II 减少使得醛固酮生成减少,水、钠离子重吸收减少。
- 这种作用在高血压患者中明显,尤其对于存在高肾素状态(如使用利尿剂)的患者。

• 缓激肽:ACE 可以催化缓激肽降解;干咳是 ACEI 类药物常见的副作用,源于缓激肽的升高。

适应证

1. 高血压。
2. 心力衰竭。
3. 心肌梗死后心脏保护。

禁忌证

1. 双侧肾动脉狭窄:可引起肾前性肾衰竭,使出球小动脉收缩。
2. 急性肾衰竭:肾血流减少,可加重急性肾衰竭。
3. 高钾血症:ACEI 可加重高钾血症。
4. 妊娠:增加出生缺陷的风险。
5. 哺乳期女性:可引起新生儿低血压。

注意事项

1. 重度主动脉瓣狭窄。
2. 跌倒风险高或存在直立性低血压的患者。
3. 慢性肾脏病:增加高钾血症的风险。

药物相互作用

1. NSAID:前列环素扩张入球小动脉,因协同作用降低 GFR。
2. 其他可引起血钾升高的药物（如保钾利尿剂、补钾药物）。
3. 其他血管紧张素药物（如血管紧张素受体拮抗剂）。
4. 锂剂:增加锂剂中毒风险。

副作用

危险

1. 肾衰竭。
2. 高钾血症。

3. 低血压(首剂效应)。
4. 过敏反应/血管性水肿。

常见

1. 干咳。
2. 光过敏。
3. 咽喉炎/鼻窦炎。

药代动力学

• 主要经肾脏排出：心力衰竭时排出时间延长,肌酐清除率<20mL/min 时明显延长。

半衰期

• 卡托普利:1.9 小时。
• 赖诺普利:12 小时。
• 雷米普利:13~17 小时。

代谢

• 代谢:肝脏(50%)。
• 排泄:肾脏(50%~60%)。

初始剂量

卡托普利

• 高血压:12.5mg BD PO（最大 50mg BD）。
• 心力衰竭:6.25mg BD （最大 50mg TDS）。

赖诺普利

• 心脏保护/心力衰竭:2.5mg OD PO(最大 20mg OD)。
• 高血压:10mg OD PO （最大 20mg OD）。

雷米普利

• 全部:1.25mg OD PO(最大 10mg OD)。

监测

• 在基线和 1 周后检测肾功能和电解质:肌酐增加≤50%、K$^+$<5.5mmol/L 是可接受的。

34.3 血管紧张素受体拮抗剂

参见图 34.2。

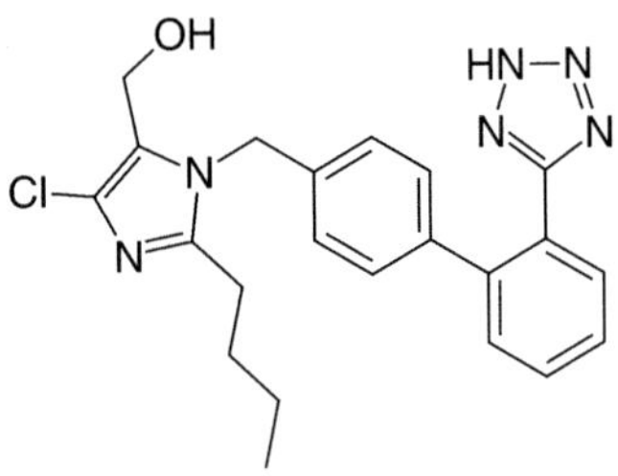

图 34.2　氯沙坦的结构。

常用药物

- 氯沙坦。
- 厄贝沙坦。

药理作用

- 阻断 AT1 受体，对血管收缩和体液调节具有与 ACEI 相同的作用。
- AT1 拮抗剂不增加缓激肽水平，因此具有更好的耐受性。

适应证

1. 高血压。
2. 心力衰竭。
3. 心肌梗死后心脏保护。

禁忌证

和 ACEI 一样。

注意事项

与 ACEI 一样。

药物相互作用

和 ACEI 一样。

副作用

危险

1. 肾衰竭。
2. 高钾血症。
3. 低血压(特别是首剂应用)。
4. 超敏反应/血管性水肿。

常见

1. 光敏性。
2. 咽炎/鼻窦炎。

药代动力学

半衰期

- 氯沙坦:1.5~2 小时。
- 厄贝沙坦:11~15 小时。

代谢

- 主要经肝 P450 酶 CYP2C9 代谢。
- 肾和肝功能不全时剂量应减少。

初始剂量

氯沙坦

- 25mg PO OD(最大剂量 100mg)。

厄贝沙坦

- 150mg PO OD(最大剂量 300mg)。

监测

- 在基线和 1 周后检测肾功能和电解质:肌酐增加≤50%,K$^+$<5.5mmol/L 是可接受的。

（岳语喃　王汝朋　译）

第 **35** 章 利尿剂

George Davies

35.1 髓袢利尿剂

参见图 35.1。

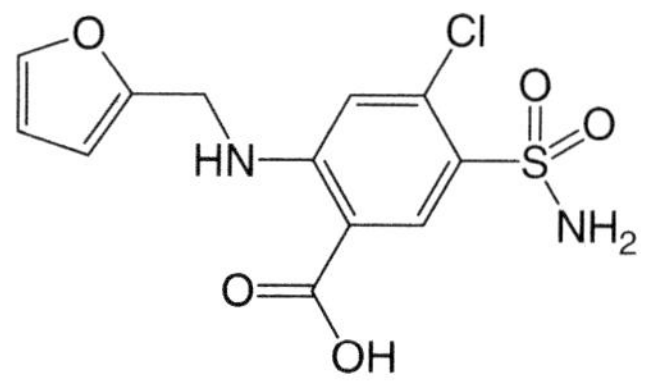

图 35.1 呋塞米的结构。

常用药物

- 呋塞米。
- 布美他尼。

药理作用

- $Na^+/K^+/2Cl^-$:袢利尿剂结合在髓袢升支粗段的 $Na^+/K^+/2Cl^-$ 共转运蛋白的氯位点。
- 渗透压梯度:由于抑制溶质吸收,从而减少水的重吸收,使得肾小球滤液和肾实质间的渗透压差减少。
- 排钠:阻止 K^+ 和 Na^+ 的重吸收,排 K^+ 和 Na^+。
- 扩张血管:静脉注射呋塞米的副作用,血管扩张作用出现在发挥利尿作用之前,其作用机制尚未明确。它可能通过作用于血管紧张素、交感神经和前列腺素信号级联反应发挥作用。

- 减少负荷:通过利尿和血管扩张的整体效果降低心脏负荷,从而减少循环血量、前负荷和后负荷。

适应证

1. 心力衰竭(急性和慢性)。
2. 高血压。

禁忌证

1. 严重低血压。
2. 低钾血症。
3. 低钠血症。
4. 无尿性肾衰竭。
5. 肝硬化。

注意事项

1. 有肾损害风险的人。
2. 有低血压风险的人,特别是体位性和老年人。

药物相互作用

1. 地高辛、索他洛尔和氟卡尼:造成 K^+ 和 Mg^{2+} 的紊乱,增加毒性。
2. 庆大霉素、锂剂:增加毒性。
3. 降血糖药:降低口服降血糖药的作用。
4. 任何降低 GFR 的药物:与呋塞米联用具有更多的毒性反应(例如 ACEI、NSAID)。

副作用

危险

1. 低血压。
2. 低钾血症。
3. 低钠血症。
4. 低镁血症。

常见

1. 低血钙。
2. 痛风(增加尿酸盐)。
3. 碱中毒(增加远端小管的 H^+ 丢失)。
4. 耳鸣(剂量相关,可恢复)。

药代动力学

注意由于肠灌注不良和肠系膜水肿 (呋塞米>布美他尼),GI 吸收在 CCF 中受损。

半衰期

• 呋塞米:30~120 分钟(肾功能正常),9 小时(重度 CKD)。

• 布美他尼:1~1.5 小时。

代谢

• 结合:肝脏(10%呋塞米,布美他尼有限)。

• 排泄:尿液 (50%呋塞米,80%布美他尼)。

给药途径

• 口服。
• 静脉注射。

初始剂量

呋塞米

• 急性肺水肿:40~120mg 静脉缓慢推注。输液 120~240mg/24 小时(初始血管舒张效应低)。

• 心力衰竭,高血压:40mg OD PO(最大 80mg BD,中午服用第二次)。

布美他尼

• 心力衰竭,高血压:1mg OD PO(最大 2mg BD,中午服用第二次)。

35.2 噻嗪类和类噻嗪类化合物

参见图 35.2。

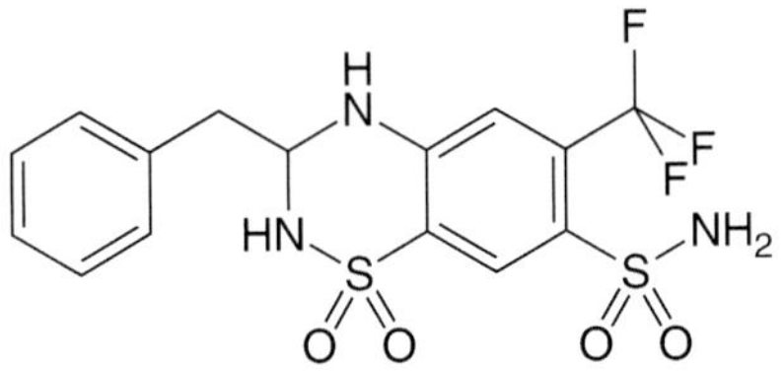

图 35.2　苄氟噻嗪的结构。

常用药物

• 苄氟噻嗪(噻嗪类)。
• 吲达帕胺(噻嗪类)。
• 美托拉宗(噻嗪类)。

药理作用

• Na^+/Cl^- 协同转运体:噻嗪类利尿剂通过这种协同转运体在远端曲小管中起作用。

• 氯结合位点:结合到这个位点防止钠和氯的再吸收。

• 循环血容量:由于盐和水的排出,减少循环血容量。

• 电解质丢失:对远端肾小管的干扰作用也会导致 K^+ 和 Mg^{2+} 的丢失。

• 噻嗪类利尿剂:也通过相同的共转运蛋白起作用,但在结构上与噻嗪类显著不同,较少引发电解质紊乱。

• 肾素-血管紧张素轴:由于反射性地引起血管紧张素Ⅱ水平增加,使得其减少循环血容量的作用降低,同时总外周阻力有所增加。

• 额外作用:尚不明确;有一定程度的血

管舒张和升高血糖的作用。

适应证

1. 充血性心力衰竭。
2. 高血压。

禁忌证

1. 低钾血症。
2. 低钠血症。
3. Addision 病：会增加电解质紊乱。
4. 严重肝病。
5. 如果 GFR <30mL/(min·1.73m²)，则无效。

注意事项

1. 痛风：增加尿酸水平。
2. 糖尿病：葡萄糖耐量增加。
3. 高钙血症：增加紊乱。
4. 轻度/中度肝病：与袢利尿剂联合使用，具有导致肝病的协同效应。

药物相互作用

1. 地高辛、锂剂、胺碘酮、氟卡尼、索他洛尔：低钾血症引起的毒性增加。
2. 别嘌呤醇：增加超敏反应。
3. 降糖药：降低口服降血糖药的作用。
4. 与其他抗高血压药（特别是袢利尿剂）联合使用时，具有造成低血压/肾毒性的协同作用。

副作用

危险

1. 低血压。
2. 低钠血症。
3. 低钾血症。
4. 低镁血症。

5. 血液学：粒细胞缺乏症，白细胞减少，血小板减少症。
6. 胰腺炎。

常见

1. GI 不适。
2. 高尿酸血症：与尿酸竞争排泄。
3. 高血糖。
4. 勃起功能障碍（可逆）。
5. 脂质代谢紊乱。

药代动力学

半衰期

- 苄氟噻嗪：3~3.9 小时。
- 吲达帕胺：14~25 小时。
- 美托拉宗：20 小时。

代谢

- 代谢：吲达帕胺广泛代谢（CYP3A4）。
- 排泄：苄氟噻嗪和美托拉宗主要经肾排泄。

给药途径

- 口服。

初始剂量

苄氟噻嗪

- 心力衰竭：5~10mg OD PO。
- 高血压：2.5mg OD PO。

吲达帕胺

- 全部：2.5mg OD PO。

美托拉宗

- 全部：5mg OD PO（最大 20mg OD）。

35.3 保钾利尿剂

参见图 35.3。

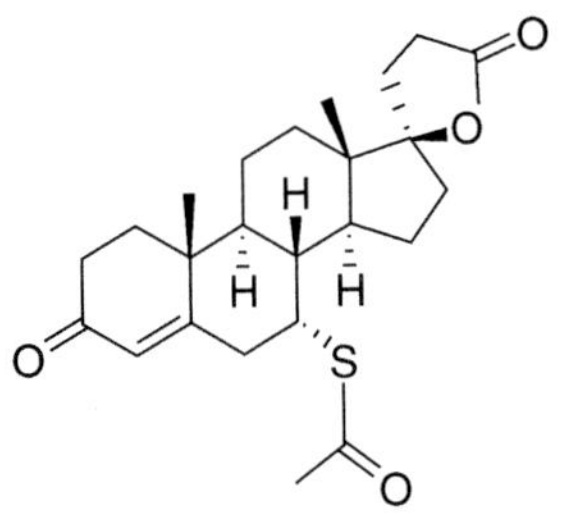

图 35.3 螺内酯的结构。

常用药物

- 螺内酯。
- 依普利酮。
- 阿米洛利。

药理作用

- 与其他利尿剂作用不同，不引起低钾血症。
- 远端小管：远端小管钠重吸收依赖于 Na^+/K^+ ATP 酶的活化。
- 醛固酮：引起转录水平变化，增加 Na^+ 重吸收（Na/K^+ ATP 酶和线粒体上调，腔管钠通道蛋白上调）。
- 阻滞：对肾素–血管紧张素–醛固酮轴的阻滞引起 Na^+ 的排出（从而减少水和循环容量）和 K^+ 的潴留。
- 阿米洛利：阻断远端肾单位管腔表面细胞上的 Na^+ 通道。
- 螺内酯/依普利酮：拮抗远端肾单位上皮细胞内醛固酮受体。
- 治疗高血压作用弱：与其他利尿剂相比，此类药物治疗高血压作用弱。
- 改善生存率：螺内酯/依普利酮可改善心力衰竭患者的生存预后。

适应证

1. 心力衰竭：螺内酯/依普利酮。

2. 高血压：原发性和继发性。
3. 保钾制剂：当与其他利尿剂一起使用时。

禁忌证

1. 高钾血症。
2. 高钾血症的风险（例如 CKD、ACEI）。
3. Addison 病。
4. 严重低血压。

注意事项

1. 易患低血压且有跌倒风险的个人。
2. 肝硬化：螺内酯可导致代谢性酸中毒。

药物相互作用

1. 利尿剂：协同效应。
2. 锂剂：增加毒性风险。
3. 环孢菌素和他克莫司：增加高钾血症的风险。
4. 酶抑制剂：螺内酯/依普利酮致高钾血症风险增加。
5. 补钾药物：由于高钾血症的风险，不应联合使用。

副作用

危险

1. 高钾血症。
2. 低钠血症。
3. 代谢性酸中毒：螺内酯+肝硬化。

常见

1. 男性乳房发育症（对性类固醇激素受体远期的影响——依普利酮较少出现）。
2. 低血压。
3. 腹痛。

药代动力学

半衰期

- 螺内酯：1.4 小时。

- 依普利酮:3.5~6 小时。
- 阿米洛利:6~9 小时。

代谢

- 代谢:肝(螺内酯/依普利酮)。
- 排泄:阿米洛利在体内不代谢,只排泄 50%尿,50%粪便。

初始剂量

螺内酯

- 心力衰竭:25mg OD PO(最大剂量 50mg OD)。
- 高血压:100mg OD PO(最大剂量 400mg OD PO)。

依普利酮

- 全部:25mg OD PO(最大剂量 50mg OD)。

阿米洛利

- 全部:10mg OD PO(最大剂量 20mg OD)。

35.4 重要临床试验

重要试验

试验名称:RALES。

受试者:1663 名 NYHA 分级≥3 的患者接受 ACEI 和袢利尿剂。

试验组:螺内酯 25mg OD,可选择在 8 周后增加至 50mg。

对照组:安慰剂。

结果:螺内酯组全因死亡率和住院率显著降低(两者均为 $P<0.001$)。

入选原因：螺内酯对心力衰竭的预后获益的主要证据。强调肾素–血管紧张素–醛固酮在心力衰竭发病机制中的作用。

参考文献:Pitt B, et al. The effect of spironolactone on morbidity and mortality in patients with severe heart failure. Randomized Aldactone Evaluation Study Investigators. N Engl J Med.1999;341 (10):709–717. http://www.nejm.org/doi/full/10.1056/NEJM199909023411001.

(王汝朋　译)

第 36 章 抗凝药

George Davies

36.1 肝素

药理作用

- 肝素最初是从肝脏中提取出的内源性抗凝药物。
- 它是一种不同长度的大糖胺聚糖。
- 与抗凝血酶Ⅲ结合并促进其与凝血酶的结合（肝素和凝血酶之间的直接相互作用）。
- 肝素也可促进因子 Xa 间的结合,但不是通过直接相互作用。
- 由于其结构特点,它不能口服吸收,需静脉注射(Ⅳ)或皮下注射(SC)给药。
- 当 SC 给药时,发挥作用延迟约 60 分钟。
- 在以下三种情况, 肝素通常优于更方便的 LMWH：
  - a. 严重肾损伤:肝素的代谢更依赖于肝脏。
  - b. 需要精确监测：可以使用活化的部分凝血活酶时间(aPTT)。
  - c. 较高的出血风险:由于半衰期短,恢复更快。

适应证

1. VTE 的预防和治疗。
2. ACS 治疗的一部分。
3. 桥接抗凝剂。

禁忌证

1. 活动性出血。
2. 血小板减少症/肝素诱导的血小板减少症史。

注意事项

1. 出血风险:这必须基于临床情况(框 36.1)。
2. 高钾血症：特别是合并糖尿病、CKD 或服用易致高钾血症的药物。
3. 慢性肝病:特别是酒精性肝病(ALD)+静脉曲张。

框 36.1　用抗凝剂需要除外的出血风险

1. 出血性疾病,例如血友病
2. 胃肠溃疡
3. 严重不受控制的高血压
4. 近期的 ICH 或大面积梗死
5. 急性/亚急性细菌性心内膜炎
6. 出血性紫癜
7. 近期行中枢神经系统手术或创伤史，包括眼睛
8. 脊柱/硬膜外麻醉

药物相互作用

1. 与其他抗凝剂、抗血小板和 NSAID 联

用增加出血风险。

2. 静脉注射 GTN 可能降低有效性。

副作用

危险

1. 出血。

2. 肝素诱导的血小板减少症(HIT):见框 36.2。

3. 高钾血症:特别是长期使用——源于醛固酮的产生减少。

框 36.2 肝素诱导的血小板减少症(HIT)

1. 机制:严重的免疫介导反应——IgM/G

2. 时间:肝素初始治疗后 5~10 天

3. 定义:血小板减少 50% 伴或不伴皮肤反应

4. 血栓形成:可能伴随 HIT

5. 治疗:停用肝素并寻求专家意见

6. 替代方法:达那肝素可用于替代 HIT 中的肝素

常见

1. 骨质疏松:与长期治疗相关。

2. 脱发:与长期治疗相关。

3. 血小板减少:可发生血小板的早期暂时性下降,不一定具有临床意义。

药代动力学

半衰期

• 60~90 分钟。

代谢

• 代谢:部分经肝脏代谢(非细胞色素)。

• 排泄:尿液。

初始剂量

• VTE 预防/ACS:5000 单位 SC BD。

• VTE 治疗:5000 单位静脉弹丸式注射,后 15~25 单位/(kg·h)静脉注射(调整应基于

aPTT 比和当地指导)。

监控(框 36.3)

• aPTT 应用可靠。

• 如果持续使用> 5 天,检查 FBC。

• 如果持续使用> 7 天,检查 U&E。

框 36.3 中和肝素作用

• 鱼精蛋白

• 通过形成复合物失活肝素

• 仅对 LMWH 部分有效,对磺达肝癸钠无效

• 使用剂量基于已给肝素的剂量

• 寻求专家的建议

36.2 低分子肝素(LMWH)(表 36.1)

常用药物

• 达肝素。

• 依诺肝素。

• 亭扎肝素。

药理作用

• 片段:LMWH 是肝素的片段(因此分子量小)。

• 抗血栓素Ⅲ:虽然 LMWH 仍然与抗血栓素Ⅲ结合,但它们对血栓素活性抑制有限,其主要作用靶点是 X 因子。

• 预测药代动力学:由于上述原因,该药物的给药方法可以每日 1 次, 不需常规监测(该药物不延长 aPTT,但需要检测抗 Xa 因子活性)。

适应证

1. VTE 的预防和治疗。

2. 可为 ACS 治疗方案的一部分。

3. 桥接抗凝剂。

表 36.1 LMWH 的分子量与抗凝活性

LWMH	平均分子量	抗 Xa 因子活性/抗 IIa 因子活性
达肝素	6000	2.5
依诺肝素	4500	3.9
亭扎肝素	6500	1.6

禁忌证

1. 活动性出血。
2. 中重度肾功能不全(首选肝素)。

注意事项

1. 出血风险:见框 36.1。
2. 高钾血症。
3. 中重度肾功能不全。

药物相互作用

• 与其他抗凝药、抗血小板药物和 NSAID 药物联用增加出血风险。

副作用

危险

1. 出血。
2. 肝素诱导的血小板减少 HIT(与未片段化的肝素相比不常见)。
3. 高钾血症:特别是长期使用,源于醛固酮生成减少。

常见

1. 骨质疏松:与长期应用有关(较少见)。
2. 脱发:与长期应用有关(较少见)。

药代动力学

半衰期

• 达肝素:3~5 小时。
• 依诺肝素:4.5 小时。
• 亭扎肝素:3~4 小时。

代谢

• 代谢:最小化肝素成分。
• 排泄:主要经肾脏排出。

初始剂量

• 由于不同疾病使用剂量有很大差异,故剂量应遵照当地指南和患者的体重。

监测

• aPTT 不能用于 LMWH 监测,可以考虑 Xa 因子检测方法。

36.3 磺达肝素

参见图 36.1。

药理作用

• 戊多糖:磺达肝素是一种合成的戊多糖 LMWH 类似物。

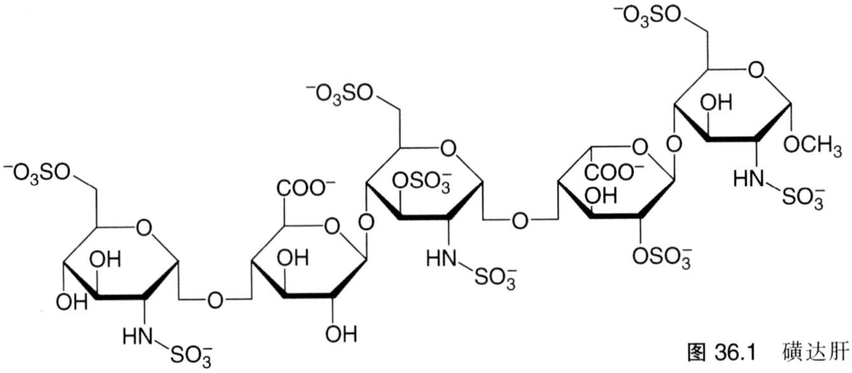

图 36.1 磺达肝素的结构。

- Xa 因子：磺达肝素直接作用于抗凝血酶来抑制 Xa 因子,作用途径与 LMWH 相同。

- 半衰期长：与 LMWH 类似,每日一次给药。

适应证

- 与未片段化肝素和 LMWH 相似。
- 在 ACS 患者应用磺达肝素需依据指南。

禁忌证

1. 活动性出血
2. 肌酐清除率<30mL/min。
3. 细菌性心内膜炎。
4. 严重过敏史。

注意事项

1. 出血风险:见框 36.1。
2. 中重度肾功能不全。
3. 血小板计数<100×10⁹/L。

药物相互作用

- 与其他抗凝药、抗血小板药物和 NSAID 联用增加出血风险。

副作用

危险

1. 出血。
2. 低钾血症。
3. HIT(较未片段化肝素少见)。

常见

1. 头痛。
2. 恶心/呕吐。
3. 贫血。
4. 皮疹。
5. 便秘/腹泻。

药代动力学

半衰期

- 17~21 小时。

代谢

- 代谢:最小化肝素成分。
- 排泄:主要经肾脏排泄。

初始剂量

- ACS:初始 2.5mg SC 后每日一次。
- VTE 预防:2.5mg SC OD。
- VTE 治疗 :<50kg~5mg SC OD;(50~100kg)~7.5mg SC OD;>100kg~10mg SC OD。

监测

- 无须常规监测。
- 如果患者出血风险高或有药物蓄积的风险,则考虑未片段化肝素作为替代。

36.4 华法林

参见图 36.2。

药理作用

- 凝血因子:华法林作用于凝血因子 Ⅱ、Ⅶ、Ⅸ和Ⅹ。
- 合成：这些凝血因子需要谷氨酸残基转化为羧基谷氨酸残基。

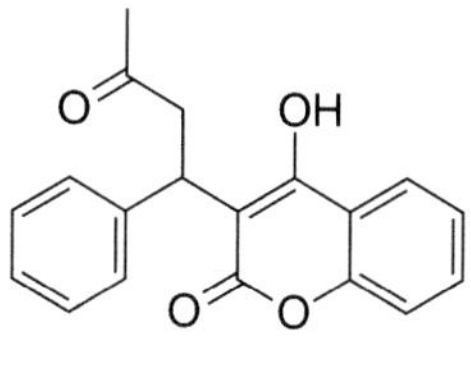

图 36.2 华法林的结构。

- 维生素 K：作用于上述过程的催化酶的关键辅助因子。
- 维生素 K 还原酶：促进维生素 K 转化为还原形式。
- 抑制：华法林抑制维生素 K 还原酶，因此会降低维生素 K 的活性。
- 吸收途径：华法林经肠道吸收。
- 作用时间：14 小时后检测到凝血酶原时间(PT)延长,48 小时达峰值(凝血因子Ⅱ、Ⅶ、Ⅸ和Ⅹ的半衰期是 48 小时)。
- 补充：华法林与维生素 K 还原酶竞争性结合，额外增加的维生素 K 不仅能够逆转且能干扰华法林的作用。
- 抗凝因子：蛋白 C 和蛋白 S 也是维生素 K 依赖的抗凝因子，其半衰期较短，故而应用华法林初始即具有促凝血作用(表 36.2)。

适应证

1. 房颤。
2. 心脏金属瓣膜。
3. 血栓栓塞性疾病(PE、DVT、心室血栓)。
4. 肺动脉高压。
5. 扩张型心肌病。

禁忌证

1. 活动性出血。
2. 妊娠[前 3 个月致畸，晚期有颅内出血(ICH)风险]。

表 36.2　维生素 K 依赖的凝血因子半衰期

凝血因子	半衰期(小时)
因子Ⅱ	60
因子Ⅶ	6
因子Ⅸ	24
因子Ⅹ	48
蛋白 C	8
蛋白 S	30

3. 严重的肝功能不全。

注意事项

1. 出血风险：见框 36.1。
2. 脓毒症：基础代谢率增高，增加凝血因子降解。
3. 甲状腺功能亢进：增加凝血因子降解，增强华法林药效。

药物相互作用(框 36.4 和框 36.5)

与众多药物间存在多种相互作用，加用每一种新药时均应观察。以下仅列出部分：

1. 与其他抗凝药、抗血小板药物以及 NSAID 药物联用增加出血风险。
2. 酒精和蔓越莓汁增加抗凝作用。
3. 富含维生素 K 的食物减弱抗凝作用(如绿色蔬菜)。
4. 头孢菌素类药物抑制维生素 K 的还原，其他广谱抗生素通过抑制肠道菌群能够降低维生素 K 水平。

框 36.4　增加华法林药效的制剂

1. 酒精(酗酒)
2. 胺碘酮
3. 环丙沙星
4. 磺胺甲氧异噁唑
5. 红霉素
6. 甲硝唑
7. 辛伐他汀

框 36.5　减弱华法林药效的制剂

1. 利福平
2. Carbemezapine
3. 苯妥英钠
4. 维生素 K

副作用

危险

1. 出血(尤其颅内出血)。
2. 肝毒性。
3. 皮肤坏死。

常见

1. 皮肤瘀斑。
2. 皮疹/皮肤瘙痒。
3. 头痛。
4. 脱发。

药代动力学

半衰期

- 变异性大:大约 40 小时。

代谢

- 肝细胞色素:CYP2C90。

初始剂量

- 负荷量:依据当地用药建议给予负荷量。

常规给药剂量

- 负荷量 5mg PO OD(口服,每日一次),共 2 天,后依据 INR 调整剂量。
- 急性血栓栓塞疾病:与 LMWH 或肝素联用至少 5 天,和(或)INR 持续 24 小时>2。
- 对于其他适应证(如房颤):与 LMWH 联用不是必需的。

监测

- INR:基于实验室 PT 比和测定试剂的国际敏感指数推算出来(框 36.6)。

框 36.6　华法林应用的靶 INR 值

1. 血栓栓塞疾病:2~3
2. 房颤伴或不伴瓣膜病:2~3
3. 二尖瓣生物瓣膜置换术后:2~3 至少维持 3 个月
4. 机械瓣膜置换术后:通常 3~4

逆转

- 依赖于 INR 和出血事件本身(框 36.7)。

框 36.7　逆转华法林的作用

1. 如果是大出血,血红蛋白下降,血流动力学不稳定:
   - 静脉注射维生素 K 5~10mg
   - 凝血素复合物浓度(PCC)25~50U/kg(不超过 3000 单位)
   - 可用新鲜冰冻血浆(FFP)替代(如果无法获得 PPC)
2. 非大出血
   - 静脉注射维生素 K 1~3mg
3. 无出血,INR>5.0
   - 药物停服两次
   - 减少维持剂量
   - 寻找病因
   - INR>8.0 时给予口服维生素 K 1~5mg

注意:PCC 逆转 INR 时间约为 10 分钟,但是其成分的半衰期最短约 6 小时。静脉注射维生素 K 作用持续 6~8 小时。

- 上述所有情况下均需停用华法林,INR<5.0 时重新开始应用调整华法林剂量。

36.5 新型口服抗凝药

参见图 36.3。

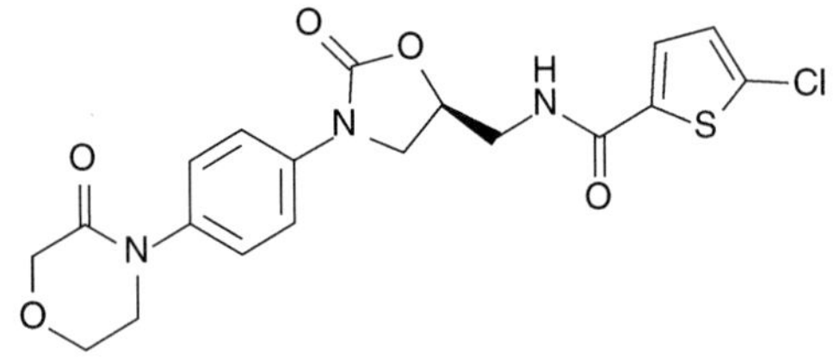

图 36.3　利伐沙班的结构。

常用药物

- 达比加群。
- 利伐沙班。

药理作用

- 达比加群:凝血酶直接抑制剂,口服吸收良好,起效快。
- 利伐沙班:Xa 因子抑制剂，口服吸收良好,起效快。
- 监测：由于在不同患者中药代动力学稳定,且几乎不受食物、酒精和其他药物的影响,故不需要监测。
- 半衰期短:故抗凝作用消除快。

适应证

1. AF 抗凝。
2. 治疗静脉血栓形成(利伐沙班)。
3. 髋关节手术后静脉血栓形成的预防(利伐沙班)。

禁忌证

1. 活动性出血。
2. 严重肾功能不全(肌酐清除率<15mL/min)。

3. 金属心脏瓣膜置换：较华法林明显增加血栓事件。

注意事项

1. 出血风险。
2. 达比加群：在肾功能不全患者中应用要注意,必要时调整剂量(肌酐清除率<30mL/min 为禁忌)。
3. 利伐沙班：在肝肾功能不全患者中应用要注意,必要时调整剂量。

药物相互作用

1. 与其他抗凝药、抗血小板药物及NSAID类药物联用增加出血风险。
2. 利伐沙班：肝细胞色素酶抑制剂如酮康唑、利托那韦、克拉霉素等,会增加血药浓度,因此不应联用。
3. 达比加群：与肝细胞色素酶诱导剂(如圣约翰草、利福平)联用可能降低其血药浓度。
4. 胺碘酮:二者血药浓度均增加。

副作用

危险

- 出血。

常见

- 达比加群:胃炎/消化不良。
- 利伐沙班:恶心/呕吐,瘙痒。

药代动力学

半衰期

- 达比加群:12~14 小时。
- 利伐沙班:5~9 小时(>75 岁的患者为11~13 小时)。

代谢

- 利伐沙班:经肾脏和肝脏代谢(CYP3A4)。
- 达比加群:80%经肾脏排泄。

初始剂量

- 达比加群:AF——150mg PO BD(>80 岁的患者为 110mg PO BD)。
- 利伐沙班:AF——20mg PO OD（肌酐清除率<50min/mL 的患者为 15mg）。

监测

- 不需常规监测。
- 利伐沙班:抗 Xa 因子活性检测。
- 达比加群：特异性凝血酶抑制剂试验检测(框 36.8)。

框 36.8 应用于新型口服抗凝药的凝血功能检测

- 二者均能影响 PT 或 aPTT
- 但是其对 aPTT/PT 和凝血的影响为非线性关系
- 因此监测 PT 和 aPTT 不准确
- aPTT 对低剂量应用达比加群中度敏感
- 如果 aPTT 正常,提示血药浓度最低,倾向于凝血状态正常

逆转

- 致命性药物过量使用时，活化凝血因子Ⅶ/PCC 可以考虑应用。
- FFP/PCC 对该药物的逆转效应较华法林低。
- 在肾脏功能正常情况下，通常不需要逆转干预。

36.6 重要临床试验

重要试验 1

试验名称:OASIS 5。

受试者:20 000 名年龄≥60 岁的患者入院时有心肌缺血的生化学或心电学证据。

试验组:磺达肝素 2.5mg OD。

对照组:依诺肝素 1mg/kg。

结果：磺达肝素组因减低主要出血事件（风险比 0.52, $P<0.001$）而显著减低 30 天死亡率($P=0.02$)。

入选原因:提供了在 ACS 患者中推荐使用磺达肝素的部分证据。

参考文献:Yusuf S, et al. Comparison of fondaparinux and enoxaparin in acute coronary syndromes. N Engl J Med. 2006；354 （14）：1464– 1476. http://www.nejm.org/doi/full/10.1056/NEJ Moa 055443.

重要试验 2

试验名称:OASIS 6。

受试者:12 000 名因 STEMI 入院的患者。

试验组:磺达肝素 2.5mg OD 共 8 天。

对照组:普通肝素应用 48 小时后应用安慰剂 8 天或者无普通肝素适应证者连续使用 8 天安慰剂。

结果：磺达肝素组显著减低 30 天死亡/再梗死风险($P=0.008$)。

入选原因:与试验 36.1 相同,这两项试验推荐 ACS 患者应用磺达肝素，疗效相当,但是主要出血事件明显减少。

参考文献:Yusuf S,et al. Effects of fondaparinux on mortality and reinfarction in patients with acute ST-segment elevation myocardial infarction：the OASISv6 randomized trial. JAMA. 2006;295(13);1519–1530. http://jama.jamanetwork.com/artical.aspx?articleid=202628.

重要试验 3

试验名称:RE-LY。

受试者:18 000 名房颤患者，其 CHA_2DS_2 VASC 评分>2。

试验组:达比加群 110mg 或 150mg BD。

对照组：华法林。

结果：达比加群组(150mg)显著减低卒中或系统性栓塞发生率（1.69% 比 1.11%，$P<$ 0.001）。110mg 组大出血风险显著减低(2.71% 比 3.36%，P=0.003）。

入选原因：首次应用新型口服抗凝药的大型临床试验。达比加群 110mg 起到良好抗凝作用的同时可以显著减低大出血事件发生率，但是达比加群 150mg 组却未能显著减低大出血事件发生率。

参考文献：Connolly SJ, et al. Dabigatran versus warfarin in patients with atrial fibrillation. N Engl J Med. 2009；361（12）：1139–1151.http：//www.nejm.org/doi/full/10.1056/NEJMoa 0905561.

（王汝朋　关付　译）

第 **37** 章 抗血小板药

George Davies

37.1 阿司匹林

参见图 37.1。

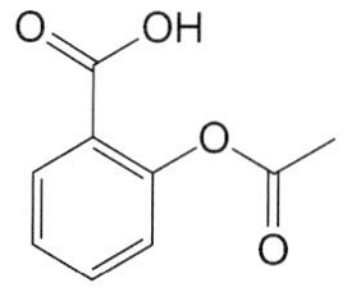

图 37.1　阿司匹林的结构。

药理作用

- 环氧化酶(COX)抑制剂:阿司匹林主要抑制 COX-1（血小板内发现的唯一的同分异构体）。
- 血栓素 A2（TXA2）:COX-1 抑制后降低血小板内 TXA2 生成，并降低血管内皮细胞内前列腺素 I2(PGI2)水平。
- 聚集:TXA2 增加血小板聚集,PGI2 可以抑制这一效应。
- 血管内皮细胞：通过增加生成 COX-1 和利用 COX-2（血小板无此作用）来抑制 PGI2。
- 不可逆转性:阿司匹林与 COX-1 的结合不可逆,在受抑制的血小板被清除之前(7~10 天)血小板功能不能恢复。

适应证

1. 急性冠脉综合征。
2. 稳定性缺血性心脏病的预防用药。
3. 冠状动脉支架植入术后。
4. 外周血管疾病。

禁忌证

1. 活动性出血。
2. 严重的肾功能不全 [GFR < 10mL / (min · 1.73m²)]。
3. 严重的肝衰竭。
4. 血友病。
5. 对任何 NSAID 过敏者。
6. <16 岁儿童禁用(Reye 综合征)。
7. 已知消化道溃疡患者禁用（或者给予胃肠道保护药物:质子泵抑制剂）。

注意事项

1. 出血风险(见框 36.1)。
2. 哮喘。
3. 痛风。
4. 葡萄糖–6 磷酸脱氢酶(G6PD)缺乏。
5. 未经控制的高血压。
6. 外科手术(通常需术前停 7 天)。

药物相互作用

1. 与其他抗凝药、抗血小板药物和

353

NSAID 药物联用增加出血风险。

2. 选择性 5-羟色胺摄取抑制剂(SSRI)+文拉法辛:血小板具有重新摄取转运 5-羟色胺的作用,这一过程的促进和抑制会导致抗栓或促栓作用。

副作用

危险

1. 出血。
2. 急性肾损伤。
3. 肝毒性。
4. 过量会导致耳毒性。
5. 血管性水肿。
6. 气管痉挛(哮喘患者)。
7. 胃肠道溃疡。

常见

1. 胃炎。
2. 恶心。

药代动力学

半衰期

• 低剂量 2~3 小时,高剂量 15~30 小时。

代谢

• 代谢:肝-微粒体酶系统代谢。
• 排泄:经肾脏排泄(80%~100%)。

初始剂量

• ACS:300mg PO/PR (口服) 即刻 , 后 75mg OD。
• 其他适应证:75mg PO OD。

37.2 氯吡格雷

参见图 37.2。

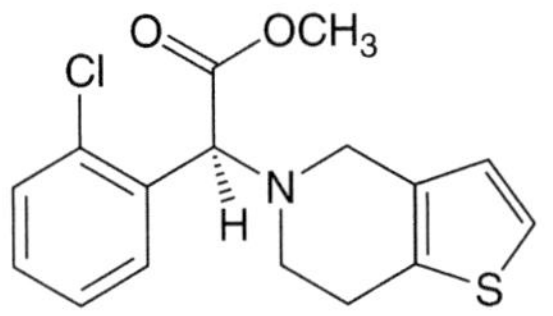

图 37.2 氯吡格雷的结构。

药理作用(框 37.1)

• ADP 受体:氯吡格雷被活化后不可逆结合在血小板上的 ADP 受体(P2Y12)。
• ADP:ADP 作用于血小板后导致血小板的活化和聚集。
• 达峰值浓度所需时间:发生在用药后 60 分钟。

框 37.1　氯吡格雷的代谢

• 氯吡格雷被 CYP2C19 代谢成其活性结构
• >50%的亚洲人有 CYP2C19 酶的基因变异,从而抑制了氯吡格雷的代谢
• PPI 可以抑制 CYP2C19,降低氯吡格雷的活化

适应证(心脏)

1. 急性冠脉综合征。
2. 稳定性缺血性心脏病预防。
3. 冠状动脉支架植入术后。

禁忌证

1. 活动性出血。
2. 重度肝功能损伤。

注意事项

1. 有出血风险(见框 36.1)。
2. 外科手术(一般术前 7 天停药)。
3. 肝肾功能损伤。

药物相互作用

1. 与其他抗凝、抗血小板以及 NSAID 联用时可增加出血的风险。

2. SSRI+文拉法辛:血小板具有重新摄取转运 5-羟色胺的作用,这一过程的抑制或促进会导致抗栓或促栓作用。

3. PPI 类药物可降低氯吡格雷的作用(小范围证据)。

副作用

危险

1. 出血。
2. 心动过缓或呼吸困难。
3. 胰腺炎。
4. 中性粒细胞减少症/再生障碍性贫血。
5. 血栓性血小板减少性紫癜(TTP)。
6. 急性肝衰竭/肝炎。

常见

1. 上呼吸道感染。
2. 胸痛。
3. 头痛。
4. 关节痛。
5. 腹泻。
6. 头晕。
7. 乏力。
8. 皮疹。

药代动力学

半衰期

- 原型药物:6 个小时。
- 活性代谢物:30 分钟。

代谢

- 代谢:肝脏代谢(CYP2C19 产生活性代谢物)。
- 排泄:尿液(50%),粪便(45%)。

初始剂量

- ACS:300mg(或 600mg)PO 即刻,之后 75mg PO QD。
- 其他适应证:75mg PO QD。

37.3　新型抗血小板药物

常用药物

- 替格瑞洛(图 37.3)。
- 普拉格雷。

药理作用

- 这些药物开始替代氯吡格雷用于治疗急性冠脉综合征。
- 普拉格雷:其活性产物通过不可逆性结合于和氯吡格雷受体相同的受体(P2Y12)发挥作用。
- 起效更快:普拉格雷起效更快(达峰值药物浓度所需时间为 30 分钟)。
- 替格瑞洛:直接作用于 P2Y12 的可逆性抑制剂。
- 死亡率:两种药物可以显著降低心血管疾病患者的死亡率,但同时也显著增加患者出血事件的发生率。
- 新型药物:越来越多的专家意见认为

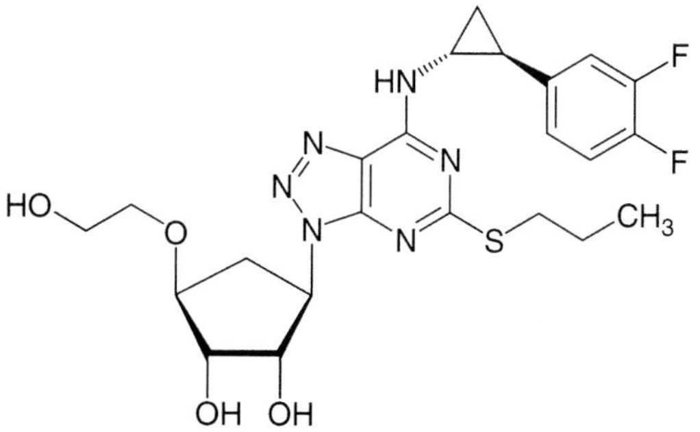

图 37.3　替格瑞洛的结构。

对于 ACS 患者和 PCI 术前患者应给予以此类药物。

- 氯吡格雷：接受新型药物治疗可能会增加出血风险。
- P2Y12 抑制剂：所有药物均有其他效应，可能会增加诸如呼吸困难和心动过缓发生率，替格瑞洛尤为明显。

适应证

1. 急性冠脉综合征。
2. PCI。

禁忌证

普拉格雷

1. 活动性出血。
2. 脑卒中病史或 TIA。
3. 严重肝功能障碍。
4. 末期肾病。
5. 体重<60kg。

替格瑞洛

1. 活动性出血。
2. 既往颅内出血病史。
3. 严重肝功能障碍。
4. 外科手术：术前 5 天停药。
5. CABG：近期有 CABG 手术计划不宜使用。

注意事项

- 出血风险(见框 36.1)。

普拉格雷

1. 年龄>75 岁（可增加致命性出血风险）。
2. 中度肝功能障碍。
3. 终末期肾病。

替格瑞洛

1. 哮喘或 COPD。

药物相互作用

- 与其他抗凝、抗血小板和 NSAID 联用会增加出血风险。

普拉格雷

1. 禁忌使用 CYP3A4/5 抑制剂（如利伟那托/印地那伟），其可降低药效(因需要肝脏将其转化为活性代谢产物)。
2. 其他的肝酶抑制剂目前尚未观察到与普拉格雷之间具有相互作用。

替格瑞洛

1. 细胞色素抑制剂(酮康唑、克拉霉素、环丙沙星、维拉帕米、地尔硫䓬)可增加血药浓度。
2. 细胞色素诱导剂可降低药效。
3. 他汀类药物：替格瑞洛是一种弱效 CYP3A 抑制剂(降低他汀药物剂量)。
4. 地高辛、环孢素：替格瑞洛是一种弱效 P-糖蛋白抑制剂(联用需极其谨慎)。

副作用

危险

- 出血。
- 普拉格雷：血栓性血小板减少性紫癜(罕见)、肝功能障碍、溶血、心动过缓、呼吸困难。
- 替格瑞洛：呼吸困难、房颤。

常见

1. 普拉格雷：皮疹或过敏反应、贫血、头痛。
2. 替格瑞洛：头痛、咳嗽、头晕、胸痛。

药代动力学

半衰期

- 普拉格雷：7 小时(正常 2~15 小时)。
- 替格瑞洛：7 小时(最大代谢物 9 小时)。

代谢

• 普拉格雷：由 CYP3A4 和 CYP286 水解代谢形成活性代谢物。

• 替格瑞洛：CYP3A4 形成活性代谢物，两者可通过细胞色素和 P-糖蛋白排泄

初始剂量

• 普拉格雷：60mg PO 即刻，之后 10mg PO OD。

• 替格瑞洛：180mg PO 即刻，之后 90mg PO BD。

（关付 高军毅 译）

第38章 调脂药

George Davies

本章主要对他汀类(HMG-CoA 还原酶抑制剂)药物进行阐述。其他诸如贝特类降脂药和胆汁酸合成物的药物，也可用于降低高脂血症患者的血脂水平。

38.1 他汀类药物

参见图 38.1。

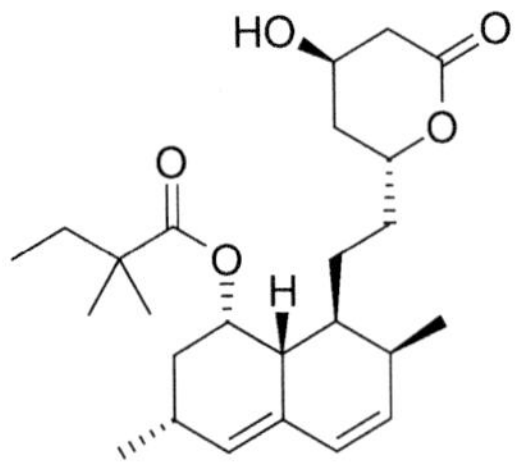

图 38.1 辛伐他汀的结构。

常用药物

- 辛伐他汀。
- 阿托伐他汀。
- 普伐他汀。

药理作用

- 内源性：大多数胆固醇均为内源性生成，限制其合成速度的是 HMG-CoA。
- 他汀：抑制 HMG-CoA 酶活性和降低肝脏胆固醇合成。
- LDL 受体：胆固醇合成降低会使 LDL 受体合成上调，增加血清 LDL 清除率。
- 降低 LDL：降低 LDL-C，小幅度上调 HDL-C，降低血清甘油三酯。
- 缺血性心脏病预防治疗：降低 LDL-C 可使缺血性心脏病患者一级或二级预防获益。
- 其他效应：关于这一方面的研究从未中断，可能是这些药物发挥治疗效果或副作用的原因。

适应证

1. 治疗高胆固醇血症。
2. 缺血性心脏病一级预防治疗。
3. 缺血性心脏病二级预防治疗。
4. 家族性高胆固醇血症。

禁忌证

1. 肝衰竭(急性、慢性、肝功能检查异常、过量酒精摄入)。
2. 急性卟啉症。
3. 妊娠：致神经系统畸形的证据(服药前后避孕 1 个月)。
4. 合用强效 CYP3A4 抑制剂。

注意事项

1. 甲状腺功能减退。
2. 严重肾功能不全(需要减量)。
3. 酗酒。

4. 肝脏病史。

5. 年龄>65 岁(增加罹患心肌病风险)。

药物相互作用

1. 贝特类降脂药、大环内酯类药物(红霉素或克拉霉素)、酮康唑、环孢素:所有此类药物均可增加他汀类药物浓度,并增加肌炎风险(应立即停药)。

2. 秋水仙碱、胺碘酮、维拉帕米、地尔硫革和呋喃香豆素:因同样原因慎用。

副作用

危险

1. 肌炎(横纹肌溶解症)。

2. 肝炎。

3. 胰腺炎(罕见)。

4. 血管性水肿。

常见

1. 恶心。

2. 头痛。

3. 皮疹。

4. 肌痛。

5. 腹痛。

6. 便秘。

药代动力学

半衰期

• 辛伐他汀:2 小时。

• 阿托伐他汀:14 小时。

• 普伐他汀:2.5~3 小时。

代谢

• 代谢:肝脏代谢(CYP3A4)。

• 排泄:粪便(60%),尿液(15%)。

初始剂量

• 辛伐他汀:20mg 夜晚口服 (最大剂量 80mg 夜晚口服)。

• 阿托伐他汀:10mg 夜晚口服 (最大剂量 80mg 夜晚口服)。

• 普伐他汀:10mg 夜晚口服 (最大剂量 40mg 夜晚口服)。

(高军毅 薛峰 译)

索　引

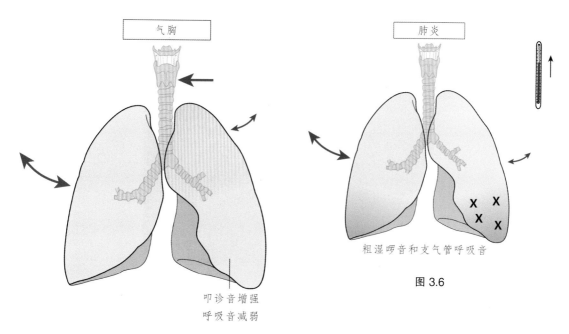

图 3.4

图 3.6

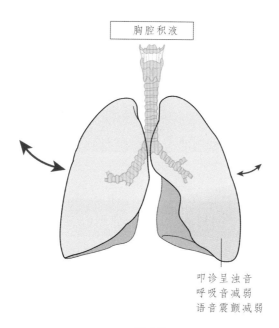

图 3.7

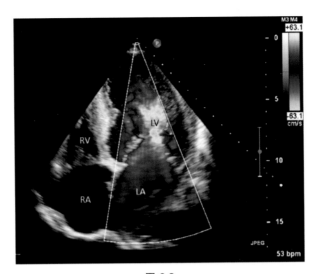

图 6.3

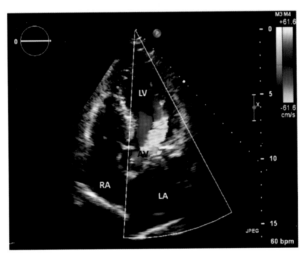

图 6.4

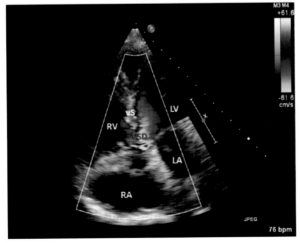

图 6.6

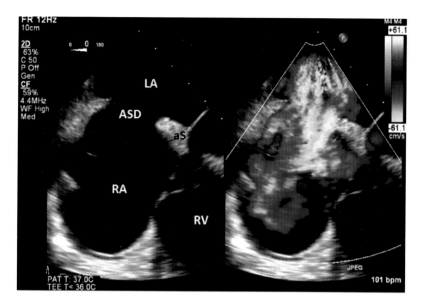

图 6.7

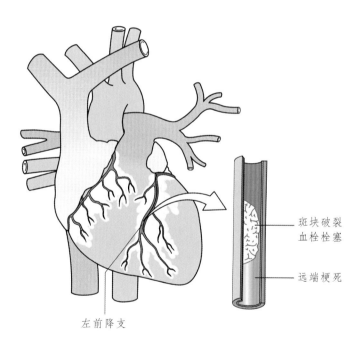

斑块破裂
血栓栓塞

远端梗死

左前降支

图 9.2

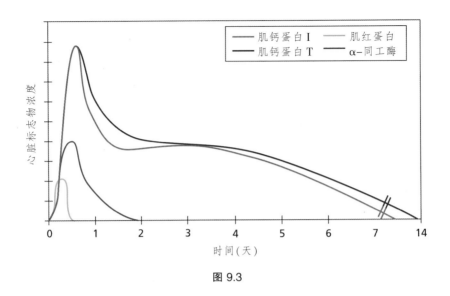

图 9.3

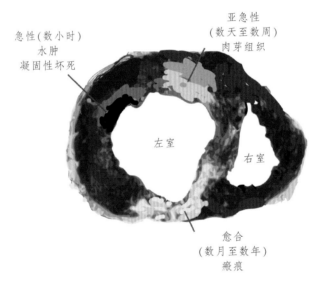

图 9.5

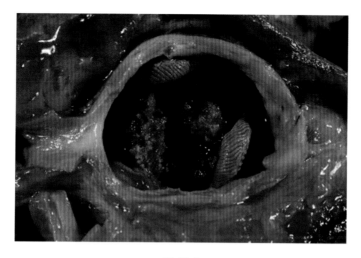

图 12.1

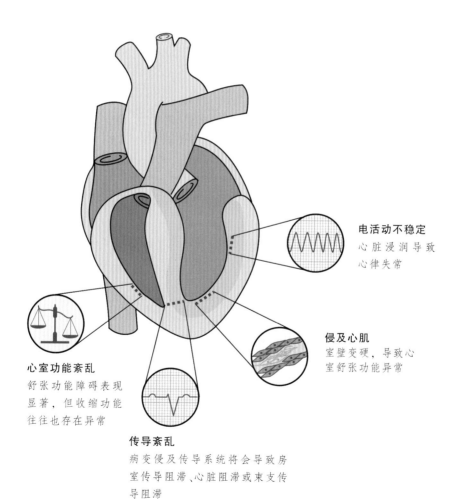

电活动不稳定
心脏浸润导致
心律失常

侵及心肌
室壁变硬，导致心
室舒张功能异常

心室功能紊乱
舒张功能障碍表现
显著，但收缩功能
往往也存在异常

传导紊乱
病变侵及传导系统将会导致房
室传导阻滞、心脏阻滞或束支传
导阻滞

图 15.8

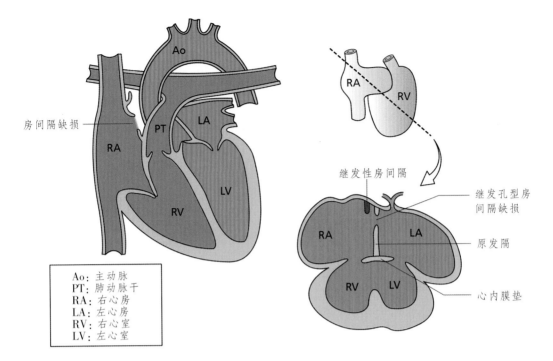

房间隔缺损

继发性房间隔

继发孔型房间隔缺损

原发隔

心内膜垫

Ao：主动脉
PT：肺动脉干
RA：右心房
LA：左心房
RV：右心室
LV：左心室

图 18.1

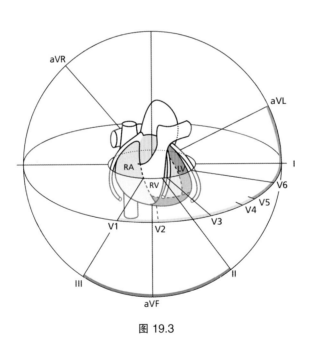

图 19.3

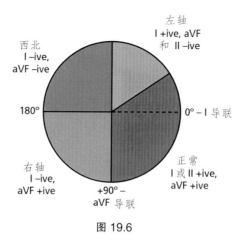

图 19.6

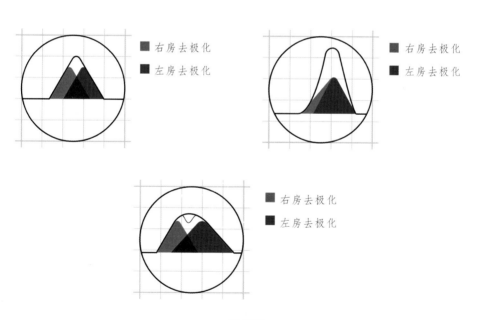

图 19.8

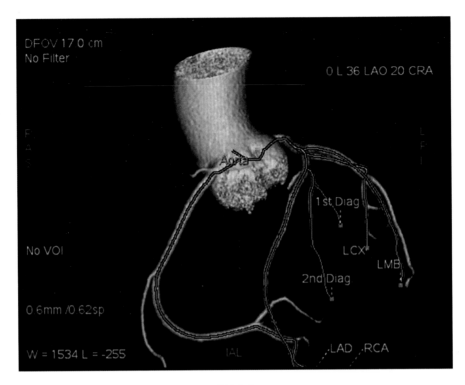

图 23.4

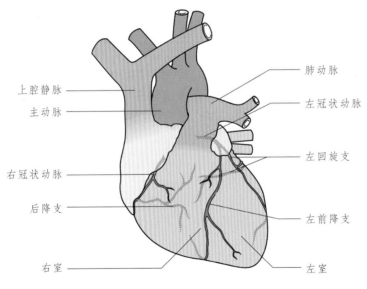

图 26.1